BRILL'S STUDIES IN INTELLECTUAL HISTORY

VOLUME 86

PARACELSUS UND SEINE INTERNATIONALE REZEPTION IN DER FRÜHEN NEUZEIT

Beiträge zur Geschichte des Paracelsismus

HERAUSGEGEBEN VON

HEINZ SCHOTT UND ILANA ZINGUER

BRILL
LEIDEN · BOSTON · KÖLN
1998

This book is printed on acid-free paper.

Library of Congress Cataloging-in-Publication Data

Paracelsus und seine internationale Rezeption in der frühen Neuzeit : Beiträge zur Geschichte des Paracelsismus / herausgegeben von Heinz Schott und Ilana Zinguer.
p. cm. — (Brill's studies in intellectual history, ISSN 0920–8607 ; v. 86)
German, English, and French.
Proceedings of a symposium held in June 1995 in Bonn, Germany, and Heidelberg, Germany.
Includes bibliographical references.
ISBN 9004109749 (alk paper)
1. Paracelsus, 1493–1541—Congresses. 2. Physicians—Europe, Central—History—16th century—Congresses. 3. Medicine–-History—16th century—Congresses. 4. Medicine—Europe–-Philosophy—History—16th century—Congresses. 5. Medicine, Magic, mystic, and spagiric—Congresses. I. Schott, Heinz. II. Zinguer, Ilana. III. Series.
R147.P2P37 1998
610'.9'031—dc21 98–5626
CIP

Die Deutsche Bibliothek - CIP-Einheitsaufnahme

Paracelsus und seine internationale Rezeption in der frühen Neuzeit : Beiträge zur Geschichte des Paracelsismus / hrsg. von Heinz Schott und Ilana Zinguer. – Leiden ; Boston : Köln : Brill, 1998
(Brill's studies in intellectual history ; Vol. 86)
ISBN 90–04–10974–9

ISSN 0920-8607
ISBN 90 04 10974 9

PRINTED IN THE NETHERLANDS

In memoriam

Christoph Dröge (1952–1994)

who initiated the
original project

INHALT

VORWORT DER HERAUSGEBER

Im Juni 1995 fand ein wissenschaftliches Symposium zum Thema „Paracelsus und seine internationale Rezeption in Wissenschaft, Medizin und Literatur in der frühen Neuzeit" in Bonn und Heidelberg statt. Es wurde von den beiden Herausgebern veranstaltet: dem French Department at Haifa University (Ilana Zinguer) und dem Medizinhistorischen Institut der Universität Bonn (Heinz Schott) und von der German Israeli Foundation (GIF) sowie der Deutschen Forschungsgemeinschaft (DFG) unterstützt. Das Symposium stand im Zusammenhang mit dem Forschungsprojekt „Jewish and Renaissance Thought in the Works of Paracelsus", das von der GIF von 1992 bis 1995 finanziert wurde. Der vorliegende Band enthält nun die betreffenden Tagungsbeiträge.

Die Paracelsusrezeption erscheint auch heute noch problematisch. Immer noch halten viele Autoren Paracelsus für eine Inkarnation des deutschnationalen Charakters, die Martin Luther ähnelt, fremde Konzepte der Medizin ablehnt, z.B. die galenische Humoralpathologie oder die importierten Arzneidrogen von Übersee, und die vor allem deutsch spricht und schreibt. Im 19. und 20. Jahrhundert wurde Paracelsus zu einer wichtigen nationalen Leitfigur, die sowohl nationalistische als auch antisemitische Einstellungen nähren sollte. Demnach verkörperte Paracelsus insbesondere die naturphilosophische und religiöse Tiefe der deutschen Seele. Gerade im Dritten Reich erblickten viele Forscher, Autoren und Künstler in Paracelsus einen Revolutionär gegen fremdländische (z.B. „welsche", „jüdische") Einflüsse, indem sie ihn wie Goethes „Faust" als einen genialen („deutschen") Magiker und Naturforscher betrachteten.

Der Ansatz unseres Forschungsprojektes und der daraus folgenden Tagung war ein anderer: Wir versuchten hier, das Werk des Paracelsus und dessen Rezeption innerhalb des zeitgenössischen Kontextes zu erforschen. Dabei wurde klar, daß Paracelsus in hohem Grade typisch für seine Zeit war und vor allem durch die von Italien ausgehende Renaissance beeinflußt wurde. Auch in Frankreich und Italien wie in anderen europäischen Ländern begannen Gelehrte, wie Paracelsus im wissenschaftlichen Diskurs ihre Volksprache zu sprechen und zu schreiben. Auch die Rezeption seines Werkes, die so viele Kontroversen hervorrufen sollte, war von Anfang an ein internationales Phänomen. Der Paracelsismus im 16. und 17. Jahrhundert hatte einen starken Einfluß auf wissenschaftliche und kulturelle Gemeinschaften. In diesem Band werden verschiedene Aspekte dieser Situation dargestellt. Die Autoren kommen aus unterschiedlichen wissenschaftlichen Fachgebieten und wenden entsprechend unterschiedliche Forschungsmethoden an. Wir stellten ihnen frei, die Sprache Ihres Beitrages im Hinblick auf das jeweilige Thema selbst zu bestimmen. Die Beiträge folgen dem Ablauf des ursprünglichen Tagungsprogrammes; sie beginnen mit den grundlegenden Konzepten den Pararcelsus und enden mit der Entfaltung des Paracelsismus.

Gunhild Pörksen untersucht die paracelsische Auffassung vom „Augenschein" und die Bedeutung des Sehens in seiner Naturphilosophie. Sie arbeitet dabei das Konzept der „Anatomie" heraus, die eine besondere Intuition der Wahrnehmung unsichtbarer Verhältnisse voraussetzte, im Gegensatz zur Anatomie des Vesal, die sich in der Mitte des 16. Jahrhunderts entwickelte. *Lucien Braun* analysiert die paracelsische Theorie der „Matrix", der „kleinsten Welt" innerhalb des Mikrokosmos. Die Matrix wird durch die Gebärmutter symbolisiert, die Krankheiten auf ähnliche Weise verursacht wie mißratene „Früchte". Auf diese Weise konstruiert Paracelsus eine Drei-Welten-Lehre: Makrokosmos, Mikrokosmos und „Matrix", die er auch für die religiöse Sphäre einsetzt: Gott („Samen"), Maria („Acker") und Christus („Frucht"). *Heinz Schott* zeigt auf, daß die Konzepte von Magie, Glauben und Aberglauben im Kontext der „Philosophia magna" des Paracelsus verwirrend sind: Hellsichtige psychologische Einblicke werden mit großen dämonologischen Auffassungen vermischt. So glaubt Paracelsus immer noch an das Vorkommen von Hexen und hängt somit an traditionellen abergläubischen Vorstellungen. *Frank Hieronymus* rekonstruiert die Druckgeschichte paracelsischer Schriften in Basel. Er schildert die Publikationspraxis der Verleger im Detail. *Joachim Telle* beschreibt ausführlich Leben und Werk des Bartholomaeus Carrichter, eines Arztes des 16. Jahrhunderts, soweit es die Quellenlage ermöglicht. Carrichter kannte einige sehr bekannte paracelsistische Ärzte, z.B. Toxites. Gleichwohl entwickelte er sein eigenes medizinisches Konzept auf der Basis einer nicht-paracelsistischen Pharmazie. Deshalb kann man ihn keineswegs als Paracelsisten bezeichnen, wie es paracelsistische Geschichtsschreiber in der Vergangenheit taten. *Julian Paulus* gibt uns zum ersten Mal eine vollständige Bibliographie von Carrichters Schriften, die an den Artikel von Telle angefügt ist. *Udo Benzenhöfer* und *Karin Finsterbusch* erforschen die intellektuelle Einstellung des Paracelsus gegenüber den Juden. Offenbar war Paracelsus von einem „normalen" mittelmäßigen Anti-Judaismus geprägt, aber er sprach sich niemals wie viele andere seiner Zeitgenossen für eine physische Vernichtung der Juden aus. Er formulierte unzweideutig seine Vorurteile gegenüber jüdischen Ärzte, die fünf Jahrhunderte später durch die moderne antisemitische Propaganda mißbraucht werden sollten.

Paracelsische Ideen beeinflußten den akademischen Diskurs der Medizin sowie den der Natur- und Geisteswissenschaften fundamental: Die galenistisch-arabische Tradition wurde durch die „neuen" Begriffe der paracelsischen Medizin kritisiert, was eine heftige Reaktion durch das medizinische Establishment hervorrief, besonders in traditionellen universitären Einrichtungen, wie der Medizinischen Fakultät in Paris. *Josef Levi* beschreibt den Kampf deutscher Ärzte gegen ihre jüdischen Kollegen in Frankfurt am Main in der ersten Hälfte des 17. Jahrhunderts. Ökonomische Gründe waren ausschlaggebend für die antijüdische Kampagne, deren bedeutendster Förderer der deutsche Arzt Ludwig von Hoernick war. Er benutzte sowohl antiparacelsische als auch paracelsische Argumente, um die jüdischen Ärzte anzuklagen, vor allem Joseph Shelomo Delmedigo, einen Stadtarzt der jüdischen Gemeinde in Frankfurt, der durch die natürliche Magie und Alchemie inspiriert war. *Ilana Zinguer* zeichnet den Konflikt über paracelsische Standpunkte im späten 16. Jahrhundert zwischen zwei Ärzten nach, Jacques Aubert und Joseph Duchesne (Quercenatus). Duchesne war ein eifriger Paracelsist, der insbesondere chemische (d.h. metallische) Arzneien propagierte. Er war in viele Streitigkeiten verwickelt, wobei einer der bedeutendsten die Debatte mit Aubert darstellte, welcher die zeitgenössische Alchemie radikal kritisierte.

In seinem gründlich ausgearbeiteten Artikel rekonstruiert *Didier Kahn* den Prozeß gegen den Arzt Roch Le Baillif in Paris (1578/79) im einzelnen. Er analysiert vollständig das heute noch vorhandene Material und zeigt chronologisch Schritt für Schritt, wie es die Medizinische Fakultät in Paris nicht vermochte, Paracelsisten vom

Arztberuf auszuschließen. Schließlich mußte die Fakultät die ärztliche Approbation von Roch Le Baillif akzeptieren. Dies zeigt die wachsende Bedeutung der neuen paracelsistischen (bzw. chemischen) Lehren an. *Stephen Bamforth* unterstreicht die Tatsache, daß es im frühen 17. Jahrhundert nicht nur eine Debatte zwischen (Al)Chemisten und Galenisten gab, sondern auch eine innerhalb der Reihen der chemischen Medizin. Für ihn ist die Situation am Hofe des französischen Königs Ludwig XIII. paradigmastisch. Er stellt dabei die Position des franziskanischen Paracelsisten Gabriel Castaigne (oder Castagne) derjenigen des chemischen Arztes Nicolas Abraham de la Framboisière gegenüber, der den Wert der chemischen (metallischen) Arzneien hervorhob und Paracelsus zugleich als einen „großen Scharlatan" kritisierte. Schließlich entdeckt *Roland Edighoffer* die zentrale Bedeutung des Paracelsus für die Autoren des ursprünglichen Rosenkreuzer-Manifests „Die chymische Hochzeit des Christian Rosencreutz". Er zeigt, daß Paracelsus für die ersten Rosenkreuzer eine faszinierende Leitfigur darstellte.

Wir hoffen, daß der Leser dieses Bandes einige interessante und anregende Aspekte des Paracelsismus finden kann, der so fundamental für Naturwissenschaft, Medizin und Literatur in der frühen Neuzeit war. Ebenso hoffen wir, daß unser Buch zukünftige Forschungsaktvitäten anregt. Paracelsus und die Folgen seines Werkes sollten von neuem studiert werden – in einer offenen Einstellung ohne die ideologischen Scheuklappen der Vergangenheit. So sollten etwa neue Ausgaben und Übersetzungen der wichtigsten Schriften des Paracelsus gefördert werden, um die internationale Zusammenarbeit und den Austausch von Forschungsergebnissen zu intensivieren.

Wir danken allen Institutionen und Kollegen, die das Symposium und die Herausgeber dieses Bandes unterstützt haben: der GIF, der DFG, dem Deutsche Apothekenmuseum in Heidelherg, den Mitarbeitern des Brill Verlages und nicht zuletzt den Autoren der einzelnen Beiträge.

Bonn, Haifa im Februar 1998
Heinz Schott und *Ilana Zinguer*

PARACELSUS UND DER AUGENSCHEIN – NOTIZEN ZUM ÄRZTLICHEN BLICK

Gunhild Pörksen

Den Sehvorgang selbst hat Paracelsus wenig oder gar nicht problematisiert. Im Fragment von 1526/27 geht es ihm vorrangig darum, die *anatomia oculorum* im Rahmen seines anatomischen Grundkonzepts aufzufassen, indem er nicht die Teile des Auges betrachtet oder unterscheidet – die sieben Häute, die drei Flüssigkeiten etc.[1] – sondern das lebendige übergängliche Ineinanderspiel dessen, was er als *substantia, materia* und *forma* begreift.[2] Angedeutet werden antike Theorien vom Sehfeuer, vom Sehstrahl, bestimmend aber ist der in aller Konsequenz ernst genommene Gedanke, daß der Mensch Mikrokosmos sei, daß deshalb die Anatomie des menschlichen Leibes einschließlich der des Auges aus der *anatomia mundi* erlernt werden müsse.

Die Schrift *De anatomia oculorum* will eine therapieleitende Grundlage zur systematischen Erfassung und Behandlung von Augenkrankheiten erarbeiten, bricht aber nach einigen Seiten ab.

Paracelsus interessiert sich für den Blick. Sehen ist eine Tätigkeit. Sie gründet sich auf eine Haltung, und es entsteht eine Haltung. Der gesehene Gegenstand ist nicht damit erschöpft, was ihm der Blick abgewinnen kann, er behält seine Eigenheit. – Sehen hat von Seiten des Betrachters mit ehrfürchtigem und liebendem Verlangen wahrzunehmen zu tun, mit dem Aspekt des Willens, mit Intensität, Fleiß und Mühe. Sehen geht einher mit einem ethischen Impuls. – Der Blick geht auf ein Inneres, Verborgenes, auf das Wesen des Gegenstandes, ohne ihn indessen gewaltsam zu öffnen oder gar abzutöten. Die Dinge haben ihr eigenes Licht, das zum Licht der Natur zusammenströmt, in dessen Beleuchtung sie sich dem Auge des Betrachters zeigen. – Das Auge ist weit mehr als ein Instrument.

[1] David C. Lindberg, Auge und Licht im Mittelalter – Die Entwicklung der Optik von Alkindi bis Kepler, Frankfurt a.M., 1987, S. 296ff.

[2] Theophrast von Hohenheim gen. Paracelsus. Medizinische, naturwissenschaftliche und philosophische Schriften, I. Abt., hg. von Karl Sudhoff, München und Berlin 1929ff., Bd. 3, (Fragmentarische Ausarbeitungen zu Anatomie und Physiologie) S. 468ff.

Es ist bei entsprechender Schulung außerordentlich entwicklungs- oder steigerungsfähig: die Grenzen zwischen Visibilia und Invisibilia verändern sich.

Zweifellos ist der Sehsinn für Paracelsus das zentrale Erkenntnisorgan. Die von Sudhoff herausgegebenen Schriften enthalten eine eindrucksvolle Fülle von Belegen, die die Bedeutung und Reichweite dieses Sinnes innerhalb seiner naturkundlichen und medizinischen Arbeiten erweisen. Im Spektrum des Blicks zeigt sich seine Erkenntnistheorie.

> *..., wer wolt reden oder wissen von der weisheit? dieweil sie aber in das tötlich gefallen ist, so ist zu reden von ir, und sie ist geboren und ist glidisch geworden, und ist augenscheinlich worden, die vorhin unsichtbar* war.[3]

Man kann diesen Blick am ehesten als szenisches Sehen auffassen: Er ist immer komplex. Wenn ich ihn im folgenden basierend auf Texten in sieben Szenen zu beschreiben versuche, greife ich zur Verdeutlichung jeweils nur den Hauptstrang heraus.

1. *Man sieht, was man versteht*

Paracelsus sieht im Elsaß, auf dem Weg von Ruffach nach Sulz, wie ein Mann ein drei Zentner schweres Faß auf sich gebunden trägt und offenbar nicht müde wird, indessen seine zwölf Begleiter, die nichts tragen, starke Ermüdungserscheinungen zeigen, nicht Schritt halten können, geschwächt zurückbleiben, übrigens noch einige Tage danach schwach darniederliegen.

Paracelsus versteht angesichts der unbegreiflichen Szene, daß er hier die Virtus der englischen Distel – Carlina acaulis – vor Augen gehabt hat. Deren Wurzel, zur rechten Zeit ausgegraben, sei so beschaffen, daß sie die Kraft eines Menschen „abzapfen" und sie einem andern, der sie bei sich trage, zuführen könne.

Er beginnt zu experimentieren. Er sinnt sofort auf die heilsame Anwendung des Augenscheins am Krankenbett:

> *Ich do ich das sach, nit langer zeit hernach vermeint ich, die kranken, so gar schwach werent, also auch zu sterken. Stelt ich stark leut zu im und gab im wurzen genug, domit er kein mangel het, aber es half nichts. Ist mir etlich mal geschehen.*[4]

---

[3] 13, S. 330 (Fragmentarisches zu *De Fundamento Scientiarum*).
[4] 2, S. 38 (Herbarius).

Das fehlgeschlagene Experiment bringt ihn dazu, den Wirkradius der Wurzel einzugrenzen: sie läßt sich nicht zur Stärkung von Schwerkranken, Bettlägerigen einsetzen, sondern werde, wie er meint, nur wirksam, wenn der Träger der Carlina acaulis Anstrengung und Arbeitsmühe aufwende.

> *... der dieser wurzen genießen wil, der muß alein mit großer arbeit hinder ir kraft komen, dan on große mü tut sie nichts.*

Er scheint der Sache nachgegangen zu sein, denn er berichtet im *Herbarius* (1526) überdies folgendes:

Wenn ein Mensch, der kräftig körperlich arbeite, im Besitz dieser Wurzel sei und verschwiegene Leute zu sich nehme, erlange er dadurch Stärke und glänzende Gesundheit. Das Risiko sei, daß sich außer der Kraft auch gewisse seelische Anlagen auf den Empfänger übertragen würden. Empfange er die Kraft von einem Wüterich, Faulpelz oder Unflat, so beginne er auch zu wüten, werde faul oder unflätig.

Was hat sich tatsächlich ereignet? Paracelsus sieht eine Szene, meint eine Kräftewirkung zu erkennen und schließt auf eine Art von kausalem Zusammenhang. Er bildet eine Theorie. Diese Theorie versucht er durch mehrmalige Experimente zu verifizieren, was ihm aber nicht gelingt. Sein Arrangement hat sich als falsch erwiesen. In der Folge verbessert er seine Theorie, indem er ihren Geltungsbereich einschränkt.

Ich kann nicht sagen, wann Paracelsus das von ihm behauptete Vermögen der Carlina acaulis bekanntgeworden ist. Entweder hat er den Faßträger gekannt und ist durch ihn unterrichtet worden, oder aber er hat bereits von den Kräften der Wurzel gewußt und hat den Anblick zwischen Ruffach und Sulz deshalb richtig eingeordnet. – In beiden Fällen würde gelten, daß man nur sieht, was man versteht.

2. *Die Demonstration der Natur*

Der Magnet als ein „Urphänomen"[5] hat Paracelsus lebenslang erregt, angeregt und beschäftigt. Der Magnet demonstriert die ihm

---

[5] J.W. Goethe, Allgemeine Naturlehre I. Theil, Weimarer Ausgabe, II. Abteilung, Bd. 11, S. 148: „Der Magnet ist ein Urphänomen, das man nur aussprechen darf, um es erklärt zu haben; dadurch wird es denn auch ein Symbol für alles Übrige, wofür wir keine Worte noch Namen zu suchen brauchen."

eigene Kraft sichtbar und wunderbar. Man kann eine Wirkung beobachten, die nach Paracelsus *uber allen natürlichen verstand* geht, d.h. sich nicht im Rahmen des Natürlichen und des in seinen Augen Naturgesetzlichen erklären läßt. Er hat Literatur über den Magneten gelesen, hat aber bei den alten Skribenten, wie er angibt, nicht mehr gefunden als die Aussage, der Magnet ziehe Eisen und Stahl an. Er distanziert sich von dieser oberflächlichen Sichtweise, die ihm den faulen und ungeschulten Blick verrät. Das Phänomen könne schließlich jeder Bauernknecht sehen. Er liest es als Aufforderung:

> *gedünkt mich bilich sein, weiter einzutreten und sich mer zu bemühen, als alein so schlefrig hindurchzufaren.*[6]

Die Natur, die Welt ist eine unendliche Lektion für den Blick des Arztes. Analog zu den erfindungsreichen und kreativen Vorgehensweisen, mit der die von Paracelsus hochgeschätzten Handwerke den Naturstoff bearbeiten, soll der Arzt verfahren. Wie unter der Hand des Zimmermanns der Baum zum Haus, unter der Hand des Tischlers zum Trog, des Drechslers zum Becher, des Schnitzers zur Figur werde, müsse der Arzt sich auf den Weg der Erprobung und Erfahrung eine Therapie schnitzen. Sehen verpflichtet:

> *het ich mich selbs in die erfarnheit nicht geben, von den alten [scribenten] wer ich stockblint geborn in der arznei, on augen.*[7]

Er meint zu entdecken und schreibt im *Herbarius* darüber neun Seiten nieder, daß die anziehende Kraft des Magneten nicht nur auf Eisen und Stahl, sondern auf alle *martialischen krankheiten* im ganzen Leib wirke. Heilwirkungen infolge magnetischer Behandlung beobachtet er bei diversen weiblichen „Flüssen“, bei Durchfällen, bei allen Arten von epileptischen Anfällen, bei Tetanus, überhaupt bei Krämpfen, bei Wassersucht sowie bei einer Reihe von Leiden, die dem Gebiet der Wundarznei angehören, z.B. bei Brüchen, offenen Schäden, generell zur Blutstillung.

Sein Verfahren sieht stark vereinfacht etwa folgendermaßen aus: Der Magnet hat – so die Überzeugung – etwas Anziehend-Zentrierendes. Man kann mit seiner Hilfe das „Ausufern“ von Krankheits-

---

[6] 2, S. 50 (Herbarius).

[7] a.O. S. 49.

stoffen verhindern, sie durch magnetische Streichung in ihr „Zentrum", ihren Ursprung zurückleiten, wo Reifungsprozesse stattfinden und die Selbstheilungskraft einsetzen kann.

Die sieben Seiten Magnettherapievorschläge sind entstanden durch das Benutzen der Augen! Wenn Kräftewirkungen offensichtlich sind, hat der Arzt die Pflicht, weiter zu forschen und auf dem Wege der Erfahrung und des Probierens eine Therapie zu entwikkeln. Der Blick wird zum ethischen Anstoß.

> *Also hat es mir geliebt, vom magneten zu schreiben und das mit einem grunt von der natur und von eignem vermögen der natur, wie es die natur selbs beweist und anzeigt. dieweil und sie sich selbs dargibt und zeigt an augenscheinlich ire operationes, warumb wolten dan die, denen die facultas medica befolen ist, nicht anfahen, weiter in die experienz zu gon?*[8]

3. *Der Naturkundige als Augenzeuge*

Der Seh-Sinn ist für Paracelsus der zentrale Sinn, Einäugigkeit das Synonym für eine nicht an der Natur orientierte, für eine verblendete Betrachtungsweise. Kein Handwerk, keine Tätigkeit könne ohne den Seh-Sinn auskommen, ja Gott selber habe sich leibhaftig dem Auge dargeboten. Das gewichtigste Argument, das ihm die Priorität des Auges schlagend zu beweisen scheint, ist theologisch fundiert.

> *hat sich got nicht selbst mit augen zu sehen geben, und stellet uns zu einer zeugnuß daß unsere augen in gesehen haben? wie wolt dan ein kunst oder anders sich der augen zeugnuß entschlahen?*[9]

Auf dieser Basis, dabei in Übereinstimmung mit der Epoche, ist für ihn Naturwissenschaft Augenzeugenschaft. Das bis heute Besondere daran ist, daß Paracelsus vom Augenzeugen verlangt, sowohl den Zeitaspekt der Erscheinungen wie auch ihre spezifischen Umwelten wahrzunehmen, d.h., sie an Ort und Stelle aufzusuchen, weil er der Meinung ist, daß sich alle Naturwirkung temporal und regional auspräge.

Die notwendige Ausbildung zum Arztberuf verdankt sich dem Studium dreier Grundwissenschaften, der *astronomia*, die Heinrich Schipperges als „Zeitkunde" bezeichnet, der *philosophia* oder Natur-

---

[8] a.O. S. 56.

[9] 11, S. 142 (Sieben Defensiones).

kunde, der *alchimia*. Die Kundschaft der Augen, das Zeugnis der Augen ist für alle drei unabdingbar.

Im Gegensatz zum modernen Blick, der zeitlose und universale naturwissenschaftliche Sachverhalte erfaßt, wird hier die Natur als ein überall anderes, von Ort und Zeit abhängiges, lebendig sich wandelndes Feld aufgefaßt. Daraus ergibt sich als methodische Konsequenz, daß der Naturforscher und Arzt sich bewegen muß. Er muß gehen, wandern, erfahren. Er muß gehen, um zu sehen.

> *also ist die art eines iettlichen, der etwas sehen und erfahren wil, daß er demselbigen nachgehe und kennlich kuntschaft einnehme, und wenn es am besten ist, verruck und weiter erfare.*[10]

Seine Selbstrechtfertigung wegen Landfahrerei macht deutlich, daß Paracelsus diese als Bewährung eines methodischen Prinzips versteht. Es gibt also weder die Natur als objektiven Gegenstand, noch gibt es den objektiven Betrachter. Der Seh-Sinn wird als wandlungs- und entwicklungsfähig gedacht. Ich komme nachher auf seinen Entwurf einer Seh-Didaktik zurück.

Wie ein Liebhaber seiner Schönen nachgeht oder wie die Königin von Saba sich zu Salomo aufgemacht hat, um der Weisheit willen, soll sich der Arzt und Naturwissenschaftler in der Haltung des Verlangens und der Zuneigung auf den Weg machen, um das Lebendige in seiner natürlichen Umgebung zu erfahren.

Folgt man diesen Ausführungen – gleichviel ob man sie als Konfession oder als Selbststilisierung auffassen möchte – so würde diese Methode zur Wahrnehmung einer lebendigen, ja geradezu mit Eigenschaften des Seelischen ausgestatteten Natur führen, ins „Herz" der Dinge reichen.

> *sol mir dan das verarget werden, das ich meine mineralia durchlaufen hab und ir herz und gemüt erfaren, ire kunst in meine hende gefaßt ...*[11]

4. *Grundsätzliches zur Sinnenlehre*

Der Mensch ist eine Synthese zweier Welten. Er gehört der göttlichen oder ewigen an, indem er der unsterblichen Seele teilhaftig geworden ist, er gehört der vergänglichen oder natürlichen Welt an,

---

[10] a.O. S. 142.
[11] a.O. S. 144.

indem das Haus der Seele, der Leib, aus der irdischen Natur stammt.

Die Sinne sind dem Leib eigen. Der Menschenleib aber ist eine Quintessenz, ein Auszug aus dem Kosmos, erblich ausgestattet mit allem, was die Welt an Erschaffenem und sich selbst Fortzeugendem enthält. Die vier Elemente mit ihren auf Geburt und Gestaltung ausgerichteten Kräften konstituieren den Leib:

> *dan alle creata seind buchstaben und bücher, des menschen herkomen zu beschreiben.*[12]

Nun hat aber der Makrokosmos selber sichtbare und unsichtbare Gestalt: Erde und Wasser mitsamt ihren Früchten oder Hervorbringungen erbilden die sichtbare Natur und bilden sich ab im sichtbaren Menschenleib. Luft und Feuer sind ihrem Wesen nach unsichtbar und sind verkörpert im unsichtbaren Leib des Menschen, im Gestirnsleib.

Ohne Speise und Trank vermag der sichtbare Leib nicht zu leben – das ist bekannt. Nimmt er nicht die Nahrung zu sich, die ihm aus den Elementen Erde und Wasser erwächst – er muß das essen, was er ist; er ißt, was er ist, sagt Paracelsus – so verfällt er, so geht er zugrund. Nicht anders der Gestirnsleib. Auch er kann nur leben, wenn er ißt, was er ist. Gott habe dem Menschen einen Magneten verordnet, heißt es, aus dem er

> *an sich zeucht die microcosmische sinlikeit widerumb vom gestirn.*[13]

Was für die Sinnesorganisation des Menschen insgesamt gilt, gilt auch für die einzelnen Sinne. Es genügt nicht das intakte Organ! Der Mensch ist durch seine *sinlikeit* lebendig flutend verbunden mit dem unsichtbaren Bezirk der großen Welt und bedarf ihrer zur unablässigen Aufrechterhaltung und lebendigen Nahrung. Man könnte für Paracelsus sagen: um die Sinnesfunktionen zu gewährleisten, auch um den Seh-Sinn zu gewährleisten, muß eine Sinnlichkeit ermöglichende, eine Sinne nährende und erfüllende Instanz von außen beteiligt sein, die Paracelsus i.a. „das Gestirn" nennt. Die Sehfähigkeit fällt nicht zusammen mit der organischen oder physischen Voraussetzung. Sie wird verbunden gedacht mit einer unsichtbaren Hälfte der Natur.

---

[12] 12 , S. 32 (Astronomia Magna).

[13] a.O. S. 38.

5. *Schulung des Blicks: das Sehen des Sichtbaren*

Das Hinschauen auf Außenansicht und Oberfläche der natürlichen Dinge ist nach Paracelsus noch kein gültiges, allenfalls ein „bäurisches" Sehen. Er verlangt eine Erziehung und Ausbildung des Blicks. Man müsse danach streben, „Augen des Feuers" zu erlangen, sonst sei man – und darum ist es ihm zu tun – kein Arzt.

Die Forderung lautet zunächst, daß sich der ärztliche Blick nicht mit der Oberfläche der Wirklichkeit zufrieden geben dürfe, sondern das Innere, das „Heimliche" gewahrwerden solle. Der Arzt solle sich (außer aus Gründen der Arzneimittelbereitung) auch deshalb in die Kunst der Alchimie einarbeiten, um dahin vorzudringen, daß jedes Naturding ein dynamisches Wirkgefüge sei. Habe man dies praktisch, *greiflich* erfahren, so vermöge das Auge ein anderes, in Weinhandls Ausdruck, „dynamisches Sehen" zu entwickeln.

Wahrnehmung beruht immer auf Voraussetzungen. Mir scheint es von Interesse, daß Paracelsus die Voraussetzung seines Blicks im Zusammenhang der Drei-Prinzipien-Lehre explizit und handwerklich zum Thema gemacht hat. Die Eingangskapitel des *Opus Paramirum* bezeugen überdies seine reichen Möglichkeiten, die Bereiche des Visuellen und des Visualisierbaren sprachlich auszuloten.

> *so weit mußtu gründen und erfaren, das du wissest, das du in der hand ein sulphur habest, ein mercurium und ein sal. so du die drei ding sichtbar hast, greiflich und wirklich, ein ietlichs gesundert von dem andern, iezund so hastu die augen, damit ein arzt sehen sol. dise augen sollen bei dir sein so sichtlich in seinem sehen wie dem pauren das roch holz ...*[14]

Es ist natürlich nicht von ungefähr, daß gerade die drei Prinzipien – anschaulich geworden im Feuer der Alchimie – zur Grundbedingung seiner Seh-Schulung werden. Sal, Sulphur und Mercurius, im Naturbild des Paracelsus eine Materie ermöglichende, irdische Trinität, sind die „formierenden Kräfte" (Peuckert), aus denen sich die Körperwelt unablässig lebendig erbaut. Zugleich wohnt ihnen die Tendenz zu Zerbrechung, Spaltung, *corruptio*, Krankheit inne. In beiderlei Richtung arbeiten sie im oder am Menschenleib wie in und an aller sichtbaren Natur. Sie sind *constructor* und *destructor.*

---

[14] 9, S. 45f. (Opus Paramirum).

> *iezt hastu den menschen, das sein leib nichts ist als alein ein sulphur, ein mercurius, ein sal. in denen dreien stet sein gesuntheit, sein krankheit und alles, was ime anliget.*[15]

Nachdem Paracelsus in den Triaprima den Schlüssel für Entstehung und Zerfall der materialen Seite der Natur sieht, der sich zugleich in jedem Phänomen wahrnehmen läßt – sei es von Natur aus oder mithilfe der Alchimie – ist es nur eine selbstverständliche Folge, daß er vom Arzt fordert, die drei Prinzipien nicht nur theoretisch zu denken, sondern mit Augen zu sehen. Übrigens hat er mit diesem Paradigma einen Hebel in der Hand, um die Humoralpathologie zu verabschieden.

6. *Schulung des Blicks: Das Sehen des Unsichtbaren*

In der Vorrede zur Schrift *De causis morborum invisibilium* wird knapp und mit Nachdruck auf die Struktur der irdischen Welt hingewiesen. Wenn man sich von der Annahme verabschiede, nur das Sichtbare, das greifbar Vorhandene sei existent, gelange man zu einem fruchtbareren und differenzierteren Ansatz naturwissenschaftlicher Untersuchung:

> *aber weiter die ding auszustrecken, so wissent das die welt und alles das wir in irem kreis sehen und greifen ist nur der halbe teil der welt, und das wir nicht sehen ist gleich und eben als viel im tragen und heben, im wesen und in der eigenschaft.*[16]

Es handelt sich also um die *natürliche* Beschaffenheit der großen Welt, nur zur Hälfte sichtbar zu sein, und mit dieser korrespondiert die *natürliche* Beschaffenheit des menschlichen Seh-Sinnes, dies Unsichtbare unter bestimmten Voraussetzungen zu sehen bzw. sehen zu lernen. Beim Sehen des Unsichtbaren handelt es sich nicht um visionäre Zustände oder Gesichte, die in Bereiche des Übersinnlichen, des Heiligen reichen. Es geht um die Natur. Die Natur verfügt über eine selbsteigene Möglichkeit, ihre sichtbare wie ihre „heimliche" Seite zu erleuchten, nämlich durch das Licht der Natur. Eigentlich hätte ich bei jeder Szene vom Licht der Natur sprechen können oder müssen, von dem Paracelsus nicht müde wird, es zu erläutern und zu rühmen. Es entspringt, wie er angibt, aus

---

[15] a.O. S. 47.
[16] 9, S. 252 (De causis morborum invisibilium).

dem, der selbst das Licht ist und ist das Bindeglied zwischen Natur und Trinität:

> *dan der heilig geist ist der anzünder des liechts der natur.*[17]

Nicht die Augen seien von Mensch zu Mensch verschieden, doch durch die Art, wie man sie brauche, enstehe die unterschiedliche Reichweite des Blicks. In plastischen und schönen Exempeln versucht Paracelsus, die Theorie vom notwendigen Seh-Erwerb zu vermitteln. Der ungeschulte Blick wird der des Blinden verglichen, der die Säule vor seinen Augen nicht sieht, oder dem farblosen Anblick der Landschaft bei Mondschein, deren Farbigkeit erst wieder im Sonnenlicht erscheint, oder dem Glockenton in der Nacht, der scheinbar ohne jeden Zusammenhang mit einem Auslöser ans Ohr dringt.

Die „Schule des Lichts der Natur" leitet den Forscher zu Verwunderung und Neugierde an. Das, was sich dem Auge primär nicht sichtbar erschließe, solle der Anstoß sein, um weiterzuforschen. Wenn also beispielsweise ungeklärte Heil- oder Kräftewirkungen beobachtet würden, solle man so lange daran arbeiten, bis man den Zusammenhang zur unsichtbaren Ursache herstellen und diesen schließlich *sehen* könne. Ich darf, um diese Forderung durch ein Beispiel zu illustrieren, auf die erste Szene, den Vorfall im Elsaß, verweisen.

Wenn das Auge des Arztes gelernt hat, im Licht der Natur zu sehen, dann verfaßt sich die Welt der *virtutes*, der Kräfte, der Wirkungen, der auf den menschlichen Leib einwirkenden Einflüsse und Impulse in Sichtbarkeit, so ist – in anderen Worten – die Theorie.

> *auf das auftun der augen ist weiter mein fürnemen, dieweil im liecht der natur so heiter gezeigt wird, unsichtbare ding sichtbar zu sehen...*[18]

7. *Der anatomische Blick*

Paracelsus hat, soweit man weiß, keine Sektionen durchgeführt. Gleichwohl ist das Stichwort *anatomia* oder *anatomei* häufig in seinen Texten vertreten. Sichtet man die Belege – *anatomia solis*, *anatomia morborum*, *anatomia microcosmi*, *anatomia herbarum*, *anatomia hominis*, *ana-*

---

[17] 8, S. 208 (Das Buch Paragranum).
[18] 9 ,S. 253 (De causis morborum invisibilium).

tomia localis, *anatomia sanguinis*, um nur einige zu nennen – so zeigt sich ein breites Spektrum, das von der eingeführten bis zu so differenten Bedeutungen wie „Struktur", „Beschaffenheit", „Signatur" etc. reicht.[19] Er prägt das Wort um, als sei es noch unbegrenzt plastisch und versucht, es als Bezeichnung einer neuen, Makrokosmos und Mikrokosmos vergleichenden, Wissenschaft durchzusetzen, die in direkter Opposition zur neuzeitlichen Anatomie steht. Ein Anti-Vesal, erforscht er die Konkordanzen zwischen Außenwelt und Leibesinnerem und arbeitet an einer neuen medizinischen Terminologie, die diese Beziehungen durchsichtig abbilden soll:

> *darumb aus kraft der anatomei so im liecht der natur gegrünt, bilich die krankheiten geheißen werden, dem liecht nach und nicht der finsternis. das ist das ein ceder cedrische krankheit geb ...*[20]

Ich darf es bei dieser Andeutung belassen.

Anatomiebegriff und ärztlicher Blick haben aufs Genaueste miteinander zu tun. Dies wird sowohl in der Stoßrichtung seiner Kritik ersichtlich, mit der Paracelsus gegen die sich herausbildende moderne Anatomie Stellung nimmt, wie auch in seinem Versuch, selbst eine anatomische Wissenschaft zu begründen.

(1) Er verlangt, man solle das Wissen über den Leib am lebendigen Organismus gewinnen und lehnt die durch Leichenöffnungen und Sektionen gewonnene Anatomie als Kadaveranatomie ab! Johannes Huser, sein Herausgeber im 16. Jahrhundert, verzeichnet derartige Passagen in seinem Register unter Stichworten wie *anatomia cadaveris non sufficit Medico.*

(2) Er entwirft eine über den geschulten Blick des Arztes vermittelte Anatomie, die den genetischen Zusammenhang des Menschenleibes mit der großen Welt voraussetzt und mithilfe von Konkordanzen zu Erkenntnissen über das verborgene Körperinnere gelangt. Das Auge ist sein vorrangiges Erkenntnisorgan.

> *... also sol der arzt den menschen bedeutlich in wissen tragen, genomen aus dem spiegel der vier elementen, dieselbige fürbilden im den ganzen macrocosmum, das er durch denselbigen sicht wie ein verschlossen weiß galreden in einem glas. und es sei dan sach, das ein arzt ein menschen also lauter durchsehe, als durchzusehen ist ein distillierter tau, in dem sich kein fünklin verbergen mag, das nit gesehen werd. und also*

---

[19] Cf. Pirmin Meier, Paracelsus, Arzt und Prophet, S. 106f.

[20] 9, S. 69 (Opus Paramirum).

> *durchsichtig sol er hinein sehen als durch einen quellenden brunnen, wie viel stein und sandkörner, mit was farben, formen etc. sie sind, also offenbar sollen im sein die glider im menschen auch. dieselbigen glider sol er also durchsichtig haben, als der auspolirte kristallen, in dem sich ein herlin nicht möcht verbergen ...*[21]

Bei Huser sind diese Sätze verzettelt unter *contra anatomia cadaveram.*

Ich kann die Bedeutung oder die Bedeutungslosigkeit dieses Anti-Vesalschen Blickes nicht beurteilen. Doch scheint mir folgendes bemerkenswert:

Hier nimmt ein naturforschender Arzt und medizinischer Autor des 16. Jahrhunderts die sich herausbildende und durchsetzende neuzeitliche pathologische Anatomie ernst, erwägt deren Folgen, äußert grundlegende Kritik und versucht, aufgrund seines anders gedachten Leib- und Weltmodells, eine Gegenanatomie zu begründen.

Diese wache und kritische Zeitgenossenschaft ist bei Paracelsus durchaus kein Einzelfall. Ich nenne noch ein weiteres Beispiel:

Wenn sich in St. Gallen von 1530 im Rahmen der Wiedertäuferbewegung kollektive religöse Wahnvorstellungen pathologisch niederschlagen, ist er als medizinischer Autor zur Stelle und reagiert direkt und geistesgegenwärtig, indem er seine Beobachtungen und Erklärungsmuster zum Thema *Wie der glaube den leib krank mache* in der Schrift *De causis morborum invisibilium* niederlegt.

Man könnte bei Paracelsus noch andere Dimensionen der Wahrnehmung zum Thema machen. Bei seinem ärztlichen Blick, insoweit er sich aufgrund von Textzeugnissen erschließen läßt, handelt es sich durchweg um ein szenisches Sehen, das komplex und beweglich ist, das zum Experiment anregt, das als entwicklungs- und steigerungsfähig aufgefaßt wird und seine eigenen Voraussetzungen reflektiert. Das Auge ist für Paracelsus das zentrale Organ wissenschaftlicher Erkenntnis.

---

[21] 8, S. 71 (Das Buch Paragranum/Erste Ausarbeitung).

L'IDÉE DE „MATRIX" CHEZ PARACELSE

Lucien Braun

Nous voilà réunis à Bonn pour parler, une fois encore, de Paracelse, de cet homme si atypique, si multiple, si différent que nous avons peine à nous entendre clairement sur l'intérêt que nous lui portons.

Moins que jamais nous ne pouvons nous dérober à la question: qu'est-ce qui nous pousse, aujourd'hui encore, à parler de Paracelse? A parler plus particulièrement de Paracelse, alors qu'il y a tant de penseurs, tant de savants, tant d'érudits en ce début du XVIe siècle qui, apparemment, n'éveillent pas pareil intérêt et ne suscitent pas tant de colloques? Je pense, par exemple, à Conrad Gessner, qui a été le contemporain de Paracelse, qui a été médecin comme lui, dans le même espace géographique, et qui représente pour la conscience moderne l'institution d'une tout autre forme de pensée, une pensée qui nous a profondément marqués: l'esprit encyclopédique. Si on oublie volontiers ses contemporains, lui, Paraselce est toujours là, présent comme un roc, incontournable, *unumgänglich*, comme disent les Allemands. Mais pourquoi? Mais comment?

Mais assurons bien nos arrières avant d'esquisser une réponse. Car une chose est certaine: si Paraselce revenait, il nous chasserait tous d'ici; et nous appliquerait sans hésiter les qualificatifs qu'il réservait aux médecins errants, c'est-à-dire à tous ceux qui préfèrent la science livresque à l'intelligence authentique de la nature.

La connaissance livresque? Nous voici proprement pris au piège! En effet, il est clair que pour nous aujourd'hui, la seule voie pour aborder Paraselce est le texte, son texte. C'est de lui qu'il convient de partir, c'est à lui qu'il faut revenir. Il n'y a pas d'autre chemin.

Un chemin apparemment frustrant. En effet, disons-le rapidement, il ne nous est plus possible, aujourd'hui, de faire crédit aux **légendes** qui accompagnent le personnage Paracelse, qui l'entourent, qui le déterminent à tel point que de livre en livre, d'exposé en exposé, on se plait à répéter mille et une merveilles, ou, au contraire, mille et une impostures. La littérature peut s'accommoder de ces légendes et de ces fictions; mais cela ne peut être la voie de la réflexion qui doit être la nôtre. Il est peut-être difficile de s'arracher à l'attrait de ces récits mirifiques. Ayons ce courage; revenons au texte.

Nous voici donc en face de Paracelse à partir des traces laissées par sa plume. Je parle du texte de Huser (qui dit avoir eu entre ses mains les écrits autographes, perdus depuis) et du texte établi par Sudhoff avec un soin méticuleux.

A considérer ces milliers de pages, on ne peut s'abstenir d'une observation: imaginons un homme (*homo viator* s'il en fut!), sans domicile fixe, allant d'auberge en auberge et ne disposant que des moyens rudimentaires d'un itinérant, traçant toutes ces pages à la hâte le soir dans les hostelleries et les emportant de ci, de là, au hasard des chemins – et qui mourra avant d'avoir atteint la cinquantaine... Cela seul représente un effort titanesque forçant l'admiration. Erasme, son contemporain, bien au chaud à Bâle, a bénéficié de bien d'autres commodités et facilités. Mais je laisse cette remarque, de pure digression, pour revenir à ce qui seul nous importe: le texte.

Si nous nous attachons à ces écrits – dont tout n'est malheureusement pas publié et dont l'édition traîne on ne sait trop pourquoi – c'est que déjà s'est instituée, entre eux et nous, une connivence. Manifestement nous en attendons quelque chose; ce qui signifie que, sous un certain rapport, ils sont encore pour nous *actuels*. Mais en même temps nous savons aussi, car nous ne sommes pas dupes, qu'en un sens aussi ils sont *passés*, sont du passé. Actuels et passés à la fois. En effet, aucun d'entre nous ne voudrait reprendre *tel quel* le texte de Paracelse et le faire sien. Une distance s'est établie. Qui prendrait à son compte tel quel le texte du Livre IV du *Paramirum* sur la matrice? Personne! Il ne s'agit pas, en effet, de répéter Paracelse, de redire ce qu'il a dit. D'où la question: qu'est-ce que Paracelse a à nous dire, *et qu'il n'a pas dit*, et qui, curieusement, serait pour nous *actuel*? Une difficile question; car elle est indicative de notre intérêt en Paracelse et, par conséquent, du bien fondé de notre réunion ici même, ce jour.

Pour manifester cet intérêt, il faut un travail. Le travail, au sens fort du terme, est ce qui transforme, ce qui transmute. A propos d'un texte de Paracelse le travail consiste précisément à transformer la littéralité de sa trace en étonnement pour l'esprit; à passer de la proposition historiquement déterminée à un saisissement pour la pensée. Nous honorons un penseur, dit Heidegger, non pas en le répétant, mais en pensant à notre tour. Notre pensée mise en mouvement par la lecture de Paracelse, c'est cela l'effet du travail.

Ce faisant nous imitons d'ailleurs Paracelse lui-même: il ne répète pas les médecins antérieurs à lui, alors même qu'il s'en sent solidaire dans le même projet qu'eux: pratiquer la médecine, être médecin, ce qui est à ses yeux l'activité emblématique de la plus haute vocation humaine. Et il se justifie: ce n'est pas avec le vent de la veille qu'on peut faire voile aujourd'hui, dit-il. Et ailleurs encore: que me chaut la pluie tombée il y a mille ans! Il écrit donc, et sa plume trace un propos nouveau, inédit; et ce faisant cherche à correspondre à la nature elle-même qui est toujours là sur le point de nous surprendre, de nous étonner: *(natura, de nascor)*.

Qu'est-ce-qui est sur le point de naître, aujourd'hui encore, lorsque nous lisons Paracelse? Comment gagner une plus grande proximité de sa pensée? L'histoire nous renseigne sur la manière dont Paracelse a été reçu, siècle après siècle, d'époque en époque. Cette histoire est en partie écrite; elle nous apprend que dans l'enthousiasme ou la passion, comme dans le refus, Paracelse a été, en fait méconnu en tant que tel, a été, un grand *oublié.* Martin Heidegger, dans sa magistrale lecture de la philosophie occidentale, montre comment, l'attention à l'être en tant qu'être a été constamment occultée par la volonté des philosophes, toujours réitérée de vouloir dire ce qu'est l'être. La meilleure volonté a été cause, chaque fois, de l'oubli de l'essentiel. Il en va de même à propos de Paracelse. Nous l'oublions en y projetant nos désirs ou nos antipathies, nos frustrations ou nos rêves.

Mon propos, aujourd'hui, est volontairement limité: tenter une approche de Paracelse en manifestant, à travers un exemple, sa forme de pensée, en nous attachant moins aux affirmations elles-mêmes (au contenu) qu'à la logique de leur production. Et nous retenons, à cette fin, l'idée de *matrix*, simplement parce que c'est un thème qui est moins souvent évoqué que d'autres plus classiques.

La thèse qu'énonce Paracelse est que chez la femme tout est à comprendre à partir de la matrice[1] . Voilà une proposition massive. Ne l'avons-nous pas déjà entendu? Hippocrate, en *Lieux de l'homme* (c.47), ne dit-il pas: „maladies féminines, l'utérus est la cause de

---

[1] „wiewol die ganze frau matrix ist" (9, S. 209).

toutes les maladies". Le propos hippocratique porte sur les maladies. Certes, Paracelse pourrait dire la même chose; mais en réalité ce qu'il dit est foncièrement différent, même en ce qui concerne les maladies. C'est ici le lieu de dire que les mêmes affirmations n'ont pas le même sens ici et là. Pour le montrer, il faut resituer le propos paracelsien en son fondement, car isolé il n'a pas de pertinence.

En effet, ce que nous aimerions montrer – nous l'avons fait à propos de la plupart des concepts paracelsiens – c'est que ces concepts ne prennent leur sens entier qu'à l'intérieur de la **disposition** des savoirs qui les comprend, et qui, en son sein, en assure la concaténation avec tous les autres. De sorte que dire: „la femme est le troisième monde" n'est pas une simple opinion, mais une affirmation qui se trouve fondée à partir de toutes les autres affirmations de la disposition. Une simple opinion est opposable à une autre opinion; une affirmation fondée, par contre, montre sa pertinence à partir du réseau de concepts qui la porte et n'est donc pas opposable comme telle à une affirmation d'une autre disposition. Je l'ai montré, entre autres, à propos du commentaire de Paracelse des **aphorismes d'Hippocrate.**

C'est pourquoi nous sommes également dans la méprise, sinon dans l'erreur, si nous essayons de prendre chacune des affirmations pour voir si elle est vraie ou fausse aujourd'hui. La science ne procède pas par bribes de vérité inlassablement additionnées. La science n'est pas sur un rail qui va toujours dans le même sens, s'édifiant par effet cumulatif. Au contraire, à chaque époque elle se fonde autrement, à travers des dispositions et des structures qui ont leur taxinomie propre.

Aschner, dans son édition de Paracelse, ajoute de temps en temps en note, à propos d'une affirmation: ceci n'est plus le cas aujourd'hui, ou: cela est encore vrai aujourd'hui. Cela lui semble évident, mais c'est une méconnaissance complète de l'édification historique de la science. Nous serons plus proche de Paracelse, et nous l'honorons davantage en devenant attentifs à la forme même de sa pensée et à son développement.

Si tout dans la femme est à comprendre à partir de la matrice, il ne peut évidemment pas s'agir de l'utérus, organe féminin, comme tel. Il ne faut pas juger de la matrice selon l'anatomie, tout comme il ne faut pas juger de l'Astre selon l'étoile visible dans le ciel nocturne. Qu'est cette matrice *invisible* qui gouverne la femme en ses réactions, en ses sentiments, en ses comportements: mais surtout en sa réception des influences, des forces cosmiques, du rythme astral? Sans l'idée de la *phusis*, la matrice invisible est difficile à entendre. Elle participe, en effet, aux forces qui portent la nature. Paracelse nous le suggère à partir d'un exemple: le pain. Le pain mangé par un homme donne de la chair d'homme; mangé par un poisson, il produit de la chair de poisson. Ainsi en va-t-il de la nourriture qui nous vient de l'Astre: elle est reçue autrement par la femme que par l'homme. Et déjà nous voyons s'esquisser des ontologies régionales: le monde de la femme, le monde de l'homme–les deux internes au grand Monde.

Paracelse nous demande donc d'envisager les choses physiologiquement, c'est-à-dire selon le dynamisme de la *phusis*, à partir des forces et des vertus qui habitent et traversent les étants, et non selon leur apparence physique et leur être-là. C'est à souligner. Cette attitude est, en effet, étonnante de la part d'un contemporain de Vésale. La *Fabrica corporis humani* (1543) paraît quand meurt Paracelse. Et c'est Descartes, un siècle plus tard, qui triomphera et qui, dans une certaine mesure, nous gouverne encore.

Mais pour l'instant ce qui nous importe c'est la connaissance de cet invisible[2] . Paracelse la réclame: rendre patent l'invisible qui porte la nature, et qui fait que du pépin noir surgisse un arbre vert, et qui enseigne au poirier la science de faire pousser, de faire fleurir, de faire fructifier – tout comme la matrice invisible fait que la femme agisse, pense, et sente en femme; et que son cerveau soit un cerceau féminin, et le foie un foie féminin, alors même que la dissection n'y repère rien de spécifique anatomiquement parlant[3] ; et qui fait que la soif de la femme diffère de celle de l'homme, et que la faim de la femme diffère de celle de l'homme, et que diffèrent aussi ses pensées et surtout ses images. Paracelse s'étend longuement sur les dangers de l'imagination chez la femme enceinte.

Sans développer ici la passionnante problématique du visible et de l'invisible, rappelons simplement, par prudence, que l'invisible n'est pas à penser comme substance, ni comme entité séparée: *l'invisible est dans le visible* et n'est rien sans lui. Il n'existe pas de ma-

---

[2] „so wissent das ich von unsichtigen dingen rede" (9, S. 177).
„aber was das sei das den menschen fabrizirt das sieht nimand" (9, S. 194).

[3] „das nim für dich das das hirn in der frauen frauenhirn ist und nicht manneshirn, ir herz frauenherz und nicht mannesherz" (9, S. 186).

trice invisible à côté de la matrice visible. Nous sommes là en présence d'un moment fort de notre histoire occidentale: c'est la formulation de la *différence ontologique* qui s'annonce ici, et qui attendra plus de quatre siècles avant de devenir un des points forts de la pensée contemporaine.

Faisons un pas de plus. Si tout l'être de la femme est commandé par le déploiement invisible de l'aura de la matrice, comment ne pas penser ce monde de la femme comme un monde ayant sa propre légalité? Et donc, comment ne pas y voir un troisième monde, le *dernier* comme dit Paracelse. Comment entendre cela? Il suffit pour cela de conduire plus loin le raisonnement, et l'étendre par analogies successives[4] . Voici. Tout ce que nous percevons, tout ce qui vit sur terre et dans le ciel, est issu d'une *matrice cosmique*—antérieure à l'homme, antérieure à la matière visible. L'esprit de Dieu planait sur les eaux, et de là, selon un plan invisible, est sorti, *est né*, le grand Monde, le **macrocosme**.[5]

Puis Dieu, en ce premier monde, a pris de l'argile, et avec les éléments déjà présents a façonné le premier homme; qui n'est donc pas né de la femme. Paracelse l'appelle le deuxième monde, le **microcosme**, reflet des constellations et des éléments du macrocosme.

La première femme non plus n'est pas née „naturellement", mais par la volonté. Dieu l'a tirée d'Adam; et en la créant la profondément transformée et l'a instituée, par destination, génétrice de tout homme à venir jusqu'à la fin des temps—et cela grâce à la matrice en fonction de laquelle a été formée non seulement la matrice visible, l'utérus, mais aussi tout le reste de l'aspect visible de la femme[6] . C'est donc le troisième et dernier monde. (Le terme de *dernier* n'a rien de péjoratif, au contraire; le dernier, c'est l'ultime).

L'on voit ici à l'oeuvre la force heuristique du raisonnement par analogie, par similitude; un raisonnement qui n'a rien de linéaire, qui traverse les réalités et y repère des constellations et des figures se correspondant. En même temps ce type de pensée fait éclater les

[4] „je eins aus dem anderen verstehen" (8, S. 328).

[5] „dis wasser war matrix, dan in dem wasser ward beschaffen himel und erden und in keiner andern matrix nicht" (9, S. 186).

[6] „so nun die frau ein anders ist, so stehet sie auf einer anderen wurzen die wurz ist matrix, von iren wegen ist sie beschaffen, so sie nun von der matrix wegen beschaffen ist, so muss sie aus ir da sein, muss auch all ir art, condition und dergleichen aus ir haben" (9, S. 186).

frontières, puisque, en fait, ce sont les analogies qui se répètent de domaine en domaine qui confèrent à ce genre d'inférence sa légitimation (qu'elle ne peut trouver ailleurs, par exemple dans les considérations causales comme le fait la science moderne). Et plus cette pensée cherche à se légitimer, plus elle multiplie les métaphores: la femme est appelée un champ *(Acker)* dans lequel on sème; ou un arbre *(Baum)* sur lequel pousse des fruits; ou encore une mer *(Meer)* qui fait vivre les poissons, etc. Il n'y a pas de limite à cette métaphorique, comme il n'y a pas de limite aux correspondances, puisque d'une région (ontologique) d'un Monde à l'autre les fonctions et les processus se font écho.

La distinction de trois mondes institue donc la femme comme être spécifique, comportant une organisation et un ordre propre – Paracelse appelle cela sa **monarchie** – le tout porté par la vertu de la matrice invisible; ce qui fait qu'il ne pourra jamais y avoir une science positive (que Paracelse appelle visible) de la femme.

Le raisonnement se poursuit. Si les maladies de la femme diffèrent de celles de l'homme[7], même si elles peuvent au départ présenter les mêmes symptômes, il ne convient pas de les envisager isolément: elles sont à penser, dit Paracelse, les unes avec les autres; une maladie ne se comprend chez la femme qu'en relation avec toutes les autres maladies, car chacune jette sur l'autre une lumière (toujours en vertu du même principe). De sorte qu'il s'établit une géographie des maladies de la femme, dont le principe *(Wurz)* réside dans le déploiement de la matrice invisible.

Bien plus. La maladie n'est pas un simple phénomène somatique: elle s'accompagne de souffrance et d'épreuve morale; et sous ce rapport on ne peut assimiler la souffrance de la femme à celle de l'homme. L'homme souffre en homme; la femme en femme[8]. Etant plus proche de la nature (*phusis*) que l'homme[9], la femme souffre plus et autrement. Cette réflexion est tout à fait dans la logique du développement des idées sur la matrice; c'est par elle que la femme participe à l'invisible créativité naturelle. Ailleurs Paracelse compare la femme à l'arbre, l'homme au fruit porté par l'arbre; il

---

7 „und so weit dich matrix lernt die frauen von dem man zu erkennen und zu haben, so weit soltu auch ir krankheit von mannes krankheiten scheiden und betrachten" (9, S. 180).

8 „denn der man leidet als ein man, die frau leidet als ein frau" (9, S. 193).

9 „die frau ist der welt neher dan der man, und der man ist weiter von ir" (9, S.182).

convient, dit-il, de prodiguer plus de soin à l'arbre qu'au fruit, car lorsque celui-ci est tombé, l'arbre demeure et est toujours en attente de nouveaux fruits.

Parallèlement au thème des maladies, Paracelse avance la proposition qu'il doit aussi exister dans la nature deux espèces de remèdes. On doit pouvoir trouver parmi les minéraux, les métaux, les plantes des remèdes pour les maladies de l'homme et pour les maladies de la femme. La fécondité de ce postulat est manifeste, car il invite à la recherche de cette différence entre les remèdes offerts par la nature. Paracelse donne en exemple la *Centaurea mascula* et la *Centaurea femina.* Dieu a institué un environnement aussi pour la femme.

Toujours selon la même logique Paracelse conclut qu'il y a trois sortes de médecins: le médecin du Monde, le médecin de l'homme, le médecin de la femme[10] . Les trois interviennent avec les mêmes éléments, et pourtant ils différent dans leur pratique: chacun doit se conformer à la physiologie propre à son domaine, c'est-à-dire doit agir, selon l'ordre de la *phusis* active en chaque domaine, selon la monarchie spécifique à chaque monde.

L'idée de matrice appelle immanquablement aussi celle de semence. Embarrassante question pour Paracelse, car elle est liée à celle de la singularité et de l'unicité des êtres et des individus qui peuplent le grand comme le petit monde. Or, matrix ne signifie pas d'abord *mater (Mutter)*, mais récipient, contenant, *(Gefäss)*. Comment passer de l'idée de récipient à celle d'unicité?

Il a déjà été question du **grand Monde** sorti des eaux sur lesquelles planait l'Esprit de Dieu. Mais les êtres du macrocosme ne sont pas nés en vertu d'un mécanisme aveugle, ne sont pas le fruit du hasard. Comment alors ont-ils pris figure? Dans l'Univers paracelsien il y a évidemment ce moteur-pilote que Paracelse appelle *archeus*; mais l'*archeus*, pour produire le poirier ou la mélisse, doit avoir comme une image directrice, une sorte de constellation-guide, qui lui permette de conduire les éléments entrant en composition vers leur *fin*, leur destination, qui est l'arbre ou la plante. Il y a par conséquent une multitude de pré-figurations, de matrices contenues dans le grand Monde, qui est comme une matrice des matrices.

---

[10] „also das ein besondere monarchei der welt ist, ein besondere des mannes, eine besondere der frauen. Alsao werden dreierlei arzt, ein besonderer der welt, das ist der sie pflanzet unt behüt, ein besonderer das mannes der in behüt in in seinen gebresten, also ein besonderer der frauen der sie auch bewaret" (9, S.179).

Dans le **microcosme**, l'idée de matrix revêt différents aspects, notamment celui de la „conception" de l'idée chez l'artisan, l'image de la maison, par exemple, qui lui permet de réaliser concrètement la maison. Mais c'est dans le **troisième monde**, le *microcosma*, donc chez la femme, que cette capacité d'imprimer une forme, de *bilden*, est la plus immédiatement manifeste.

Mais pour que cette capacité soit mise en oeuvre par l'archeus, il faut une fécondation, il faut une semence. Paracelse est très explicite à ce sujet à propos de la femme, c'est-à-dire à propos de la conception d'un individu humain. La semence – mais on l'aura déjà deviné – n'est pas le sperme, produit visible, (il n'y a pas de causalité mécanique chez Paraselce), mais la vertu invisible qui le porte et l'habite – comme c'est le cas aussi pour toutes les autres semences, pour le pépin noir, par exemple. Pour qu'il y ait fécondation, la matrice reçoit également une semence de la femme. La caractéristique des semences est que chacune porte en elle, comme en écho, l'image de chaque partie de l'homme, et respectivement de la femme; l'image du coeur, du cerveau, du foie, etc., une sorte de signature; de sorte que chaque semence se trouve grosse d'une constellation invisible qui représente sa capacité formatrice *propre*. Le mot latin *capere*, indique bien cette double propriété: *recevoir* (passivité) et *être capable* (activité). C'est la fusion des deux semences qui déterminera la singularité, l'idiosyncrasie de l'individu à naître. Paraselce explique de cette façon, en explicitant en détail cette curieuse dynamique, cette rencontre polémique, l'apparition de la singularité et de l'unicité – ce qui lui fera dire, bien avant Leibniz, qu'il n'existe pas deux êtres identiques dans l'univers.

Cette surprenante explication répond, au moins au niveau du microcosme, à la lancinante question: pourquoi dans le Monde où règne la lutte de tous les éléments les uns contre les autres, il y a des figures et des formes et non pas simplement des produits de hasard et d'inidentifiables phénomènes de rencontre – ce qui ne cesse de provoquer l'étonnement et l'émerveillement de Paracelse. L'idée de *matrix*, est l'esquisse d'une réponse, celle d'une constellation, d'une pré-figure, d'un *invisible antérieur*, qui permet au dynamisme universel de produire des êtres *identifiables*, sans être *identiques*.

Ces êtres identifiables Leibniz les appellera *monades* – mais expliquera tout autrement leur singularité. Mais il n'oubliera pas Paracelse, et lui rendra hommage. Par la suite on aura recours, de Blumenbach à Driesch et à Conrad-Martius, à d'autres concepts. Ce qui est propre à Paracelse c'est d'avoir fait correspondre une „idée" (celle de *matrix*) à un étonnement, à un émerveillement.

On pourrait naturellement poursuivre, et voir comment, ici, s'édifie une pensée. On aura remarqué que chez Paracelse une affirmation en appelle toujours une autre; et qu'on est entraîné, en le suivant, dans la quête d'une toujours plus grande cohérence sur fond d'une conception dynamique de la nature qui n'appelle pas forcément et logiquement cette cohérence.

A lire Paracelse, on ne peut pas ne pas accomplir ce travail de **patience** pour découvrir une toujours **impatiente** volonté spéculative. Le terme de *spéculation*, qui n'a rien de péjoratif, convient ici mieux que celui de *théorie* à connotation trop moderne. Il est indicatif d'un type de pensée qui, d'affirmation en affirmation, cherche à construire une vision des choses à partir d'inférences qui, ici, reposent sur des affinités, des parentés, des correspondances, etc.

C'est donc un *mouvement de pensée* que nous découvre cette lecture, non pas selon nos concepts et nos catégories – la catégorie de causalité n'y joue, par exemple, qu'un rôle tout à fait secondaire – mais un effort quasi titanesque pour venir à bout d'une explication de l'univers qui n'a pas sa pareille, en cette fin du Moyen Age.

C'est cette vision d'ensemble, cette unité qui se cherche, qui est pour nous intéressante à manifester; et qui est bien plus décisive que telle ou telle affirmation particulière (dont on pourrait se réclamer). Paracelse, c'est d'abord ce mouvement de pensée poursuivi à travers les milliers de pages déjà publiés. Aborder Paracelse, honorer Paracelse, c'est penser à notre tour et découvrir, dans une lecture méditée, ce mouvement. C'est alors seulement que nous serons *proches*; et qu'il ne sera pas l'oublié.

L'idée de *matrix* est à la fois le propos le plus **facile** (son exposé sur la femme et la matrice est d'une intelligence aisée), et le plus **difficile**, dans la mesure où cette idée est indicative d'une problématique générale qui travaille en profondeur la pensée de Paraselce, celle de la formation *spécifique* des êtres du monde.

Je me contenterai, pour conclure, d'une remarque destinée à étayer ce que je viens d'avancer.

Dans les écrits qui sont en cours de parution (et que nous appellerions aujourd'hui théologiques – ces distinctions n'existaient pas alors) Paraselce parle aussi des vérités enseignées par l'Eglise, doctrine qu'en homme de foi il accepte et ne met pas en doute. Mais cela lui cause problème, car comment les intégrer dans le vaste ensemble spéculatif que nous venons d'évoquer? Comment les rendre intelligibles? Comment faire concorder la parole de Dieu avec les vérités de la nature? Paracelse s'y efforce; et avec les concepts forgés à propos des phénomènes naturels, il se met à parler de la *Trinité*, de la *résurrection des morts* et d'autres doctrines, cherchant à d'y introduire ce minimum d'intelligibilité qui les rend compatibles avec sa vision des choses.

On peut aussi mentionner, avec prudence, d'autres propos de Paracelse qui apparaissent de ci, de là, dans les écrits en cours de parution, qui ont trait aux doctrines aussi protégées par la hiérarchie que celle de la naissance du Christ, ou celle de la nature de Dieu. Il parle du Christ comme le fruit de la femme (*Nun ist Christus die Frucht, Maria der Acker, Gott der Same*); et de Dieu, comme ayant eu besoin, lui aussi, de naître de deux semences: car comment aurait-il eu un fils?

La passion spéculative, on le voit, ne connaît pas de limite.

MAGIE – GLAUBE – ABERGLAUBE: ZUR „PHILOSOPHIA MAGNA" DES PARACELSUS

Heinz Schott

Meine Leitbegriffe Magie, Glaube und Aberglaube sind im Werk des Paracelsus mit drei Instanzen verknüpft, die für sein Weltbild von größter Bedetung waren: Die Magie ist nämlich mit *Natur*, der Glaube mit *Gott* und der Aberglaube mit dem *Teufel* assoziiert. Wir werden sehen, wie diese drei Instanzen: Natur, Gott und Teufel im Menschen ihre Dynamik entfalten können. Die natürliche Magie (*magia naturalis*), hat – wie Paracelsus immer wieder betont – der magischen Natur, der Natur als Magierin (*maga*; vgl. 12, S. 462)[1] zu folgen. Sie ist im Paracelsischen Konzept kein Betätigungsfeld jenseits von Gut und Böse, jenseits von Gott und Teufel. Die Magie liegt ganz im Einflußbereich dieser polar entgegengesetzten Instanzen. Sie wird jederzeit in allen ihren Prozeduren von der einen oder der anderen Seite determiniert; sie kann also entweder unter dem Vorzeichen des Glaubens oder aber unter dem des Aberglaubens praktiziert werden. Insofern bestätigt Paracelsus die traditionelle Gegenüberstellung von weißer und schwarzer Magie, ohne daß er die Ausdrücke explizit verwendet hätte.[2]

Wir wollen uns im folgenden der Schriftengruppe *Philosophia de divinis operibus et factis, et de secretis naturae* zuwenden, wie sie in der Sudhoff-Ausgabe abgedruckt ist (14, S. 1-375). Zusammen mit einer zweiten Schriftengruppe, der *Philosophia pars altera de vita beata*, sollte sie die sog. *Philosophia magna* bilden. Meine Betrachtung konzentriert sich auf die erstgenannte Textsammlung, die reichhaltiges Material zum Verhältnis von Magie zu Glauben und Aberglauben enthält. Auffallenderweise ist sie gegenüber anderen Paracelsischen Texten

---

[1] Textverweise beziehen sich auf Theophrast von Hohenheim gen. Paracelsus: Sämtliche Werke. 1. Abt. Medizinische, naturwissenschaftliche und philosophische Schriften. Hrsg. von Karl Sudhoff. 14 Bde. München: Oldenbourg, 1929-1933.

[2] Schwarze Magie, „Schwarzkunst", „necromantie" (vgl. *Deutsches Wörterbuch von Jacob und Wilhelm Grimm*, Bd. 15, Leipzig 1899, Sp. 2337) meinen sicherlich etwas anderes als die Begriffe der *nigromantia* und *nigromanticus* bei Paracelsus, welche im Kontext der *Philosophia sagax* ausdrücklich auf die „natürlichen krefte" zurückgeführt werden (12, S. 87).

weniger beachtet worden. Ihr Gehalt an altem Volksaberglauben, an mittelalterlichen Mythen, an überlieferten Vorurteilen macht deutlich, wie weit Paracelsus von einer unzweifelhaften wissenschaftlichen Aufklärung entfernt ist. Viele Passagen erinnern nicht nur an den „Hexenhammer", sie wiederholen sogar dessen Argumentationen.[3]

Die *Philosophia de divinibus operibus et secretis naturae. Volumen primum* war von Paracelsus selbst als ein Buchprojekt vorgesehen. Nach Sudhoff handelt es sich um eine „Schriftengruppe zweifellosester Echtheit" (14, S. V), die – einschließlich ihres zweiten Teils *De vita beata* – zwischen 1529 und 1532 ausgearbeitet worden sei. (14, S. XI) Die Texte wurden also „neben und bald nach dem Paragranum und dem zweiten Paramirum" niedergeschrieben, und zwar „in einem entscheidenden Zeitpunkt Hohenheimschen Schaffens". Paracelsus begann demnach kurz nach seinem mißglückten Zwischenspiel in Basel im Alter von etwa 36 Jahren mit der Niederschrift der Texte. Wir haben es hier also mit einem Zeugnis aus seiner Lebensmitte zu tun, das ich hier nur in einigen wenigen Aspekten vorstellen kann.

Generell müssen wir bei der Argumentation des Paracelsus zwei Ebenen voneinander unterscheiden: zum einen die *Natur als Magierin*, als „maga", wie sie Paracelsus auch anspricht, zum anderen den *Menschen als Magier*, als „magus", der naturphilosophisch erfahren und wissend im Einklang mit der Natur, gleichsam Hand in Hand mit ihr arbeitet. Dieser gemeinsame Arbeitsprozeß von Natur und Mensch besteht aus zwei Arbeitsmethoden, die eng miteinander verbunden sind:

Zum einen strahlt die Natur geheime Botschaften aus, die sich in den *Zeichen der Naturdinge* offenbaren und die der Magier, etwa in seiner Funktion als Arzt, im Lichte der Natur lesen lernen und in Wahrheit verstehen muß. Nur insofern er diese Weissagung, diese

---

[3] Zum „Hexenhammer" siehe Fußnote 9; wie sehr diese ideologische Nähe in der maßgeblichen Paracelsus-Rezeption verleugnet wurde, verdeutlicht u. a. Wilhelm Matthießen, der Herausgeber der *Philosophia Magna I* in der Zweiten Abteilung der Sämtlichen Werke (erschienen 1923). In deutschnationalem Zungenschlag versucht er, Paracelsus zum „Heiligen" hochzustilisieren: „Paracelsus suchte ein 'drittes Reich', das Sinnliches und Übersinnliches zu einem neuen, einheitlichen Ganzen verbinde. Dabei betonte er, wie es seiner deutschen Art entsprach, mehr das geistig-religiöse Element..." (II.Abt., 1, S. 51).

Selbstanzeige der Natur nachvollzieht, durch „astronomiam, medicinam, philosophiam, physiognomiam, chiromantiam und der gleichen" (14, S.157), kann er in Wahrheit weissagen und im Lichte der Natur die einzelnen Krankheiten sowie ihre spezifischen Heilmittel erkennen.

Zum anderen prägt die Natur den Dingen eine *himmlische Kraft* ein, die der Magier wie ein Medium an sich ziehen und bei der ärztlichen Behandlung beispielsweise auf den schwachen und kranken Mitmenschen übertragen soll. Auch bei dieser Kraftübertragung betont Paracelsus die beiden Ebenen der Magie: Natur und Mensch. Erstens „also vermag die eigen natur ir magicas vires selbs bereiten und machen, und ir wirkung durch sie volbringen" (12, S. 460) und zweitens vermag der „magus ein iegliche kraft der sternen ...herab bringen, in sein verordnet subiectum", etwa „bilder machen, die zur gesuntheit und krankheit helfen mögen." (12, S. 464) Der *Begriff des Subjekts* verweist hier auf den Endpunkt der magischen Kraftübertragung, Subjektsein bedeutet, jene himmlische Kraft zu empfangen, die einem der Magus schickt.

Magische Zeichen

Wenden wir uns nun dem ersten Aspekt der natürlichen Magie zu, der weissagenden und zeichnenden Natur. Im *Liber artis praesagae* (14, S.153-188) setzt sich Paracelsus mit dem traditionellen Problem des Weissagens auseinander. Dabei entwirft er zunächst eine Typologie der Weissager, die die „künste der verkündung" ausüben. Er unterschiedet fünf Gruppen, von denen nur *eine* die Magie der Natur betrifft: nämlich die Weissagung „aus der Natur", „do alein die natur ir eigen practik anzeigt" (14, S.157). Hierzu zählt neben Astronomie und Medizin u. a. auch Philosophie und Physiognomie. Alle andere mantischen Künste weissagen (a) „aus götlichem munt", so die Propheten, Sibyllen, Jünger Christi; (b) aus der eigenen Intituition oder „divinatio", wie z. B. im Traum; (c) mit Hilfe verbündeter Geister im Falle des „sortilegium" wie z. B. beim Wassersehen („hydromantia"); und (d) aus der Erkenntnis der Tierbewegung, wie z. B. dem Vogelgesang, oder anderer Ereignisse in der natürlichen Umwelt, was Paracelsus „augurium" nennt.

Paracelsus interessiert sich hier einzig und allein für die Prophezeiung der Natur selbst, welche die Grundlage, das Vorbild für die Weissagung des Magiers darstellt. Einer, „der aus der natur ret, der selbige hat das lob nicht, das lob ist der natur, den sie sagt weis auf zukünftiges." Die „naturales", die Naturdinge, sind in einem natürlichen Reifeprozeß eingebunden. Wie die Obstbäume in einem Garten – so reifen auch Sterne und Witterung im Garten des Himmels oder die Früchte der Krankheit im menschlichen Körper. Der Arzt soll bei der Natur als seiner Lehrmeisterin in die Schule gehen: Was sie den „arzt underricht, das soll der arzt wissen." (14, S.180) Seine professionelle Kunst gründet auf „erfarnheit" (*experientia*) und Wissen (*scientia*). Alle anderen Arten der Weissagung führen ihn auf den falschen Weg, entfremden ihn der Natur und ihrer Kunst, denn „mit frembden künsten einfallen, das macht lügner und irrige leut." Wenn sich ein solcher Wahrsager mit der Harnschau befaßt, die Paracelsus für verwerflich hält, „fallt [er] von dem natürlichen zu dem unnatürlichen, von der wahrheit zu den geistern, die für und für nur liegen [= lügen] durch wahrsagen." (14, S.181)

Die Wahrheit der magischen Künste leitet sich ab von der sich offenbarenden Natur, die sich in Zeichen kundgibt, die Naturdinge (*naturales*) einschließlich den Menschen zeichnet. Hier ist Paracelsus ein strikter Vertreter der Signaturenlehre. Chiromantie[4] und Physiognomie gelten ihm als Paradebeispiele einer magisch operierenden Deutungsarbeit. So soll die Physiognomie als „vermischte weissagung aller eigenschaft, so im menschen ist" (14, S.183) die Zeichen der Natur „im angesicht" lesen, das Gezeichnetsein wahrnehmen: „wie die natur einen zeichnet in dem so sie in macht, auf die selbigen zeichen sol man acht han." (14, S.184) Nicht nur die menschliche Charaktereigenschaft könne so erkannt werden, nicht nur das „vieh im menschen", sondern auch das Böse, Teuflische. Die Stigmen des Bösen, wie z. B. der Klumpfuß („Pferdefuß") und das dadurch verursachte Hinken, erscheinen als Warnsignale der Natur, die in weiser Voraussicht den Bösewicht am Begehen seiner Untat hindere.

Behinderung und Mißbildung werden somit als prophylaktischer Akt der Natur interpetiert! Sie verderbe den bösen Menschen, da-

[4] So könne die „Anatomie der Hand" – gemeint sind hier die Handlinien – mit Bäumen und Kräutern verglichen werden: „dermaßen so man fint ein hand in ir linien und zügen, gleich der dannen, so sagt man, das ist ein grob hart mensch, rau, dölpet und ungeschlacht, grober sitten und vernunft etc." (14, S.182).

mit er nicht zur Ausführung seiner verwerflichen Taten kommen bzw. damit er als ein gefährlicher Mensch von seiner Umwelt erkannt werden könne. Ein solches Stigma gilt nicht als Krankheit, sondern als ein Joch der weisen Natur, das dem Menschen auferlegt sei und das dieser – als eine Art Kreuz in der Nachfolge Christi – nun zu tragen habe.

Magische Heilkunst

In den Fragmenten zur *Philosophia sagax* erscheint die „Magia" als eine von sieben „definitiones" der Astronomie, die fünf species beinhaltet (12, S.447 f.):
Imagines („bilder, in den himmlische kreft wirkent");
Gamaheos („stein, in welche die himmlische constellatio imprimirt");
Similitudines („himmlische figuren, die sich vergleichent dem ding, das sie betreffent")
Verba oder characteres („wörter, die da geschriben oder geret, kraft haben");
Herbas („Kreuter, ...die himmlische kreft habent").

In den Texten der *Philosophia magna*, auf die ich mich hier konzentrieren will, wird die magische (Natur-)Heilkraft nicht in dieser Weise systematisch abgehandelt. Lediglich die Macht der Imagination (vgl. *De virtute imaginativa*, 14, S.309-319) und die der Wörter (vgl. *De characteribus*, 14, S.325-336) wird ausführlich abgehandelt. Interessanterweise stellt Paracelsus die *Imagination als einen Reflexvorgang* dar, in der ein Bild vom Menschen *magnetisch* angezogen und *sonnenhaft* wieder abgestrahlt wird. „... so ist auch ein magnet do in der imagination, der auch an sich zeucht. und ist allein ein imaginatio wie ein magnet und ein impressio, wie die sonn und wie der himmel". (14, S.313) Der in diesem Kontext ausgeführte Begriff der *imaginatio* konfrontiert uns mit faszinierenden Aspekten des magischen Denkens. Denn Paracelsus möchte mit diesem Begriff illustrieren, wie im Menschen eine zweite Natur enstehen kann, die als unsichtbarer Geist alle sichtbaren Werke vollbringen könne, wie die primäre Natur selbst. Einerseits ist ihm klar, „das dise imaginatio ... ein volkomen geist macht, und das der selbige geist große macht und kraft hat." Paracelsus meint hier den Geist der Magie, den Geist der kabbalistischen Kunst (*ars gabalistica*). (14, S.314)

Dieser geistigen Verinnerlichung der Natur im Menschen stellt Paracelsus deren teuflische Entäußerung gegenüber. Denn wir Menschen können durch unsere *bösartigen* Imaginationen Naturdinge und Mitmenschen regelrecht vergiften: so z. B. die Sterne, die dann rückläufig Krankheit, Seuchen und Tod auf die Erde senden: „also vergiften wir sie [die Sterne] auch gleich so wol, als sie uns. dan unser speculatio im imaginiren get also wol hinauf, als die ir herab. so wir uns in das imaginiren geben, so werden unser flüch war, aber die vergiftung ist unser krankheit." (14, S.316) Im Text *De characteribus* (14, S.321-324) geht es um die wunderbare Kraft, die in Wörtern stecken kann. Paracelsus will hier die heilkräftigen Zauberwörter und Beschwörungsformeln naturphilosophisch erklären. Es handelt sich um unsichtbare, geistige, himmlische Kräfte, die uns nicht anders helfen könnten, „als durch die namen und wörter. so wir sie haben, so haben wir den ganzen garten der arznei. [...] der nam wie ein kraut, das kraut wie ein nam, alein unterschieden in der sichtigen und unsichtigen natur und beid im natürlichen liecht." (14, S.323)

Als Zwischenergebnis möchte ich festhalten, daß für Paracelsus Magie nichts anderes bedeutet als (1) die Tätigkeit der Natur selbst, wodurch sie ihre verborgenen Absichten und Kräfte offenbart; und (2) die Tätigkeit des erfahrenen und wissenden Menschen, des Magiers, der im Einklang mit der Natur ihre Absichten erkennen und ihre Kräfte nutzen kann. Wir werden sehen, wie diese Magie mit Glaube bzw. Aberglaube in Wechselwirkung steht, mit diesen beiden innerlich zusammenhängt.

Glaube: Gottes Samen im Mensch

In der Schrift *De influentia rerum* (14, S.213-247) behandelt Paracelsus die magischen Kräfte in den natürlichen Dingen. Zwei Arten der Influenz, der Kräfteausstrahlung, seien voneinander zu unterscheiden: zum einen diejenige, die „durch den himel" zu uns gelangt, etwa „durch die geist" oder „durch die sternen"; zum anderen die Influenz, die direkt von Gott komme, „on alle mittel auf uns langet, das ist on den himel." (14, S.213) Wie aber kommt Gott in die Natur? „wie kan got natürlich sein? ... das kraut hat er beschaffen, aber die tugent darinnen nit. dan ein ietliche tugent ist unbeschaffen. das ist, got ist on anfang und nicht beschaffen. so sind alle tugenden und kreft in got gewesen, vor himel und erden ... beschaffen sind worden." (14, S.215)

Gott fülle die Naturdinge mit Tugenden (Kräften), da er nichts leer stehen lasse, wie ein leeres Haus mit Einwohnern. Die Tugend, die Gott in alle körperlichen Dinge hineingegossen habe, entspreche der Seele im Menschen, die ebenfalls direkt von Gott abstamme. Der Himmel, das Gestirn, hat die Aufgabe eines Katalysators, eines Zimmermanns: „also hat der himel die axt und zimert die ding in der erden, wie der zimermann im holz, das er fügt, wie es sein sol. der zimermann aber zimert die tugent nicht. dan die tugent der ding haben weder form noch gestalt, sie sind nicht sichtlich oder greiflich." (14, S.222)

Die These von der göttlichen Influenz gipfelt in der Aussage, Gott sei die Quelle der Heilkraft. Diese Influenz wird mit der Sonne und ihren Strahlen verglichen. Es sei zu erkennen, daß die Tugend der Natur „das ist ire arcana aus got da sind und das die influenz aus got get, wie die streimen [Strahlen, Streifen] von der sonnen auf die erden, und das got die streimen mit vil tugenden und kreften wunderbarlich austeilt." Wie in der Welt der Heilpflanzen seien auch bei den Menschen die göttlichen Tugenden unterschiedlich ausgeteilt, nicht vom Himmel, sondern von Gott.[5]

Entsprechend gibt es für Paracelsus also Möglichkeiten der Heilung *jenseits* der natürlichen Magie, nämlich Heilungen aus *direkter göttlicher Influenz*. Solche „Arznei ohne Kraut", solches Gesundmachen ohne Arznei, ist an Orten der Wunderheilungen, „stett, da große ding geschehen", festzustellen: „nun aber solt ir solcher stett halber, da dergleichen ding durch miranda [d. h. Wunder] beschehen, wissen, darumb ist die selb statt heilig und ist da ein magnale..." (14, S.239) Der Mensch solle die göttliche Influenz, das „perlein", suchen wie die Biene (imme) den Honig.[6]

---

[5] Wie ein Alchemist koche, so scheide nun der Himmel den Menschen, daß er „dahin kome, das das perlin da in im sei, das do beschaffen ist, und der drust von im kome." Der Himmel solle wie ein Feuer reinigen, das das Fleisch im Hafen siedet, selbst aber „kein macher des fleischs" sei. (14, S.227) Freilich kann Gott selbst ohne Vermittlung des himmlischen Feuers kochen, wie Christus die Apostel gekocht („kochet") habe.

[6] „sucht doch ein imme das honig aus der blumen und tut der blumen kein schaden; kan das die imm. so sol der mensch das vil mer können und wissen, aus den stetten und orten das perlein heraus zu saugen und got zu loben .... und den unflat ligen lassen". (14, S.242).

In der Schrift *De inventione artium* (14, S.249-275) führt Paracelsus Kunst und Handwerk auf den Samen Gottes im Menschen zurück. Nicht die Magie der Natur ist hier am Werk, sondern gewissermaßen die *Magie Gottes*. „so nun got ein schaz in ein menschen legt, der sich sol der welt öfnen, so legt er in gleich hin, als so einer ein neuen samen in garten seet und das im ein neu kraut wechset zu seiner noturft, als so einer ein samen brechte, und es wird aus dem samen ein kraut zu viel krankheiten und vil noturft nüz." (14, S.252) Dieser göttliche Schatz im Menschen sei eine Gabe, woraus die rechten Handwerker hervorgingen. (14, S.253) Der *göttliche Samen* im Menschen sei für jedermann als Lichtschein sichtbar: „dan drumb hat got den samen in uns geseet, das er herfür gang, wie ein liechtschein, das iederman dorbei sicht."

Glauben bedeutet für Paracelsus in *religiöser* Hinsicht das unbedingte Vertrauen in diese göttliche Influenz. Die natürliche Magie wird zu einer hohlen Phrase, zu einem teuflischen Blendwerk, wenn die magischen Künste ihre Kräfte aus anderen Quellen, mit anderen Mitteln, gewinnen wollen: „Drumb der den rechten glauben haben wil, der sol in nit also nemen, nicht aus den ceremonien, nicht aus den bildern, nicht aus den gemelden etc., sonder er sol in nemen aus Christo, on alle mittel". (14, S.371) Der Glaube ist insofern für die natürliche Magie eine *conditio sine qua non*.[7]

Aberglaube: Hexenwerk und teuflischer Krankheitskeim

Der Aberglaube erscheint deshalb so gefährlich, weil er den Menschen teuflischem Einfluß aussetzt. Und an der Realität des Teufels hat Paracelsus nicht den geringsten Zweifel! Es ist ein weit verbreiteter Irrtum unter Wissenschaftshistorikern, daß die Magia naturalis

[7] Im Kontext eines anderen Werkes, der Abhandlung *De causis morborum invisibilium* („von den unsichtbaren Krankheiten und ihren Ursachen"; 9, S.251-350), weist der Begriff des Glaubens eine rein *psychologische* Dimension auf und bezeichnet hier ziemlich genau die Wirkungsweise der Suggestion. Paracelsus argumentiert modern im Sinne der Psychotherapie, wenn er den Glauben in seiner krankmachenden wie heilsamen Stoßrichtung als Instrument oder Waffe begreift, „... so vermag auch der Glaube, alle Krankheiten zu machen." (9, S.266) „dan kan die arznei die zur gesuntheit dienet auch zum tot gebraucht werden, so wissen auch hiebei, das ir den glauben in seinen werken dermaßen auch verstehen sollen." (9, S.284) Vgl. hierzu Heinz Schott: Paracelsus als Wegbereiter der modernen Schulmedizin: Unsichtbare Krankheiten. *Grenzgebiete der Wissenschaft* 43 (1994), S.25-38.

die Dämonologie abgelöst, entmystifiziert, in Naturphilosophie aufgelöst habe. Gerade dort, wo Paracelsus auf die Hexen und Besessenen eingeht, zeigt sich seine geistige Verankerung in der volkstümlichen, kirchlich kultivierten Dämonologie. Seine Ausführungen in dem einschlägigen Text *De sagis et earum operibus, fragmentum* (14, S.5-27) lesen sich buchstäblich wie Kommentare zum „Hexenhammer".[8]

Die „unholdische Aszendenten" (14, S.9) als „aufsteigend zeichen der bosheit" übernehmen die Rolle des Teufels, sie prädisponieren das Kind bei der Geburt zur Hexe: „also wachsen auch die hexen in der geburt, so der geist, der hexen vater und mutter, nit ausgetriben wird, so wurzlet es in der hexen so lang, bis er sie underricht." Die „erbare erzihung" des Kindes bedeutet nichts anderes als die stetige Austreibung dieser bösen Geister, analog dem Reinigungsprozeß der alchemistischen Scheidekunst.

Dabei entspricht die Meinung des Paracelsus, wonach sich die Hexen mit bestimmte Aszendenten verbinden, um ihr Werk zu verrichten, durchaus der zeitgenössischen Lehre über die Hexen.[9] Der Aszendent übernimmt die Rolle des Teufels, wenn er die Menschen zu Haß und Neid treibt oder Mißgeburten erzeugt, indem er sich als „geiß oder hunt" verwandelt und in dieser Form den Geschlechtsakt mit den „unholden" (Frauen) vollzieht, die daraufhin tierförmige Kinder gebären. Für Paracelsus ist die „hexenbulschaft" (14, S.23), die der „geist mit den hexen in gestalt succubi und incubi" (14, S.26) eingeht, unumstößliche Tatsache.

Paracelsus entwirft mit seiner Metaphorik des Schießens und der Schußwunde eine bestechende Beschreibung der *dämonischen Infektion*. Die „unholdischen ascentenden" schießen nämlich unsichtbar, ohne Verletzung der Haut, die Krankheit in den menschlichen Körper: „nun ist das schießen so meisterlich, das sie ein solch ding in den menschen schießen ... auf welchs schießen hernach folgt ein

[8] Vgl. hierzu den Artikel von Udo Benzenhöfer: Hexenzeichen und Hexenwerke. Bemerkungen zur Hexenlehre des Theophrast von Hohenheim. *Geschichte der Pharmazie* 47 (1995), S.11-13.

[9] So heißt ein Lehrsatz im „Hexenhammer": „Die Dämonen aber sind den Kräften der Sterne unterworfen, was daraus ersichtlich ist, daß gewisse Beschwörer bei der Anrufung der Dämonen bestimmte Konstellationen beobachten. Daher haben sie keine Gewalt, irgenwie auf körperliche Wesen einzuwirken, und ebensowenig und noch viel weniger die Hexen". Siehe Jakob Sprenger und Heinrich Institoris: Der Hexenhammer (Malleus maleficarum). Aus dem Lateineischen ... von J.W.R.Schmidt. München: Deutscher Taschenbuch Verlag, 1982, Erster Teil, S.2.

natürlich krankheit und schmerzen." (14, S.20) Folgendes Bild zeigt, wie die teuflische Magie handgreiflich krankmacht: „zugleicher weis wie ein man mag ein stein in sein hant nehmen und mit dem selbigen greifen in ein wasser und den stein lassen ligen, die hant wieder heraus ziehn. also bleibt der stein drinnen und das loch, das die hant gemacht hat, gehet zu ..." (14, S.21)

In der Schrift „von den besessenen mit den bösen geistern" (*Fragmentum libri De daemonibus et obsessis*, 14, S.29-43) greift Paracelsus auf das traditionelle Konzept der Teufelsbesessenheit zurück. Er definiert den Teufel als *Krankheitskeim* und stellt die Frage, „wie in den menschen wachsen die teufel" (14, S.29): Wie kommt der Teufel in den Körper? Er komme hinein wie andere leibliche Dinge, nur ohne Verletzung der Haut, wie soeben bereits dargestellt. Nicht nur die Besessenheit, sondern auch der Aussatz gilt als geistliches, d. h. teuflisches Leiden, wogegen nur die „Arznei von Christus" helfe. Es ist nur folgerichtig, wenn Paracelsus die religiöse Teufelsaustreibung nach christlichem Vorbild empfiehlt. Drei Methoden seien wirksam, die übrigens auch im „Hexenhammer"[10] zitiert werden: der Exorzismus, das Beten und das Fasten. (14, S.38 f.)

Im *Liber de humunculis* (14, S.325-336) stellt Paracelsus eine Sonderform der teuflischen Infektion vor, nämlich die Monstren und Mißgeburten als Folge der Sodomie. Wie der in den Körper eingefahrene teuflische Keim zur Krankheit führe, so erzeuge der durch Sodomie verdorbene Samen (*sperma*) Mißgewächse, Monstra, Homunculi[11] – aber auch Magenkrankheiten: „dergleichen auch so wissen, das die sodomiten solch sperma in das maul fallen lassen etc., und also oftmals in magen kompt, gleich als in die martricem [Gebärmutter] als dan so wechst in magen auch ein gewechs draus, homunculus oder monstrum oder was dergleichen ist..." (14, S.334 f.)

---

10 Vgl. „Hexenhammer", wie Fußn. 9, Zweiter Teil, S.200.

11 Freilich sei es auch der Natur ohne Zutun des Teufels ebenso wie der „kunst spagirica" (alchemistische Scheidekunst) möglich, Homunculi zu erzeugen, nach folgendem Rezept, das jedoch ein „geheimnus bleiben" solle: „nemlich das der sperma eines mans in verschloßnen cucurbiten per se mit der höchsten putrefaction, ventre equino, putreficirt werde auf 40 tag oder so lang bis er lebendig werde und sich beweg und rege..." (*De natura rerum neun bücher: Liber primus de generationibus rerum naturalium*; 11, S.316).

Weiße versus schwarzer Magie

Die Künste der natürlichen Magie, die der Magie der Natur folgen, werden in der Kulturgeschichte als „weiße Magie", als Magie im Einklang mit Gott bezeichnet. Paracelsus steht mit beiden Beinen in dieser Tradition. So könne z. B. „der weis man, magus" (14, S.7) mitten im Sommer Schnee machen, was nichts mit bösem Zauber zu tun habe. Für Paracelsus handelt es sich hier um einen natürlichen Vorgang: Der Schnee werde aus einer winterlichen Region genommen und blitzschnell in eine Sommerlandschaft übertragen, „zu gleicher weise wie der stork sein junge in teutschen landen ausbrütet, fürts in ein frembdes." (14, S.8) Dieser magische Transfer geschieht durch eine „ magische botschaft, die sich nicht weit scheit von der gabalistischen [kabbalistischen] behendikeit." *Magie und Kabbala* werden von Paracelsus recht häufig in einem Atemzug genannt, als Methoden wunderbarer Werke, die frei von teuflischem Einfluß sind.

Der Teufel kann auf die Magie der Natur selbst keinen Einfluß nehmen, auch wenn es den Anschein habe. So könnten die „künst der natur", etwa die Kunst der „öberen ascendenten" Unwetter und Hagel hervorrufen. Nur „unser unwissenheit" glaube hier an eine übernatürliche oder „teuflische arbeit", wo es doch nur um zweckgerichtete „meteorische impressiones" gehe. (14, S.18) Wohl aber kann der Teufel bei der „*Abgötterei*", der „Mutter des Aberglaubens" (14, S.363) vom Menschen und insbesondere vom Zauberkünstler Besitz ergreifen, wenn dieser etwa ohne Gottes Geheiß aus eigener Phantasie ein Heiligenbild zum Anbeten fabriziert: „iezt ist es müglich, das der teufel das besizt, das er in aberglauben fall das er in superstition fall."

Schwarze Magie wird als Mißbrauch der „macht und gewalt" verstanden, die Gott dem Menschen als dem Herrn der Erde gegeben habe. (14, S.6) Solche „magi" könnten zwar die wunderbaren Taten eines Moses nachahmen, z. B. die Verwandlung eines „stekken in ein schlangen", ihre Kraft erhielten sie aber nicht von Gott, sondern vom Teufel, der „sies gelernt hat." (14, S.5) Trotz solcher Versuche der scharfen Abgrenzung wurde „Hohenheim zu Lebzeiten selbst der Hexerei und Zauberei geziehen" (Benzenhöfer)[12]

[12] Siehe Benzenhöfer, wie Fußnote 8, S.11.

– und selbst den heutigen Leser muten so manche Textpassagen durchaus schwarzmagisch an.[13]

Demgegenüber wollte Paracelsus eine kare Trennungslinie ziehen. Immer wieder betont er, daß der Philosoph, Arzt, Magier sich zwischen zwei Blickrichtungen zu entscheiden habe: zwischen dem Glauben als Vertrauen in die göttliche Kraft und dem Glauben in die Effektivität der Zauberkünste, die den Aberglauben, die „Abgötterei" ausmache. „Glaube" und „Aberglaube" als zentrale Begriffe bei Paracelsus sind aus heutiger Sicht mit großer Vorsicht zu interpretieren. So werden gerade die von Paracelsus positiv bewerteten magischen Künste, wie zum Beispiel Chiromantie (Handlesekunst) und die Anwendung von „Charakteren" (geschriebenen oder gesprochenen Zauberwörtern), spätestens im 19. Jahrhundert endgültig und pauschal dem sog. Volksaberglauben zugeordnet. Die *Magie der Natur* konvertierte im Bewußtsein der Wissenschaft in dem Maße zum *Aberglauben*, wie der Teufel seine Macht verlor und der Glaube an Gott seine Verbindlichkeit. Anders gesagt: In dem Maße, wie Gott und Teufel aus der Naturforschung verschwanden, wurde auch die Magie nach und nach aus dem Bezirk der Naturwissenschaften und der Medizin verwiesen und dann im 19. Jahrhundert definitiv zum Aberglauben erklärt. Das großartige „Handwörterbuch des deutschen Aberglaubens"[14] dokumentiert diesen historischen Schatz, von dem die moderne Naturwissenschaft und Medizin kaum mehr etwas wissen möchte, obwohl er – oder auch *weil* er – ihre ureigene Geschichte betrifft.

---

[13] Vgl. u. a. Eva Stahl: *Paracelsus. Weiße und schwarze Magie.* Wien; München: Amalthea Verlag, 1992.

[14] 10 Bde. Berlin; Leipzig: de Gruyter, 1927-1942.

PARACELSUS-DRUCK IN BASEL

Frank Hieronymus

Paracelsus und der Basler Medizindruck bis 1560

In Basel gewirkt hat Paracelsus vom Juni 1527 bis zum Februar 1528 – in Basel gedruckt worden sind zahlreiche seiner Schriften von 1560 an. Warum hat man, wie an anderen Stätten seines Wirkens, die zugleich Druckerstädte waren, wie Ulm und Nürnberg, wo jeweils das eine oder andere dort entstandene Werk auch erschienen ist, nicht auch während seiner Basler Monate die eine oder andere seiner Vorlesungen gedruckt? Sein Famulus Oporin, 1526 Schulmeister zu St.Leonhard in Basel und Korrektor bei Johannes Froben, 1527 gerade zwanzigjährig, dachte noch lange nicht ans Drukken, entschied sich auch noch länger nicht endgültig und allein für den Buchdruck. Die beiden Drucker, von denen man in Basel von ihrem Charakter, von ihrer Einstellung zum Druck *und* zur anvisierten Leserschaft sowie von ihrer Produktion her Paracelsusdrucke hätte erwarten können, erlebten seine Basler Zeit nicht mehr oder nur noch teilweise: Pamphilus Gengenbach, bei dem – selber Drukker *und* Autor von Fasnachtsspielen sowie moral- und kirchenkritischen und politischen Schriften – u.a. die Prognostiken Alofresants und Gauricos sowie 1514-1521 ein *Regiment der gesuntheit* und mehrere Buch- und Wandkalender des Konstanzer Arztes Johannes Rüsz, um 1513/14 die *Schöne underwysung und leer* für Wundärzte nach *Carethanus* erschienen waren, war Ende 1524 oder Anfang des Jahres 1525 gestorben; Adam Petri, der schon ab 1517 aus kirchenkritischer Überzeugung heraus zum bedeutendsten Luther-Drucker außerhalb Wittenbergs und Leipzigs wurde, so auch lateinische und deutsche Reformschriften weniger bekannter und noch völlig unbekannter junger Landsleute wie deutsche Übersetzungen von Reformschriften des Erasmus von Rotterdam gedruckt hat, an den sich die Zürcher Täufer – während seiner Abwesenheit in Frankfurt – zu wenden suchten, bei dem das Pest-Regiment des Basler Arztes Berchtold Barter und der *Trüwlich underricht* Vadians, und, ebenfalls schon 1518-1520, beide sogar zweimal, Thomas Murners skandalträchtige deutsche Schriften zum Römischen Recht erschienen waren, starb am 15. November 1527; der verschuldete Nicolaus Lamparter, der ebenfalls deutsche Medizin gedruckt hatte, war seit 1526 Sigrist zu St.Martin; Johannes Froben, der durch seine – vorübergehende – Heilung durch Paracelsus allenfalls einen Anlaß zu einem bene- oder officium – einer Gegenleistung – gehabt hätte, druckte – mit nur allergeringsten Ausnahmen und das nur auf Veranlassung seines Gastes Erasmus – nichts in der Volkssprache und hat, am 26. Oktober 1527 noch vor Petri gestorben, auch er die Basler Zeit des Paracelsus nur noch teilweise erlebt.

Daß in Basel alle ohne Ausnahme, die Heilmittel des Paracelsus angewendet hätten, noch im selben Jahre gestorben seien, wie es Erastus den Paracelsisten vorwirft, hatte zwei Jahre nach dem Tod Johannes Oporins im Herbst 1570 der im Basler Jahr des Paracelsus immerhin auch schon zwanzigjährige nunmehrige Basler Drucker und Verleger Heinrich Petri, als Ratsherr für Universität und Religionssachen zuständig, in Speyer – wohl auf dem Rückweg von der Frankfurter Herbstmesse – Johannes Crato erzählt, worauf Thomas Erastus, dem Crato mit der Aufforderung, an seinem Werk – gewiß den ersten Disputationes de Medicina nova Paracelsi – weiterzuarbeiten, dies mitgeteilt hatte, in einem Brief vom 29. November dieses Jahres (nicht 1571) aus Heidelberg seinen Schwager, den Basler Theologen und späteren Antistes der Basler Kirche Johann Jacob Grynaeus, in Rötteln im Anschluß an diese Bemerkung bat, sich nach weiteren Erinnerungen an Paracelsus zu erkundigen und sie ihm zu sachlicher Verwendung – in den Disputationes – versiegelt mitzuteilen.

Daß während der etwa neunmonatigen Basler Tätigkeit, anders als während der ebenfalls außerordentlichen humanistisch-reformerischen Basler Lehrtätigkeit des Janus Cornarius von September 1528 bis etwa September 1529, während der Bonifacius Amerbach diesem eine Lehr- oder Stadtarztstelle in Basel, Zürich oder Freiburg zu verschaffen suchte, und während der dessen Einführungen in die hippokratische Medizin bei Hieronymus Froben und seinen Konsorten erschienen (die eine, erweitert, nochmals 1934), daß in dem Winterhalbjahr 1527/28 außer seinen Thesen (deren Druck Conrad Gesner noch gesehen hat, der aber nicht mehr erhalten ist) kein Werk von Paracelsus – keine seiner Basler Vorlesungen – in Basel gedruckt worden ist, dürfte zudem gar noch eher auf die Arbeitsweise des Paracelsus selber als auf die Basler Drucker zurückgehen. In Ulm und Nürnberg hatte er Schriften zum Druck ausgearbeitet, in Basel hektisch gelehrt – ein Vorlesungskonzept ist aber nicht ohne weiteres schon ein druckfertiges Manuskript, zumal eines des Paracelsus für seine deutsch gehaltenen Vorlesungen, zumal bei deren rascher Abfolge. Und auch die von ihm von seinem Famulus Oporin verlangten „Simultanübersetzungen" ins Lateinische sind das gewiß nicht gewesen. Ein lateinisches Manuskript hat er am 10. November 1527 (so wohl zu lesen, nicht 1526) mit Widmung an „den gelehrtesten unter den Zürcher Ärzten und Philosophen", den späteren Zürcher Stadtarzt Christoph Clauser zum Druck gesandt, aber man hat es dort offenbar nicht für druckreif oder – im etwas verschrobenen Latein des Paracelsus – zum Druck geeignet gehalten – Murner hatte vor seiner juristischen Basler Lehrtätigkeit schon verschiedenste andere Werke zum Druck gegeben, war selber mit der Druckertätigkeit vertraut, und an der Verbreitung seiner Werke durch den Buchdruck interessiert. Hatte sich Paracelsus solches nicht eher für ruhigere folgende Jahre – in Basel? – aufgespart?

Wo aber sind zwischen dem Todesjahr 1541 des Paracelsus und etwa 1560 Schriften von ihm gedruckt worden? Nicht nur in Basel ging in diesen zwanzig Jahren der Druck der Schriften der antiken und der der zeitgenössischen hippokratischen und galenischen, ja sogar avicennistischen Ärzte weiter, ohne bemerkenswerte Nachwirkung seiner Tätigkeit – von ihm erschienen ganze fünfzehn Drucke: Nachdrucke und Übersetzungen der wenigen schon zu Lebzeiten in 23 Drucken herausgekommenen Schriften . War nur die mehrfach erwähnte sog. Einmauerung der Grund? Im bildlichen Sinn wohl schon, denn auch der erste, der die Werke wieder ans Licht gezogen hat, Bodenstein, und seine editorischen Kollegen sehen sich veranlaßt, die Publikation – die Publikmachung – der unter ihnen und ihresgleichen in Abschriften in einem geschlossenen Kreis – nicht unähnlich dem Basler Kreis des David Joris in den 1560 noch sehr nahe gelegenen Jahren – kursierenden Werke des Meisters zu rechtfertigen, und wiederholt sehen sie sich gezwungen, Verheimlichung und Zurückbehalten von Manuskripten zu brandmarken. Da ist den Druckern, weder in Basel noch anderswo, somit kaum ein Vorwurf zu machen, keine Unterlassung anzukreiden.

Was die großenteils erst nachträgliche oder postume Verbreitung eines Werkes durch den Buchdruck betrifft, ist die der Schriften des Paracelsus aber auch kein Einzelfall, auch wenn ihn besondere Umstände besonders krass gestaltet haben. Der heute als epochal erkannten zweisprachigen Ausgabe des Neuen Testaments durch Erasmus von Rotterdam im Jahre 1516 verhalf erst das Erscheinen der ersten Schriften eines Autors, der sich gerade durch diese bald die Feindschaft des Erasmus zuzog, zu ihrer verdienten Wirkung: erst von 1519 an wurde das lateinische Neue Testament des Erasmus – nun in rascher Folge und zahlreich – nachgedruckt, aber nur im Sprachgebiet der Schriften Luthers, in Deutschland (auch in Basel), kein einziges Mal in Frankreich, Italien oder Spanien. Und auch die epochale Schrift des Copernicus *De Revolutionibus orbium coelestium*, die von fortschrittlichen Gelehrten vor ihrem Erscheinen sehnlichst erwartet worden war, brauchte über zwanzig Jahre, bis sie ein zweites Mal erschien, d.h. bis ihr erster Druck vermutlich vergriffen oder doch so bekannt war, daß Heinrich Petri in Basel 1566 – auf Rat des damals gerade 22jährigen Basler Professors der Mathematik Christian Wurstisen? – eine zweite Ausgabe wagen zu können meinte; nicht viel anders erging es im 16. Jahrhundert dem Werk des Cusanus, das 1565 erst zum drittenmal, nach 1490 und 1514, und, soweit damals bekannt, nun vollständig bei Petri erschien.

Paracelsus-Übersetzungen und -Drucke in Basel ab 1560

Von 1560 an wurde Basel zu *dem* Zentrum des Paracelsus-Drucks durch den italienischen Emigranten Pietro Perna – damals neben Straßburg. Von insgesamt 252 Drucken, die Karl Sudhoff in seiner *Bibliographia Paracelsica* (1894) von den Schriften des Paracelsus von den Jahren seiner Tätigkeit bis zum Ende des 16. Jahrhunderts aufgeführt hat, stammen etwa 90 allein aus Basel (ca. 85) oder dem mit Basel eng verbundenen Mülhausen (4), etwa 37 aus Straßburg. An diesen Orten sind auch die Mehrzahl der Erstdrucke und Erstübersetzungen erschienen, in Basel zudem die erste Gesamtausgabe in der gebräuchlichen Sprache des Paracelsus, deutsch, nach den ersten Versuchen zu einer lateinischen Gesamtausgabe schon 1575, einer deutschen 1579.

Mehrere Schriften sind früher in Basler Übersetzungen erschienen als in der Originalsprache, einige sind überhaupt nur in lateinischer Übersetzung erhalten. Ebenso folgten einander verschiedene Fassungen einer selben Schrift, oft auch unter von einander abweichenden Titeln, wobei der Druck in Basel – bis auf zwei Drucke Sebastian Henricpetris – auf Pietro Perna (für einige deutsche Drukke als Verleger des Apiarius) und seinen Nachfolger Conrad Waldkirch beschränkt blieb. Der erste Basler Paracelsusdruck – abgesehen von seinem Vorlesungsprogramm vom Juni 1527 – ist ohne Angabe von Druckort, Drucker und Monat im Januar/Februar 1560 bei Perna erschienen; er ist der 39. Paracelsusdruck insgesamt.

Die Herausgeber und Übersetzer in Basel sind hauptsächlich Adam von Bodenstein, Sohn des zum Täufertum neigenden Reformators Andreas Bodenstein von Carlstatt, Arzt in Basel, Gerardus Dorn, der, wie schon früher aus einer seiner Äußerungen vermutet und wie nun Didier Kahn[15] nachgewiesen hat, aus Belgien stammt, und zwar aus Mecheln, dort um 1530-35 geboren, der nach Basel aus Frankreich, wohl aus Lyon, gekommen zu sein scheint, schließlich Georg Forberger aus Mitweida in Meissen; in Straßburg ist es vor allem der ehemalige Schulmeister und Schüler Bodensteins, Michael Toxites.

Bodenstein weist auf seinen Weg zur Alchemie und damit zum Paracelsismus hin in seiner 61seitigen Epistola an die Fugger, die er seiner Ausgabe des *Rosarius philosophorum* des Arnaud de Villeneuve, als *Isagogeín... Rosarium Chymicum* im Sommer 1559 beim sonst unbedeutenden Basler Drucker Gabriel Ringysen erschienen, beigibt, nachdem er zu Anfang 1557 in seiner Schrift über das *Cyperlin podagra genennt* dieses noch nach Galen auf eine falsche Mischung der Säfte zurückgeführt und die Kranken von Mutmaßungen des Landfahrers, „der gelerte leüt und erfarne meister chyrurgos bey den einfaltigen verkleineret, one gewüssen sy umbs gelt bringet..." gewarnt hatte, eine Warnung die bald auch gegenüber den Paracelsisten ausgesprochen werden wird (erschienen bei Bartholome Stähälin).

[15] Les débuts de Gérart Dorn d'après le manuscrit autographe de sa Clavis totius Philosophiae Chymisticae (1565), in: Analaecta Paracelsica, Stuttgart 1994, S. 59-126, siehe S.66.

Der erste Basler Druck, die *Libri quatuor De vita longa*, erschien 1560 in der lateinischen Übersetzung – wie wir erst in deren Ausgabe von 1568 durch ihren Drucker Perna und dann den Herausgeber des Gesamtwerks von 1589-91, Jahannes Huser, erfahren – des seinerzeitigen Basler Famulus des Paracelsus, des späteren Basler Professors für Latein und Griechisch, dann Druckers und Verlegers vor allem klassischer und humanistischer Werke, Johannes Oporinus, der bei seinem Herrn u.a. die Aufgabe hatte, seine Vorlesungen simultan ins Lateinische zu übersetzen, ähnlich wie wenige Jahrzehnte später einer der Autoren Oporins, Martin Crusius in Tübingen, die von ihm gehörten Predigten sich simultan ins Griechische übersetzt hat. Über die Herkunft seiner Handschrift sagt Bodenstein, der Herausgeber, hier nichts. Auch Druckort und Drucker sind verschwiegen. Schon im Sommer 1562 folgt bei Perna – nun firmiert – ein Druck von *Libri V de Vita longa*, in dessen fünfzigseitiger Widmung Bodenstein darauf hinweist, daß seine Handschrift des vorangehenden Druckes unvollständig gewesen sei. Aber auch in den 1560 schon enthaltenen Abschnitten weicht der Wortlaut 1562 zum Teil ab. In der kurzen Zeit zwischen diesen beiden Ausgaben waren übrigens schon wieder sechs Drucke erschienen; anderseits sind allein 1562 sechs Erstdrucke erschienen, nimmt man unsere „fünf Bücher" dazu; fünf der sechs Drucke von 1562 – deutsche wie lateinische – sind von Bodenstein in Basel und Mülhausen herausgegeben.

In der Widmung seiner Erstausgabe des *Schreiben von den Tartarischen kranckheiten nach dem alten nammen: Vom griesz sand unnd stein*, 1563 wieder ohne Angabe von Ort, Drucker und Druckjahr bei Perna erschienen, an den Colmarer Apotheker Melchior Dors (nach Colmar hatte sich Paracelsus bei seinem Weggang aus Basel begeben), der ihm zu diesem wie zu andern Drucken die Textvorlage in Gestalt einer Handschrift aus seiner Paracelsus-Sammlung vermittelt hatte, begründet Bodenstein u.a. seine Tätigkeit zu Verbreitung und Verständis der Werke des „ersten und rechten medicus" damit, daß jetzt viele nieder- und oberländische Doktoren, aus Seestädten, Engländer, Welsche und Deutsche, da ihnen zwar Bücher des Paracelsus zukämen, doch deren Inhalt ihnen zu schwierig sei, wünschten, daß er ihnen das Buch (oder die Methode) mitteile, in denen ihnen „alle ding der handarbeit" (d.h. seiner Praxis) und die „neüwen nammen" erklärt würden. Was die „vokabula artis" betreffe, wolle er sich gerne bemühen, „das die synonima publiciert werden wil“, doch von einem Buch *methodus seiner bücher* wisse er nichts. Und 1574 und 1575 erscheinen denn auch in Berlin aus der Feder des aus Basel stammenden Alchemisten und Mediziners, Bergmanns, Goldschmiedes und Buchdruckers, Leibarzts des Kurfürsten Leonhart Thurneysser eine *hermeneia: Das ist ein Onomasticum, Interpretatio oder erklerunge* bzw. Adam von Bodensteins in Basel bei Perna ein *Onomasticon ... eigne Auszlegung etlicher seiner wörter und preparierungen* zu den Schriften des Paracelsus. Ebenfalls 1563, wie das *Schreiben*, gab Bodenstein – auch diese in Erstdruck – die *Libri quinque de causis, signis & curationibus morborum ex Tartaro utilissimi* bei Perna heraus, die nur als lateinische Kollegnachschrift aus Basel erhalten waren, in deren Druck Bodenstein die in der Nachschrift offenbar aus der Vorlesung enthaltenen einzelnen deutschen Wörter und Sätze der allgemeinen Verständlichkeit zuliebe ebenfalls ins Lateinische übersetzt hat. In seiner Widmung an Cosimo de Medici berichtet er innerhalb einer kurzen Biographie seines Meisters u.a. etwas hochtrabend, daß dieser eine Unzahl lateinischer, deutscher und anderssprachiger Bücher auf allen Gebieten der Philosophie geschrieben habe, denn er habe gezeigt, daß die Wahrheit in jeder beliebigen Sprache dargeboten werden könne, wenn man sie richtig verstehe.

Wieder anders liegt die Überlieferung des lateinischen Textes der *Defensiones septem* und der 1563 deutsch in Basel erschienenen Schrift *De Tartaro, sive morbis Tartareis*, die Bodenstein beide als *Libri duo* 1566 in Straßburg herausgibt: beide sog. *Kärtner Schriften* waren inzwischen im deutschen Original zusammen mit dem *Labyrinthus* 1564 in Köln erschienen (das Labyrinth schon 1553 in lateinischer Übersetzung einer Bearbeitung in Nürnberg, in flämischer hiernach 1563 in Antwerpen). Hier weist nun Bodenstein den Leser darauf hin, daß diese Bücher vor vielen Jahren jemand ins Lateinische übersetzt habe, doch weniger als genauer Übersetzer (verborum interpres) denn als Bearbeiter (paraphrastes – deutender Umschreiber). Deshalb sei die Verbesserung schwierig gewesen; wenn sie den Leser nicht befriedige, möge er das dem Zeitdruck zuschreiben (Verbesserung ist übrigens allgemein, sofern eine ältere Übersetzung vorliegt, die Art „neu“ zu übersetzen im 15. und 16. Jahrhundert).

Die erste Basler Paracelsus-Übersetzung des belgischen Alchemisten und Arztes Gerardus Dorn, der schon 1566 in Lyon eine 1567 dort erschienene *Clavis totius Philosophiae Chymisticae* zum Dank an Paracelsus und seinen Vermittler Bodenstein gewidmet hatte (die handschriftliche Vorlage von 1565, heute in Besançon, die Kahn im oben zitierten Aufsatz eingehend behandelt hat, war noch Kardinal Antoine Perrenot de Granvelle, Erzbischof von Mecheln, gewidmet: S. 66-68), von dem 1568/69 in Lyon oder – eher – Basel ein dreiteiliges *Chymisticum Artificium Naturae* erscheint (hiervon hat Dorn ein Exemplar, zusammen mit der *Pyrophilia*, Perna 1568, dem Arzt Guillaume Casenat in Besançon zugeeignet; vgl. Kahn S. 68/69), erscheint bei Perna 1568, im Jahr, da dieser auch das *Compendium* zu den vier Büchern *De vita longa* des „Leo Suavius" alias Jacques Gohory, erschienen in Paris 1567, mit einer Rechtfertigung seiner Fünfbücher-Ausgabe durch den Drucker und einer solchen Dorns seiner Clavis – wohl um deret willen – nachdruckt: unter dem Titel *Pyrophilia* (d.h. Feuerfreundschaft) *Vexationumque liber*, den er, um den Leser/Käufer nicht abzuschrecken, was er in seiner Vorrede ausführlich erklärt, dem *Liber vexationum* (d.h. etwa Buch der Strapazen), *Kunst und Natur der Alchimia*, den Bodenstein wohl um die Jahreswende 1567/68, wohl bei Apiarius für Perna erschienen, deutsch hatte drucken lassen, verpaßt, gibt Dorn in seiner lateinischen Übersetzung diese zusammen mit drei weiteren Schriften des Paracelsus heraus, „die durch Doktor Adam von Bodenstein aus der deutschen Handschrift des Autors veröffentlicht, danach von Gerardus Dorn getreu und dem Stoff entsprechend ins Latein übersetzt worden sind".

In der Widmung seiner *Chirurgia* vom September 1569 an Egenolph von Rapoltzstein berichtet Dorn, daß ihn bei einem Aufenthalt in Frankreich viele bedeutende Gelehrte, die zwischen gut und schlecht zu unterscheiden vermöchten, gebeten hätten, da er schon einige – ins Latein – übersetzt habe, alle Schriften des Paracelsus, die ihm noch in die Hände kämen, ebenfalls zu übersetzen, damit ihr Land an diesem Schatz Anteil bekomme. Da er gesehen habe, wie Fremde ihn eine Zierde Deutschlands nennten, dieses ihn aber verachte, wolle er ihnen willfahren; denn nach den Franzosen wünschten auch die belgischen Völker und viele andere, die Schriften des Paracelsus lesen und verstehen zu können, da er etwa 360 deutsche Bücher in jeder Art Wissenschaften und dazu einige lateinische geschrieben habe. In einem weiteren Druck Pernas, von 1570, hat Dorn seine Übersetzungen von drei inhaltsverwandten Schriften unter dem Titel *De summis Naturae Mysterijs Libri tres* vereinigt: die erste – *De spiritibus Planetarum* – ist im deutschen Original erst im folgenden Jahr, wohl ebenfalls bei Perna, und nochmals in einem Sammeldruck Bodensteins von 1572 erschienen, auch diese beiden Male unter dem Namen des Paracelsus, stammt aber wohl nicht von ihm. Die zweite – *De occulta Philosophia* – war gerade zur Fastenmesse 1570 in Straßburg deutsch erschienen und die dritte – *De Medicina coelesti, sive de signis Zodiaci & Mysterijs eorum* – ist deutsch ebenfalls, mit der ersten zusammen, erst 1571 erschienen.

Zu Beginn der siebziger Jahre hat sich Perna mit seinem Übersetzer Dorn überworfen: 1564 hatte Bodenstein unglücklich versucht, unter dem Titel *Opus Chyrurgicum, warhaffte Unnd vollkomne Wundartzney* aus den drei Drucken des *Ersten Theil*, des *ander Theil* und des *dritten Theil Der grossen Wundartzney*, die 1562 in Frankfurt erschienen waren, und weiteren Schriften des Paracelsus die von diesem versprochenen „fünf Bücher" zusammenzustellen. 1573 hatte Dorn offenbar im Auftrag Pernas deren Übersetzung ins Lateinische begonnen, sich dann aber, zumindest laut Perna, aus Arbeitsscheu oder Hoffnung auf anderweitige bessere Entlöhnung seiner Aufgabe zu entledigen gesucht. Immer wieder nach der angekündigten Übersetzung gefragt, habe er, Perna, nach Auflösung des Vertrags sich um eine andere Übersetzung bemüht und da von einer privat entstandenen erfahren. Ein Josquinus Dalhemius hatte sie, wie wir aus Pernas Rechtfertigung in seiner Widmung vom 19. August 1573 an den französischen Gesandten bei den Drei Bünden Pierre de Grantrye, dem auch schon 1570 Dorns Übersetzung der *Archidoxa* gewidmet ist, erfahren, für zwei paracelsusbegeisterte junge Leute angefertigt, um diese durch die Darstellung der paracelsischen Phantastereien zur traditionellen Medizin zurückzuführen. Auf Bitten Pernas habe er in die Veröffentlichung der Wort-für-Wort-Übersetzung eingewilligt, nachdem Perna gerade eine Übersetzung gewünscht habe, die manche Dinge mit bekannteren und ärztlicheren Ausdrücken wiedergebe, als wenn etwa ein Mitglied der paracelsischen Sekte selber die Arbeit übernommen hätte und, indem es alles auf ihre Art benenne, mehr

Dunkel als Licht in die Schrift bringe. Und Perna zitiert denn auch aus dem Begleitbrief Dalheims über seine Übersetzungsweise: daß er die Sätze des Autors an vielen Stellen paraphrastisch wiedergegeben habe, an einigen Stellen nicht was er gesagt habe, sondern was er hätte sagen sollen, oder sicherlich habe sagen wollen (was jene Worte bedeuteten, würden beider Sprachen Kundige angeben). Zudem habe er mit Hilfe einer Handschrift, die nach seinem Urteil durchaus habe autograph sein können, vieles anders übersetzt, als es die vorhandene – deutsche – Ausgabe habe. Schließlich habe er, wenn er ihm zuweilen im Zerpflücken und Verspotten der Irrtümer anderer zu weitläufig geschienen habe (was bei ihm in Vorreden und Nachworten üblich sei), Unnützes weggeschnitten; worauf Perna in Erwartung von Kritiken das Vorgehen Dalheims rechtfertigt.

Ebenfalls im Laufe des Jahres 1573 scheint Perna aber auch in Basel einen neuen Übersetzer gefunden zu haben, und zwar in dem aus Mitweida in Meissen stammenden Georg Forberger, der sich 1573, etwa im Sommer, auch an der Basler Universität, als Georgius Forberger alias Villanus, Mitweidensis Misnius, dann im Wintersemester 1574/75 im heimischen Leipzig als Student immatrikuliert hat. 1570 schon war in Frankfurt am Main bei Georg Rab seine gemeinsam mit Hieronymus Halverius angefertigte deutsche Übersetzung der *Historia d'Italia* Francesco Guicciardinis ins Deutsche erschienen. So hat er denn auch, im Gegensatz zu Dorn, wie Bodenstein bei Perna auch einen deutschen Paracelsusdruck herausgegeben, nach einer eigenen Abschrift, die er in Schlesien nach der Handschrift des Paracelsus angefertigt und nach Basel mitgebracht habe: das auf die Fastenmesse 1574 von Apiarius für Perna gedruckte *Sechst Buch in der artzney: Von den Tartarischen oder Stein kranckheiten*, mit Widmung an den Frankfurter Ratsherrn Hans Heinrich vom Rhein.

1572 hatte Bodenstein in Basel die Schrift von den natürlichen Dingen zusammen mit dem Manual unter einem Titel *Metamorphosis*, sowie, als *Drey herrliche Schrifften*, u.a. die *vom geist des lebens und seiner krafft* und die *von krafft innerlicher und leiblicher glider* herausgegeben, Toxites in Staßburg deutsch *Zwen Tractatus: De viribus membrorum spiritualium & De Electro.* Beide Werke hat Forberger nach den beiden Drucken und wohl weiteren handschriftlichen Quellen als

De natura rerum libri septem. De natura hominis libri duo. Opuscula vere aurea ins Lateinische übersetzt, dabei z.T. auch die Texte anders angeordnet und eingeteilt und, wie in einer wissenschaftlichen – lateinischen – Ausgabe üblich Inhaltsmarginalien beigegeben; gewidmet hat er diese seine erste Paracelsusübersetzung, in der er sich nennt, seinem Fürsten, Herzog August von Sachsen, Markgraf von Meissen. Sudhoff schreibt ihm schon die lateinische Übersetzung des auf die Herbstmesse 1570 mit Anhängen bei Perna erschienenen, in Basel nicht vorhandenen *Liber Paramirum* zu: „Da der Name nicht genannt wird, muß man eine Erstlingsarbeit annehmen; es ist zweifellos die erste Übersetzung Georg Forbergers, der denn auch in der No. 166 (d.h. dem 2. Band der „Opera Latine reddita“ von 1575) geradezu als der Übersetzer des „Paramirum“ genannt wird“ (S. 205 zu Nr. 122). Gestützt wird diese Zuschreibung Sudhoffs nun auch dadurch, daß ja, wie wir oben gesehen haben, Forbergers und des Halverius Guicciardini-Übersetzung von Frankfurt 1570 1574 ebenfalls für den Verlag Pernas erschienen ist.

Spätestens im Frühjahr 1575 hat dann Perna den Plan gefaßt, die Schriften des Paracelsus zu sammeln und gesamthaft deutsch „für diejenigen, die die Sprache seines Autors verstünden“, und lateinisch „für die anderen Völker“ herauszubringen. Die deutsche Ausgabe ist dann erst bei seinem Nachfolger Conrad Waldkirch von 1589 bis 1591 zustandegekommen, besorgt vom aus Waldkirch im Schwarzwald stammenden Leibarzt und Rat des Erzbischofs von Köln, Ernst von der Pfalz und Bayern, Johannes Huser, der in Freiburg und Basel studiert hatte, im Auftrag – und das heißt gewiß auch auf Kosten – seines Herrn (und von Waldkirch gedruckt ist vermutlich auch die nächste Gesamtausgabe der Werke, die in Verlag Lazarus Zeltners – der selber nicht gedruckt hat – in Strassburg erschienen ist). Die lateinische hat 1575 bei Perna zu erscheinen begonnen, unter der Redaktion Forbergers, ist aber nur bis zum zweiten Band (insgesant immerhin gegen zweitausend Oktavseiten) gediehen. Perna hat denn auch schon in seiner Vorrede zum ersten Band nicht nur seinen Plan erläutert, sondern auch auf die editorischen und finanziellen Schwierigkeiten hingewiesen, vor allem auf die Schwierigkeit, überhaupt Texte zu bekommen, da diese von vielen Anhängern des Paracelsus in aller Welt noch versteckt und zurückgehalten würden. Weiter weist er darauf hin, daß er die lateinisch noch nie publizierten Schriften des ersten Bandes in eine möglichst sinnvolle Reihenfolge zu bringen suche, daß der zweite alle Schriften zur Theologie, fast sämtlich noch nie lateinisch veröffentlicht, enthalten solle, daß er jetzt die Schriften zur medizinischen Praxis bearbeite, hauptsächlich dank den Bemühungen des vorzüglichen Magisters Georg Forberger aus Meissen, der getreu und textnah übersetze und die deutschen wie die lateinischen Schriften ordne – der zweite Band ist dann wie der erste immer noch mit medizinischen Schriften, offenbar viel zahl- und umfangreicher als erwartet, gefüllt worden, und die theologischen sind zum großen Teil bis heute – weder in lateinischer Übersetzung noch überhaupt deutsch – ediert. Im selben Jahr wie diese beiden Bände ist auch, im Anhang an zwei alchimistische Schriften Alexander von Suchtens und Georgius Phaedros, eine Einzelübersetzung Forbergers bei Perna erschienen, der *Liber de Narcotices aegritudinibus*, allerdings – entgegen der Angabe im Titel – keine völlig neue Übersetzung, sondern nur eine Bearbeitung – ebenfalls mit Hilfe einer zusätzlichen Handschrift – eines Teils der 1563 und 1570 bei Perna erschienenen bodensteinschen Ausgabe der Schrift von den tartarischen Krankheiten, nun mit Beigabe von Marginalien.

Ein letztes Mal ist Forberger („Philosophus und Medicus...sonst Sader genant") 1579, zwei Jahre nach dem Tod Bodensteins, für Perna tätig gewesen: auf vielfältige Aufforderung hin, „Desz Theophrasti schrifften, soviel derer biszher im Truck auszgangen, in tomos ordenlich zuverfassen". So habe er sich im vergangenen Winter – berichtet er in seiner Widmung von Basel, 1. März 1579, an den Pfalzgrafen Reichard, Herzog von Bayern – daran gemacht, „alle schrifften Theophrasti...in drey Tomos zusam" zu fassen, im ersten alle Schriften „So medicinam physicam das ist die Leibartzney oder innwendige artzney", in einem zweiten „die so Chirurgiam, das ist, die Wundartzney", in einem dritten „die so Astronomiam, Philosophiam und transmutationem oder Alchimiam und verwandlung der metallen betreffen" enthielten – eine Wiederaufnahme, gewiß im Auftrag Pernas, von Pernas Plan einer Gesamtausgabe auch der deutschen Schriften des Paracelsus. Erschienen ist nur ein chirurgischer Band *Kleine Wundartzney...drey Bücher begreiffendt. Deszgleichen auch zwey Fragment...*; von der Existenz weiterer Texte wußte Forberger und hoffte „wolt Gott, sie kemen einmal herfür", wußte auch, daß die bisher publizierten Ausgaben der Wundarznei nicht dem Werk des Paracelsus entsprachen.

Übrige Medizin, Naturphilosophie und Alchimie im Basler Buchdruck von 1555 bis 1600, Paracelsisten und Antiparacelsisten

So wie sich der Name Paracelsus 1557 bei Bodenstein nicht findet, findet er sich – soviel wir gesehen haben – auch in keinem andern Basler Druck vor 1560: erst mit dem neuen Einsetzen des Drucks seiner Werke, viel zahlreicher als je zuvor und bisher bekannt, setzt auch die Polemik gegen die Paracelsistae bzw. für Paracelsus ein; Paracelsus selber gilt, soweit uns bekannt, in größerem Umfang aber nur die bekannte, umfassendste Polemik des Thomas Erastus in seinen vierteiligen *Disputationes de Medicina nova Philippi Paracelsi*, 1571-73 beim selben Pietro Perna erschienen. Daß aber auch das Datum des Neubeginns des Paracelsusdrucks um 1560 irgendwie in der Luft lag, zeigen auch andere Werke: Es sind die Jahre, da in Basel bei Heinrich Petri die Schriften Girolamo Cardanos zu erscheinen beginnen, vom Autor sogar erweiterte Neufassungen an den Basler Drucker/Verleger gesandt werden. Dann waren 1555 in Venedig die sechs Bücher *Secreti* eines „Alessio piemontese" erschienen (was heute mehrheitlich als Pseudonym für den Dichter Girolamo Ruscelli angesehen wird; immerhin erwähnt der Basler Johannes Basilius Herold in Briefen von 1556 und 1558 an Ruscelli die *Secreti* nicht). 1559 erschien bei Perna, zwei Jahre nach einer französischen Übersetzung in Antwerpen von 1557, die lateinische Übersetzung des späteren Colmarer Stadtarztes Johann Jacob Wecker, seit 1557 Professor der Dialektik, 1560 auch der lateinischen Sprache und 1565 Dekan der medizinischen Fakultät in Basel. 1559 war in Basel postum die Identität des Täuferführers David Joris publik geworden, was zu Untersuchungen und Prozessen führte; zu seinen Vertrauten hatte der Basler Professor der Mathematik und Logik Johannes Acronius Phrysius gehört, der, neben andern, um diese Zeit Bodenstein in die Alchimie eingeweiht hat. Im Jahr nach dem ersten neuen Paracelsusdruck, 1561, erschien bei Heinrich Petri und Perna auch die große, z.T. vom in Basel tätigen Arzt und Glaubensflüchtling Gulielmo Grataroló besorgte Textsammlung *Verae Alchemiae artisque metallicae doctrina*, in der der Herausgeber in einem eigenen Dialog *Chrysorrhoas sive de Arte chymica* als Chrysophilus sich von „Theophrastus ab Hohenheim" unterrichten läßt, sich in einer zweiten Widmung „seinem Herrn" Ludwig Wolfgang von Habsburg gegenüber beklagt, wie die von den Philosophen des Altertums Geheimphilosophie benannte Wissenschaft und geheimere Kunst von den Mineralien zu seiner Zeit durch ahnungslose Habsucht in Verruf und Vergessenheit geraten sei, wie aber dank der Vorsehung der Natur und ihres Herrn, Gottes, die alten Schätze von Zeit zu Zeit von einzelnen Persönlichkeiten, nun u.a. von Giovanni Bracesco von Brescia, den er als Siebzigjährigen noch kennengelernt habe, wieder „restauriert und ans Licht gezogen" würden – dieser „Herr" Grataroloς ist niemand anders als der Rat des Markgrafen Karl II. von Baden, der Bodenstein mit in die Alchimie eingeweiht hat.

In dem nach den abgedruckten Dialogen des Bracescus und Tauladanus als Vorbildern gestalteten Dialog tritt Gratarolo als Chrysophilus gewissermassen als Advocatus diaboli auf und läßt den großen Meister Paracelsus seine, Gratarolos, Ansichten mit größerem Gewicht vertreten: Chrysophilus beklagt die „miseria" des allgemeinen Jammertals der Menschheit und seine eigene, wie er zu Geld zu kommen gesucht habe und schliesslich bei der Alchimie gelandet sei. Da trifft er auf Theophrastus von Hohenheim, den besten Beherrscher dieser Kunst in Deutschland, und hofft, Auskünfte zu erhalten. Theophrastus gibt ihm in der Folge einige Belehrungen, warnt aber auch vor geschwätzigen unverständigen Autoren, sowie vor wertlosen Schriften, die fälschlich unter großen Namen liefen. Schließlich kommt man zur zentralen Frage nach der transsubstantiatio, dem Goldmachen aus anderen Stoffen. Diese ist für Theophrastus der Natur gemäß unmöglich, es brauche zur generatio stets die hyle, die materia prima. Worauf er Chrysophilus seine nichtsnutzige Feuerkünstelei vorwirft sowie Missverständnisse der verständigen, aber auch rätselhaften arabischen Schriften. Doch die Frage nach dem letzten Geheimnis muß Theophrastus trotz seiner Kenntnisse der metalla und metallica unbeantwortet lassen, um nicht bei Misserfolg sich selber als erro, als Scharlatan lächerlich zu machen, bei Erfolg das Geheimnis zu verraten. Und wenn auch in Asien einst bekannt, so sei das Geheimnis seit den Griechen doch keinem Buch mehr offen anvertraut worden, zuletzt – so Aloisius Marlianus – von Apollonius Thodius im Goldenen Vlies seiner Argonauten in verschlüsselter Form, welchem Geheimnis er, Theophrastus, mit seiner Heilkunst nahe sei, das aber nie zum eigenen Vorteil angewandt werden dürfe. Und schliesslich, nach solcher Unterscheidung von ahnungslosen Schreibern und wahrem Geheimnis, geht es noch um die Unterscheidung der ersteren von Betrügern und Scharlatanen, als welchen Raymundus Lullus seine hochmütige Aussage, dass ihm „Omnis sapientia a Deo" zukomme, kennzeichne, im Gegensatz zu dem sein Nichtwissen bekennenden Sokrates. Weise könnte – wenn sie wollten – reich werden, alle andern führe das Streben nach Reichtum in den Untergang.

Im selben Jahr erscheint bei Heinrich Petri auch die bis heute noch allein vollständige und, nach Urteil Umberto Eccos, beste Gesamtausgabe der Werke des Neuplatonikers Marsilio Ficino. Im selben und im folgenden Jahr erscheinen aber auch die zwölf Foliobände der von Conrad Gesner und u.a. Gratarolo besorgten großen lateinischen Galenausgabe, bei Hieronymus Froben und Nicolaus Episcopius. Und 1560 schreibt auch noch Theodor Zwinger in der Vorrede zu seiner Ausgabe des *Enchiridion* des Petrus Bairus von leerem Geschwätz über chemische Kennnisse und Ignoranz gewisser neumodischer Ärzte, trallianischer und thessalischer Esel, 1562 in der zu seiner Ausgabe von Santes Ardoynus *De venenis* von einem gewissen neuen thessalischen Esel (Anspielung auf den schon bei Galen verpönten Schnellbleiche-Methodiker Thessalos zur Zeit Neros) und seinem Laudanum, nach dessen Behandlung die Patienten nach ihrer Befreiung von ihrem Schmerz gestorben seien (in Basel dürfte man etwa an den Fall Frobens gedacht haben).

Im Jahr der Polemiken des Erastus 1572 erschienen bei Perna gleich fünf Werke alchimistischen Inhalts: die *Introductio in Divinam Chemiae artem* des Bonus Lombardus, d.h. der erste vollständige Druck der ihm zugeschriebenen *Pretiosa Margarita novella*, aus dem 14. Jahrhundert, der Erstdruck eines als Werk Avicennas überlieferten Traktats zusammen mit einer alchimistischen Schrift Gebers, herausgegeben von Mino Celsi, der zweibändige Sammeldruck *Ars aurifera, quam Chemiam vocant* mit u.a. der *Turba philosophorum* und dem *Rosarium philosophorum*, die *Libelli aliquot Chemici* des Raymundus Lullus und die zweite Ausgabe der *Alchemiae artisque metallicae doctrina* – neben den *Archidoxa* des Paracelsus wie einer neuen Auflage der Ausgabe der *Consultationes medicae* des Johannes Baptista Montanus von seinem Schüler Crato von Crafftheim und zahlreichem andern.

Crato von Crafftheim hatte schon vor Erastus 1563 in der Widmungsvorrede zu seiner Einführung in die *Methodus therapeutice* Galens bei Perna vor Vertretern einer neuen Tartareischen Medizin gewarnt, mehr Dunkelmännern als Ärzten, die alchymistischen Rauch – nicht die auch von ihm geachtete wahre Chymie – verkauften – ohne Nennung eines Namens, aber wie Zwingers Worte von 1560 und 1562 doch deutlich genug im Ziel; 1555 war im vorangehenden verwandten Druck noch nichts dergleichen verlautet. 1568 flicht Johannes Weyer/Wier in die vierte, wiederum erweiterte Ausgabe seines verdienstvollen bekanntesten Werkes gegen die Hexenverfolgungen, Magie und Aberglauben *De Praestigiis Daemonum* u.a. drei Abschnitte gegen den „medicinae Monarcha et inventor Paracelsus Theophrastus" und vor allem die „Theophrasti Paracelsi asseclae" ein (S. 197, 493, 525), 1577 antwortet er auf Gohory's Angriff in seinem *Compendium* (im Basler Nachdruck), nachdem diesem auch schon Gerard Dorn eine Antwort erteilt habe (ebendort). Und noch 1606 zeiht Jacob Zwinger, Sohn Theodor Zwingers und 1610 Herausgeber der *Physiologia Medica* seines Vaters, in seinem *Principiorum Chymicorum Examen* auf Grund des „consensus des Hippokrates, Galens und der übrigen Griechen und Araber" Paracelsus einer unzulässigen Überschreitung der Fachgrenzen der Chemie – Verwandlung der Metalle und Herstellung von Heilmitteln – in die Physik, Metaphysik und Medizin. Seine Anhänger, die Chymiker, wollten als Metaphysiker, Physiker, Ärzte angesehen werden.

Aber auch die andere Seite meldet sich immer wieder zu Wort. Neun Jahre nach Gratarolos alchimistischer Textsammlung und seinem *Chrysorrhoas* erscheint 1570 bei Perna der Dialog *Hermotimus* des Heidelberger Professors der Medizin Jacob Curio, in dem – worauf im Titel besonders hingewiesen wird – auch von der Goldmacherkunst und dem „ingeniosissimus Erforscher der Natur Theophrastus Hohenheim" die Rede ist. 1571 erscheint bei Heinrich Petri das Spät- und wohl auch Hauptwerk des nun – nach langen Lehrjahren in Paris – zuletzt in Straßburg tätigen Johannes Guinterius von Andernach, in dem dieser in zwei Bänden alles in der Medizin Wissenswerte und Nützliche in einem Dialog zwischen Mathetes und Geron, Schüler und Greis, für die Studenten zusammenfassen will – *De Medicina veteri et nova* – aus den alten wie, wohl nicht zuletzt unter dem Einfluß der Tätigkeit des Toxites in der

Stadt, aus den neueren Autoren bis zu seiner Zeit, der alten und der neueren theoretischen und praktischen Medizin, da jede Zeit ihr eigenes System und ihre eigenen Heilmittel verlange (ein Gedanke, der sich aber auch bei den „humanistischen" Medizinern Gesner und Fuchs findet). So hätten nach den Alten die Araber und Inder neue Heilmittel gebracht und schließlich die Chemie, die in seiner Zeit Paracelsus wieder zu Ehren gebracht und weiterentwikkelt, aber keineswegs, wie seine Schüler meinten, erfunden habe; man müsse nur Zosimus, Blamides, Olympiodor, Hebes Mesue und andere lesen. Doch gebühre ihm der Ruhm, sie für die Medizin wiedergewonnen zu haben, für Krankheiten, die sich mit andern Mitteln nicht heilen ließen. Worauf er auf die Gefahr hinweist, daß gegenwärtig ungebildete mechanici statt Ärzten die feuerbereiteten Mittel anwendeten, und gegen Experimente aus der Kabbala auf solche des Hippokrates und Galens verweist.

Im selben Jahr 1571 erscheint bei Heinrich Petris jüngerem Sohn Sixtus Henricpetri die *Idea Medicinae philosophicae* des dänischen Arztes und Philosophen Peder Sørensen (Severinus), in der er einen vernunftbegründeten kollaborativen Paracelsismus vertritt und propagiert, gleichzeitig mit seiner literarischen *Epistola scripta Theophrasto Paracelso*.

1575 erscheint, trotz der Verdammung seines Inhalts durch den Basler Antistes und kirchlichen Zensor Simon Sultzer von der Kanzel des Münsters herab, dem Beginn einer amtlichen Untersuchung über Verfasser und Drucker und einer Intervention Théodore de Bèze's, mit alleinigem Impressum „Basileae 1575" bei Perna das Sedezbüchlein *Arbatel De Magia veterum*, in dem, wie Carlos Gilly gezeigt hat, die Begriffe der „Theosophia" als der Weisheit durch die Erleuchtung von Gott und der „Anthroposophia" als der Weisheit durch das Licht der Natur in einer zusammenfassenden „Zwingerschen" Tabelle als die beiden Teile der „Scientia boni" seit Jahrhunderten zum erstenmal wieder auftauchen, und in dem Paracelsus auf Seite 45 als „secretorum pater" und Besitzer aller Kräfte der Geheimnisse neben Hermes Trismegistus und damit über die „docti viri in hoc mundo" Plato, Aristoteles, Hippokrates, Galen, Euklid und Archimedes gestellt wird.[16] Gilly vermutet Bearbeitung

[16] Carlos Gilly. Zwischen Erfahrung und Spekulation, Theodor Zwinger und die religiöse und kulturelle Krise seiner Zeit. In: *Basler Zeitschrift für Geschichte und Altertumskunde* 1977, S.57-137, und 1979, S. 125-223: 87-89.

der kleinen Schrift durch Theodor Zwinger.[17] Ebenso sieht Gilly in Zwinger den Bearbeiter, wenn nicht sogar Autor der Vorrede Pernas zu seiner Ausgabe des *Schreiben von den Frantzosen in IX Bücher verfasset* von Paracelsus von 1577 – wie auch anderer Vorreden des Druckers – in der sich ebenfalls theosophische Gedanken, Wissen und Kunst als Gabe und Erleuchtung von Gott finden, aber auch eine in Paracelsus kulminierende historische Darstellung der Medizin.[18] Zwingers Medizintheorie erscheint erst 22 Jahre nach seinem Tod, 1610 bei Sebastian Henricpetri, von seinem Sohn Jacob, Arzt und Professor des Griechischen herausgegeben, einen Monat vor dessen Tod: Die *Physiologia Medica... rebusque scitu dignissimis, Theophrasti item Paracelsi totius fere Medicinae dogmatibus illustrata*, nach seinen Vorlesungen zusammengestellt, nachdem er selber durch seine ärztliche Tätigkeit und die Umtriebe bei einem Umbau der Universität vom Abschluß des Werkes abgehalten worden war. Ähnlich Guinterius legt Theodor Zwinger hier die Theoreme aller Schulen von Hippokrates bis Paracelsus dar. Nach seiner Lehre, führt sein Sohn in der Widmung aus, sammle die Medizin die Kräfte der Natur in einem Zentrum des menschlichen Körpers. Die Physiologie beschäftige sich mit den Elementen des Körpers: den festen Stoffen, den Säften, dem Geist, der Gestalt. Sehen und Verstehen sei jedoch zweierlei: Nicht Scheinkenntnis, sondern solche der innern Augen des Geistes (internis mentis oculis cognoscere) brauche es, nicht Definitionen der Medizin, sondern Erkenntnis der Ursachen und der Symptome (causae und accidentia). Sowohl die traditionellen Lehren wie besonders Erkenntnisse direkt aus den Quellen der Natur fänden sich in dem Werk. Er wolle das unvollendete Werk der Öffentlichkeit nicht vorenthalten, zumal es auch seines Vaters Einstellung zu Paracelsus, „unserm Schweizer Einsiedler", zeige, auch wie diese von der seinen abweiche, sehe er doch in ihm, wie er in seiner *Chymie* dargestellt habe, mehr einen Chymiker als einen Arzt oder Philosophen.

Am 14. Dezember 1578 erscheint in der Offizin der Erben Nicolaus Brylingers das Thesenheft zur Doktorpromotion des jungen Londoners Thomas Mouffetus *De Anodinis medicamentis*, mit Wid-

---

17 Wie bei der Schrift *De nova stelle* von Guillaume Postel, für die es Postels Autograph und eine Abschrift eines Amuensis Zwingers mit dessen Änderungen als Druckvorlage belegen. Vgl. Gilly S. 185/186.

18 Ib. S. 91/92.

mung an seine Basler Lehrer Felix Platter und Theodor Zwinger. Da es eine umfangreichere Polemik gegen Thomas Erastus enthält, wird es nicht akzeptiert. Die Einladung zur Promotion muß z.T. neu gedruckt, die 111 Thesen müssen auf deren vierzig reduziert, z.T. verändert, die Disputation um zwei Tage auf den 20. Dezember verschoben werden. Aber nur die Polemik ist offenbar beanstandet worden, wodurch u.a. auch ein Beleg aus Cardanus wegfällt; das Lob des „Laudanum des Paracelsus" bleibt erhalten. Mouffet ist danach mit Zwinger mindestens bis August 1586 in regem Briefwechsel gestanden.

Von 1579 an druckt Heinrich Petri und dann sein Sohn und Nachfolger Sebastian Henricpetri mehrere Schriften des Leibarztes Philipp Ludwigs von der Pfalz, später Kaiser Rudolfs II., des paracelsistischen Arztes und Alchimisten Martin Ruland des Aelteren, zuerst sein *Balnearium restauratum* mit Widmung an den Pfalzgrafen und – ungewöhnlich – einer Bibliographie seiner bis dahin erschienenen und noch bereitliegenden Werke, sowie dessen deutsche Fassung mit Widmung an die Pfalzgräfin Anna, dann, z.T. auch in zwei Auflagen, von 1580 bis 1593 die sechs Centurien seiner *Curationes Empiricae et Historicae*; deren sechster, von seinem Sohn herausgegeben, hat dieser eine Rechtfertigung des Werkes, zum selben Zweck auch einen Brief des Andreas Libavius an seinen Vater und Dankesschreiben geheilter Patienten beigegeben.

Im September 1582 polemisiert der junge schlesische Arzt Hieronymus Reusner vier Monate nach seiner Basler Doktorpromotion in seiner kommentierten Ausgabe der *Urinarum Probationes* des Arztes und Philologen Iodocus Willich gegen die Ärzte, Lehrer vor allem und Studenten, die nur auf dem Alten beharrten, setzt sich ein für Petrus Ramus, der das Gold vom Bodensatz geschieden habe und darum den Aristotelikern verhaßt sei, ebenso wie Theophrastus Paracelsus, ein Schicksal, das Betrüger und Marktschreier verdienten, die ihre Patienten durch falsches Vorgehen umbrächten. Er wisse, daß seine Uroskopie, die nicht auf alte Traditionen Rücksicht nehme, nicht allen Galenikern willkommen sein werde, wie es richtig auf dem Grabstein Adam von Bodensteins auf dem St. Petersfriedhof stehe. Im selben Jahr hat Hieronymus Reusner bei Samuel Apiarius auch die *Pandora: Das ist Die edelst Gab Gottes, oder der werde und heilsame Stein der Weysen, mit welchem die alten Philosophi, auch Theo-*

phrastus Paracelsus die unvollkommene Metallen...verbessert herausgegeben (1588 und 1598 nochmals bei Heinricpetri, 1627 als Titelauflage bei den Henricpetrinischen erschienen), als Werk eines „Franciscus Epimetheus". In seiner Widmung der Textsammlung u.a. aus Arnaldus de Villanova, Pseudo-Thomas, Pseudo-Raimundus Lullus und Johannes de Rupescissa an den eben genannten pfalzgräflichen Leibarzt Martin Ruland, in der er ausgiebig Paracelsus neben Petrus Ramus als kritischen Neuerer rühmt, weist er darauf hin, daß man auch diese Pandora so wie die Schriften des Paracelsus, die nicht jedem verständlich und genehm seien, verstehen müsse. Eine aus dem Besitz Remigius Faeschs – was auf Herkunft aus der Officina Henricpetrina deuten könnte – in Basel erhaltene Handschrift von 1550 aus dem ursprünglichen Besitz eines Jost Stöckly, wohl des 1578 gestorbenen Berner Bruchschneiders und Arztes dieses Namens, dürfte, entgegen auch schon geäußerten Bedenken, mit ihren Setzerzeichen die Druckvorlage zur Augabe von 1582 gebildet haben (bernische Dialektausdrücke und -formen wurden selbsverständlich geglättet), es sei denn man nehme eine verschollene Ausgabe vor dieser an, die in den Seitenwechseln der Lage A noch von ihrer Nachfolgerin abwich, von B an ihr seitengleich war (auch bei Eintrag der Zeichen zum nachträglichen Vergleich käme nur die Ausgabe von 1582 oder eine allfällige frühere – für die von 1582 – in Betracht).

Werden Drucke der *Occulta philosophia* von 1565 und des Gesamtwerks des Cornelius Agrippa, die mit dem Impressum „Lugduni, apud Beringos fratres" in den 1580er Jahren erschienen sind, heute verschiedentlich, z.T. schon im 17. Jahrhundert, den Basler Drukkern Perna und Thomas Guarin nur zugeschrieben[19] (Beringi hat es in Lyon ohnehin keine gegeben), so sind gegen Ende des Jahrhunderts zentrale Werke der Kabbalistik auch durchaus firmiert bei Henricpetri in Basel erschienen: Im April 1578 hatte der Leibarzt und Geheime Rat der drei jungen Markgrafen von Baden-Durlach Johannes Pistorius mit einem Geleitbrief Heinrich Petri eine Reihe von kabbalistischen Texten christlicher und konvertierter jüdischer Autoren aus seiner Bibliothek zum Druck gesandt, nachdem die Sendung im Vorjahr zunächst fehlgeleitet worden war. Es kam, wohl durch den Tod Petris im April des folgenden Jahres, nicht

[19] Zuletzt, nach Perini, Gilly 1977 (s.Anm.2), S. 64.

mehr zum Druck. 1587 erscheint bei Sebastian Henricpetri ein *Artis Cabalisticae: hoc est Reconditae Theologiae et Philosophiae scriptorum Tomus I* , darin die Schriften (mit einer Ausnahme) in der Reihenfolge, die Pistorius 1578 vorgeschlagen hatte. Bei deren Publikation geht es diesem wie bei seiner Sammlung darum, die aus Spott und verfälschter Überlieferung in Vergessenheit geratene reine Kabbala wiederzugewinnen, wobei er, um kirchlichen Angriffen vorzubeugen, im ersten Band nur christliche Autoren und solche jüdische aufgenommen habe, die nichts Antichristliches enthielten. Im zweiten sollten, bei guter Aufnahme des ersten, weitere jüdische Autoren folgen, wie er es schon 1578 vorgesehen hatte – er ist nie erschienen. Im Jahre 1600 erscheint bei Henricpetri, die in dem Sammeldruck enthaltenen *Interpretationes in secretiora Cabalistarum dogmata* des Arcangelo di Borgonovo[20] ergänzend, die „Apologia" dieses 1569 gestorbenen Piacentiner Minoriten Paganini für Pico. Ein Traianus Guissardus in Diensten des Herzogs von Mantua hatte Henricpetri das Exemplar des Erstdrucks von 1564 aus seiner Bibliothek zum Nachdruck gesandt; der Drucker hat diesen dafür Guissardus gewidmet; das Manuskript der Widmung ist erhalten.

Drucke sind für Käufer und Leser bestimmt; so rechnete auch Pistorius schon 1578 mit einem guten Verkauf des kabbalistischen Sammeldrucks – dieser wurde denn auch noch für John Milton zur Hauptquelle seiner Kabbalakenntnisse. Von den zahlreichen Basler Paracelsusdrucken sind, im Vergleich mit Basler Drucken anderer Autoren dieser Jahre, vor allem gelehrter lateinischer und griechischer Werke, verhältnismäßig wenige aus zeitgenössischem Basler Besitz in der Basler Bibliothek erhalten; noch weniger wären es wohl ohne die Widmungsexemplare Bodensteins, etwa an den dissidenten Basler Theologen Martin Borrhaus, den Professor des Hebräischen Sebastian Lepusculus, den orthodoxen Theologen und Zensor Huldricus Coccius: sämtlich lateinische Drucke; so sind auch die beiden Bände der lateinischen Gesamtausgabe von 1575 direkt, wohl von Perna, der Basler Universitätsbibliothek geschenkt worden; eines der Basler Exemplare des *Vita longa*-Drucks von 1562 hat Bodenstein Theodor Zwinger geschenkt, es ist aber erst 1893 als Geschenk in die UB gelangt. Zwei der deutschen Drucke – *Bad Pfäfers* von Zürich 1535 und das Sammelbändchen mit der theologi-

[20] Ein Kommentar zu den kabbalistischen Exzerpten des Giovanni Pico della Mirandola.

schen *Auslegung der figuren* und den *Drei herrlichen Schriften*, beide von 1572 – haben zeitgenössisch einer Frau gehört: einer Maria Buoman von Basel von 1599 bzw. einer Maria Prefin; die deutschen Archidoxa von Straßburg 1570 hat 1572 „Hanns Leonhardt Hendel burger und Wundartzet zuo Pruntrut" erworben.

BARTHOLOMÄUS CARRICHTER
ZU LEBEN UND WERK EINES DEUTSCHEN FACHSCHRIFTSTELLERS DES 16. JAHRHUNDERTS*

MIT EINEM WERKVERZEICHNIS VON JULIAN PAULUS

Joachim Telle

Zu den Menschen, die heute die Erinnerung an Paracelsus wach halten, gehören Romanautoren oder federflinke Verfasser halbgewalkter Sachbücher, geriebene Redner auch, die vorab in Paracelsusjubeljahren vielenorts mit Hilfe einer glatten Aktualisierungsrhetorik Paracelsus modisch frisieren und in die Dienste jeweils aktueller Bestrebungen stellen, – alle diese Paracelsisten unserer Tage nehmen am Stand und Zustand der Paracelsusforschung in der Regel keinen Anstoß.

In der Sicht historisch-kritisch bemühter Historiographen hingegen ruht die Paracelsusforschung auf ungewöhnlich bröckligen Fundamenten. Während man viele Werke deutscher Autoren auch minderen Rangs häufig in mehreren qualifizierten Ausgaben lesen kann, sind zahlreiche Schriften eines wahrhaft „weitbeschreyten" deutschen Fachschriftstellers, eben Theophrast von Hohenheims, bis heute ungedruckt geblieben, kann man andere Paracelsica nur in historisch-kritisch unzulänglichen Abdrucken zur Hand nehmen, kann im übrigen von einer energisch und systematisch betriebenen Ermittlung noch unerfaßter Textzeugen keine Rede sein, wurde K. Sudhoffs imposanter *Versuch einer Kritik der Echtheit der Paracelsischen Schriften* (I, 1894/II, 1899) weder mit der nötigen Intensität noch in wünschenswerten Ausmaßen fortgesetzt. Weil nun diese editorischen Defizite bei einem Autor doppelt wiegen, dessen sperrige

---

* Überarbeitete und um Anmerkungen und Werkverzeichnis vermehrte Fassung eines Vortrages, gehalten während eines Symposions der Universität Bonn (Medizinhistorisches Institut) und der University of Haifa (Dept. of French) zum Thema „International reception of Paracelsus in science, medicine and literature in the early modern times" vom 15. bis 17. Juni 1995 in Bonn und Heidelberg. Ein weiterer Abdruck der vorliegenden Studie erschien in der Zeitschrift „Daphnis", Bd. 26 (1997), S. 715-751.

Schreibart, unklare Syntax und verwirrender Wortschatz auch und gerade Kennern des Frühneuhochdeutschen erhebliche Verständnisschwierigkeiten bereiten, scheint es geboten, die geringen Kräfte der Paracelsusforschung hauptsächlich auf unspektakulär-glanzlose Kärrnerarbeiten, nämlich auf eine historisch-kritische Erschließung des Paracelsischen Schriftencorpus zu konzentrieren.

Andererseits wollen die fachlichen und sprachlich-literarischen Leistungen Hohenheims manchen Medizin-, Pharmazie-, Astrologie-, Theologie- oder Philosophiehistorikern durchaus nicht im Glanz von Zeugnissen eines überzeitlichen „Genies" und gewaltigen „Bahnbrechers", kühnen „Neuerers" und begnadeten „Entdeckers" erscheinen, – hält diese Historiographenfraktion wider moderne Hurraparacelsisten dafür, daß Paracelsus vorab eine erstaunliche Wirkungsgeschichte auszeichne: Auch mit Blick auf eine verbesserte Kenntnis des historischen Paracelsus und der Paracelsicaüberlieferung wird von diesen Historikern eine genauere Untersuchung der frühneuzeitlichen Paracelsusbilder gefordert. Zumal nun manchen Pseudoparacelsica des 16. und 17. Jahrhunderts, die bekanntlich bestsellerartige Schriften (*De natura rerum*, *De tinctura physicorum*, das *Zehnte Buch der Archidoxen*, *Prophezeiung von der Entdekkung der drei Schätze Hohenheims*) einbegreifen, oft eine weitaus stärkere Strahlkraft beschieden gewesen ist als vielen Paracelsica, zumal ferner oft noch dahinsteht, ob und in welchen Ausmaßen von Pseudoparacelsica genuin Paracelsisches bewahrt oder transformiert worden ist, zumal schließlich Paracelsicaeditionen, die auf keiner gründlichen Kenntnis der Textgeschichte beruhen, sich bestenfalls ausnehmen wie leere Scheunen ohne Mäuse, – allein schon diese wenigen Umstände könnten in der Tat dazu nötigen, nicht nur dem historischen Paracelsus, sondern auch der Geschichte des Paracelsismus eine größere Aufmerksamkeit zu schenken, als dies derzeit der Fall ist.

Wenn schon nicht alles, so ist auf dem Felde der Paracelsismusforschung noch sehr viel zu tun: Da wären unterschiedliche Paracelsismen stärker zu profilieren, wäre neben den Paracelsismen in der frühneuzeitlichen Medizin, Pharmazie und Alchemie auch der derzeit nur schemenhaft kenntliche Paracelsismus in Religion und Frömmigkeit genauer zu erkunden, wäre ferner dem Wandel Hohenheims unter Konziliatoren weiter nachzuspüren und wäre schließlich dem reich schattierten Antiparacelsismus, aber auch einem Paracelsismus ohne Paracelsus schärfere Konturen zu verleihen[1]. Jedenfalls steht zu vermuten, daß im Zuge künftiger Forschungen die Pagelsche Vorstellung von einem Paracelsismus „in Storm and Stress" (1984) einem differenzierteren Bild wird weichen müssen, und sich das Schicksal Hohenheims im frühneuzeitlichen Europa keineswegs nur in ungewöhnlich spannungsreichen Geschehnissen und Kontroversengewittern erfüllte.

Späht man beispielsweise nach Documenta Paracelsica aus den 40er und 50er Jahren des 16. Jahrhunderts, so geraten auffällig wenige Zeugnisse in den Blick und kann angesichts dieser Zeugnisdürre von solch spannungsreichen, streit- und leidvollen Vorgängen, wie sie die Formel vom Paracelsismus „in Storm and Stress" zu verstehen gibt, keine Rede sein. Ausgenommen den Paracelsistenkreis um den Pfälzer Kurfürsten Ottheinrich (1502/59), machte sich in der Respublica literaria des deutschen Kulturgebiets nach seinem Tode um Paracelsus fast überall eine lastende Stille breit, die Hohenheims stolz-hochfahrende Prophezeiungen, er, Paracelsus, werde auch als Toter gegen seine Gegner fechten und schließlich in der Medizin die „Monarchei" erlangen, ebenso Lügen strafte, wie sie einem ungewöhnlich ruhmrednerisch-mystifikatorischen Nachruf (entstanden nach dem 24. September 1541 und vor dem Erstabdruck 1554): Paracelsus habe auf wundersame Weise unheilbare Krankheiten (schwerste Wunden, Aussatz, Podagra und Wassersucht) bzw. viele todgeweihte Menschen geheilt (Salzburger Grabmal Hohenheims, Epitaphinschrift)–, beredt contercarierte. Weder die Paracelsicaabdrucke (bekanntlich bestürzend wenige), noch die handschriftliche Paracelsicaüberlieferung der 40er und 50er Jahre weisen darauf hin, daß dann seit den 60er Jahren aufgrund der publizistischen Tätigkeit einer Handvoll Menschen eine stattliche Zahl Paracelsischer und pseudoparacelsischer Schriften von Basel, Straßburg, Frankfurt/M. und Köln aus auf die Druckmärkte gelangen sollte.

Insgesamt gesehen mangelte es nach dem Tode Hohenheims an Vorboten jener Paracelsisch inspirierten Konflikte und Wandlungen, die dann seit den 60er Jahren durch Adam von Bodenstein, Michael Toxites, Gerhard Dorn, Jacques Gohory, Balthasar Flöter,

---

[1] Analecta (1994): mit einer „Bibliographie zum frühneuzeitlichen Paracelsismus", S. 557-564.

Alexander von Suchten, Petrus Severinus, Leonhard Thurneisser oder Johann Huser ausgelöst und durch deren Kontrahenten, allen voran durch Thomas Erastus, verschärft worden sind, – eben jene Sturmvögel des europäischen Paracelsismus und Antiparacelsismus, die in maßgeblicher Weise dazu beitragen sollten, daß Paracelsus seit der zweiten Hälfte des 16. Jahrhunderts zu einer Leit- und Kultgestalt der frühneuzeitlichen Medicina Hermetica und des „Platonisch-hermetischen Christentums" aufstieg, im Prachtgewande eines teutschen Hermes Trismegistus oder im verschwefelten Flickenkleid eines Teufelsbündners und Helfers Satans einherschritt und trotz aller aufklärerischen Einsprüche schließlich seit dem 19. Jahrhundert in die kleinen „Ehrentempel" für große „Klassiker" der Medizin und Naturphilosophie, in „Heldensäle" für „große Schwaben", „große Schweizer" und „große Deutsche" Einzug hielt, und natürlich auch im Pantheon für die „Großen der Weltgeschichte" einen Platz fand.

Vielleicht allein schon aufgrund der Tatsache, daß der Name Hohenheims vom Aschenregen der Zeit zunächst ausgelöscht zu werden drohte, können Leben und Werk eines Mannes Aufmerksamkeit beanspruchen, der während eben dieser heiklen Jahre im Zenit seines fachschriftstellerischen Schaffens und seiner ärztlichen Praxis stand und unter Naturkündigern des 17. Jahrhunderts den Ruf eines „secretary" Hohenheims genoß[2], den dann ältere Medizinhistoriker einen „paracelsischen Charlatan" nannten[3], aber auch etliche jüngere Historiographen in beiläufigen Bemerkungen umstandslos unter die frühen „Paracelsisten" reihten[4]: Bartholomäus Carrichter.

Im 18. Jahrhundert wurde von einem Carrichteriana-Herausgeber bedauert, daß er angesichts des „tieffen Stillschweigens" frühneuzeitlicher Biographen über Carrichters Lebensgang fast nichts mitteilen könne[5]. Diese Dunkelheit um Carrichter hat sich im 19.

---

[2] Johann Brün, Mitteilung an S. Hartlib (1648), notiert in Hartlibs „Ephemeriden", zitiert von Wilkinson (1968), S. 68.

[3] Wunderlich (1859), S. 95; als „Paracelsist" erscheint Carrichter z. B. auch bei Sprengel (1827), S. 511; Friedländer (1839), S. 300.

[4] Hirsch (1876), S. 27; Kiesewetter (1891), S. 106; Sudhoff (1893), S. 404; Sudhoff (1932), Nr. 64 f.; Allendy (1987), S. 191; Eis (1957), S. 158; Pagel, Brief an R. S. Wilkinson (1968), zit. von Wilkinson (1968), S. 68; Wilkinson (1968), S. 64; Peuckert (1973), S. 355; Evans (1973), S. 222; Tillmann (1988), S. 157, 163; Daum (1989), S. 71.

[5] Anonymus, Vorrede, in: Carrichter (1739: Werkverz. Nr. IX/9).

und 20. Jahrhundert nicht gelichtet, denn auch neuere Historiographen wissen wenig mehr zu berichten, als daß Carrichter am Wiener Hofe in kaiserlichen Diensten gestanden und einige Fachschriften medizinisch-therapeutischen Inhalts hinterlassen habe.

In Wirklichkeit nun ist Carrichter keineswegs eine so „schwer faßbare" Gestalt, wie dies angesichts durchweg wortkarger und inhaltlich schütterer Nachrichten über diesen deutschen Fachschriftsteller beklagt worden ist[6]: Vielmehr läßt sich feststellen, daß Carrichter um 1510 in Rekingen, einem Flecken im Schweizer Kanton Aargau, geboren worden ist, späterhin Lateinkenntnisse erwarb, aber kein akademisches Medizinstudium absolvierte, sondern vermutlich eine wundärztliche Ausbildung genoß, und dann viele Jahre am Oberrhein im Raum Basel/Hagenau/Straßburg ärztlich praktizierte[7].

Im Januar 1551 befand sich Carrichter auf Reisen, die ihn nach Gräz (Posen) und Breslau (Schlesien) führten[8]. Spätestens seit 1556 lebte er dann hauptsächlich in Wien, und zwar nicht – wie allerorten behauptet wird – als „Leibarzt" („maiestatis personae medicus") der Kaiser Ferdinand I. (1556/64) und Maximilian II. (1564/76), sondern als ‚Hofarzt' bzw. „Hofgesindearzt" („medicus aulicus actualis"), der Mitglieder der kaiserlichen Familie und Angehörige des Hofstaats behandelte[9], – ein Unterschied übrigens, der sich in einem geringeren Honorar für den „Hofdoctor" Carrichter als für einen „Leibdoctor"[10] oder beispielsweise in der Tatsache niederschlug, daß Carrichter anläßlich des Augsburger Reichstages 1566 im Gefolge Kaiser Maximilians mit vier Pferden, die kaiserlichen „Leibdoctores" wie Johann Crato von Kraftheim hingegen mit fünf oder mehr Pferden in die Stadt einritten[11].

Anzunehmen sind mit dem Hofdienst verbundene Reisen. Jedenfalls hielt sich Carrichter auf Bitte von Kurfürst August zur ärztlichen Behandlung der Herzogin Katharina (gest. 1561) und von

---

[6] Müller-Jahncke (1985), S. 172; schon Peuckert (1967, S. 409) bemängelte das Fehlen von Untersuchungen über Carrichter. – W. Pagel über Carrichter (Brief an R. S. Wilkinson, 1967, zit. von Wilkinson, 1968, S. 68): „the most elusive of the Paracelsians".

[7] Walther (1987), S. 7-11 (mit Nachweisen).

[8] Datierungen Carrichters in seinem Traktat „Von der Heilung zauberischer Schäden" (Werkverz. Nr. I).

[9] Vgl. Walther (1987), S. 11-13 (mit archivalischen Nachweisen).

[10] Senfelder (1918), S. 233.

[11] Mameranus (1566), unpag.

anderen Angehörigen der kurfürstlichen Familie mehrmals in Sachsen auf (1556, Torgau 1561, Burg Stolpen 1564)[12]. Wahl und Krönung Maximilians zum Römisch-deutschen König führten Carrichter im November 1562 nach Frankfurt/M.[13], 1563 befand er sich in Augsburg und Wien[14], 1566 führte ihn dann der Reichstag wieder nach Augsburg[15].

Spätestens 1551 konnte Carrichter den Wiener Wundarzt Ulrich Beck (vgl. Werkverz. Nr. I), dann (spätestens wohl seit 1562) den Paracelsisten M. Toxites[16], ferner den erfolgreichen Dioskurides-kommentator P. A. Mattioli (spätestens 1563[17]) und (spätestens seit 1564) den englischen Gelehrten John Dee (Werkverz. Nr. XI[18]) zu seinen Bekannten und Freunden zählen. Indes war sein Freundes- und Bekanntenkreis mit ziemlicher Sicherheit weitaus umfänglicher als dies derzeit kenntlich ist.

1565 heiratete Carrichter in Wien Judith Wallner[19]. Zwei Jahre später dann, am 2. November 1567, ereilte Carrichter in Wien der Tod[20].

---

[12] Vgl. von Weber (1868), S. 10 f., 33; Walther (1987), S. 14-16.

[13] Anonymus, Vorrede, in: Carrichter (1739: Werkverz. Nr. IX/9), § 2 (Quelle: A. und N. Heyden, Verzeichnis der Krönungsteilnehmer, Frankfurt 1563).

[14] Datierungen Carrichters in seinem „Liber judiciorum urinarum" (Werkverz. Nr. VII).

[15] Mameranus (1566), unpag.

[16] Toxites, Vorrede (1574), in: Carrichter, ed. Toxites (1575: Werkverz. Nr. II/3), S. [a3v]: Hinweis auf Begegnungen und „freundschafft" mit Carrichter. – Zu vermuten steht eine Begegnung Carrichters mit Toxites während der Wahl und Krönung Maximilians zum Römisch-deutschen König Ende November 1562 in Frankfurt/M., denn Toxites wurde von A. und N. Heyden („De electione [...] Maximiliani II", Frankfurt 1562) zu den in Frankfurt bei der Wahl Anwesenden gezählt; vgl. Amerbachkorrespondenz, ed. Jenny (1967), S. 206.

[17] Gessner, Brief an J. Crato von Kraftheim (Zürich, 1. August 1563), ed. Helmich (1938), S. 34: Carrichter als botanischer Informant Mattiolis.

[18] Da Dee seit Ende 1561 den Kontinent bereiste, sich Maximilian II. näherte und im September 1563 in Bratislava/Pozsony/Preßburg (wohl zur Teilnahme an der Krönung Maximilians zum König von Ungarn am 8. September 1563) aufhielt (so Dee, Vorwort an Maximilian [Antwerpen, 29. Januar 1564] in: Monas hieroglyphica, 1659 [Ed. princeps: Antwerpen 1564], S. 178), wurde behauptet, Dee habe mit Carrichter über „medical, occult, and alchemical matters" Gespräche geführt (Clulee, 1988, S. 124); indes sind Ort, Zeit und Inhalt dieser Gespräche unzureichend dokumentiert.

[19] Nachmals Gemahlin des G. Sernus, begraben am 17. Januar 1600 in Wien; vgl. Senfelder (1918), S. 233.

[20] Senfelder (1918), S. 233, Anm. 2. – Das Todesjahr 1574 (so z. B. Evans, 1973, S. 222) ist unzutreffend. Ebenso die Angabe (Siegel, 1930, S. 77), Crato habe 1570 während seines Aufenthalts anläßlich des Reichstages in Speyer „wahrscheinlich bei seinem früheren Kollegen" Carrichter gewohnt.

Carrichter scheint ein gesuchter Arzt gewesen zu sein und zählte Angehörige aus allen Bevölkerungsschichten, „junge Bauern" und „arme Weiber", Landsknechte und Bürger ebenso zu seinen Patienten wie Bischöfe, Grafen oder Kaiser[21]. Er wurde von Kurfürst August gerufen, und Augusts Gemahlin Anna, eine tüchtige Laienpharmazeutin, war von seinen ärztlichen Fähigkeiten dermaßen beeindruckt, daß sie einen fachlichen Austausch Carrichters mit der einst wohl angesehensten Adelsmedizinerin des 16. Jahrhunderts, mit der Gräfin Dorothea von Mansfeld, herbeizuführen wünschte[22]. Auch Johann von Neumark (Küstrin) suchte 1561 seinen Rat[23].

Wertgeschätzt wurde der Arzt Carrichter indes nicht nur von medizinischen Laien, sondern auch von akademisch-gelehrten Ärzten; er genoß unter Schulmedizinern „ansehen vnd autoritet" und wurde, so versicherte ein Augenzeuge, von vielen ratsuchenden „Doctores" aufgesucht[24], so daß es vor diesem Hintergrund nicht weiter überrascht, daß K. Gessner die Information, Carrichter habe Pietro Andrea Mattioli über hundert (im *Kräuterbuch* Mattiolis unerwähnte) Pflanzen gezeigt[25], 1563 wohl für durchaus glaubhaft hielt, oder ein Brief Carrichters an John Dee in London (Werkverz. Nr. XI) hauptsächlich medizinische Ratschläge enthält.

Daß in Carrichter jedenfalls ein kantiger und durchaus umstrittener Arzt begegnet, verdeutlicht eine ansehnliche Gegnerschaft, an ihrer Spitze der kaiserliche Leibarzt J. Crato von Kraftheim, ein princeps medicorum seiner Zeit. Angehörige der medizinischen Fakultät der Universität Wien nannten Carrichter abschätzig einen „empiricus" (einen Mediziner von fachlich zweifelhaftem Rang) und beschuldigten ihn der unerlaubten Behandlung von Hofbediensteten (1559/60)[26]; wieder andere, insbesondere Hofärzte, waren ihm dermaßen „faind", daß sie – wie Maximilian 1564 schrieb – Carrichter vor Feindschaft „nit ansehen" konnten[27]. Und nach-

[21] Aufschlüsse gewähren insbesondere die Patientennennungen in der „Practica" (Werkverz. Nr. II) und im „Liber judiciorum urinarum" (Werkverz. Nr. VII).

[22] Weber (1865), S. 426. – Beziehungen zwischen Carrichter und Dorothea von Mansfeld bleiben unerwähnt bei Wendland (1969) und Assion (1971).

[23] Walther (1987), S. 14 f.

[24] Toxites, Vorrede (1574), in: Carrichter, ed. Toxites (1575: Werkverz. Nr. II/3), S. [a2v].

[25] Gessner, Brief an J. Crato von Kraftheim (Zürich, 1. August 1563), ed. Helmich (1938), S. 34.

[26] Acta, ed. Senfelder (1908), S. 11-19; S. 12: „empiricus".

[27] Maximilian, Brief an Albrecht von Bayern (Wien, 6. Juli 1564), zit. von Bibl

dem es dann Carrichter entgegen seiner kühnen Versprechen[28] mißlungen war, dem Tod Kaiser Ferdinands zu wehren (1564), häuften sich die abschätzigen Urteile über seine Heilkunst, – wurde „Doctor Baccus" (so lautete Carrichters Spitzname in Wien) von Crato von Kraftheim und anderen Zeitgenossen nun noch häufiger in das Licht eines windigen Mannes von „großer Vermessenheit" (Maximilian an Albrecht V. von Bayern, 1564) und eines lügenhaft-pseudogelehrten Fachschriftstellers (so Crato, 1564) getaucht[29]. Die Mitteilung des Toxites, „etliche medici" hätten Carrichter „verachtet"[30], erwuchs aus diesem Befund.

Eine Musterung der frühneuzeitlichen Carrichteriana-Überlieferung in Handschriften und im Druck ergibt, daß von Carrichter über fünf teilweise recht umfangreiche Schriften humanmedizinisch-therapeutischen Inhalts greifbar sind (s. Werkverzeichnis). Einige Hinweise auf weitere (noch unermittelte bzw. verschollene) Werke bietet folgendes Verzeichnis (16. Jh.)[31]:

[Bl. 1r] Verzeichnüs aller bücher, so der Herr Bartholomaeus Karrichter oder Kreütel Doctor geschrieben.

[1] Das die medicina Graecorum et Arabum falsch sey vnnd ohn grundt.

[2] Ein buch durch die gantze Fygur aller glieder des menschen innerlicher vnnd eußerlicher substantz, Natur vnd Form, all ihr officia vnnd ämpter, wie viel, wie hoch, mit welchem gliedt, wie das ßelbige genaturt sey, wie ihr zue zusammenkunfft, in was gestalt ein iedes gemeinschafft mit dem Andern hat, die farben der selbe fur sich selbst vnnd mit einander, wie hoch ein iedes in seinem grad sey.

Auch so kombt zue diesem Buch der Artzney noch drey bucher, Als

(1916), S. 2; vgl. Bibl (1929), S. 117.

28 Maximilian, ebd.: Carrichter „promittiert aureas montes"; vgl. Bibl (1929), S. 117.

29 Von Carrichters „grose[r] vermesnhat" sprach Maximilian, Brief an Albrecht von Bayern (Wien, 6. Juli 1564), ed. Bibl (1916), S. 1; vgl. Walther (1987), S. 20-22 (mit Einzelnachweisen).

30 Toxites, Vorrede (1577), in: Carrichter, ed. Toxites (1577: Werkverz. Nr. III/2), S. A 4r.

31 Paris, Bibliothèque Nationale, Cod. allem. 230, Bl. 1r-v. – Angestrebt wurde eine möglichst „diplomatisch" – zeichengetreue Textwiedergabe, doch wurde das „et" – Zeichen als „et" wiedergegeben und die Interpungierung in engster Anlehnung an die Vorlage geregelt. Zusätze des Herausgebers erscheinen in eckigen Klammern.

[3] Libellus de triplici anima iuxta tres motus oder drey bewegnuß der Harmoniae, simpathiae vnnd Antipathiae.
[4] Item das Buch vonn der Astrologia vnd seinen Judicio.
[5] Item das Buch von der Signatur trium principiorum.
[6] Item das Buch der Comparation principiorum et Elementorum.
[7] Item Ein buchlin von Änderung der krafften vnd Natur [Bl. 1v] der kreuter, Beum, studen[a], so in vngelegner vnd gelegner Zeit colligirt werdenn.
[8] Item von den dreyen Materien in einer ieden triplicitet, welcher vier sein, welchs Johann Stümner geschrieben.
[9] Item libellus de primo et tertio motu.
[10] Darnach den folgen wird ein kleinen tractätlein.
[11] Item Ein zümliches Buch der Harmonijs, Sympathijs et Antipathijs.
Er [Carrichter] hat auch geschrieben [12] ein buch de Tartaro, Calculo et calce vrenti.
[13] Büecher de Microcosmo.
[14] De collectione simplicium.
[15] Buech von der Vereinigung der Himlischen geister mit den innerlichen gliedern des menschenn.
[16] De correctione omnium simplicium.

Keines der in diesem frühneuzeitlichen Verzeichnis genannten Werke, auch keines der Hauptwerke Carrichters: eine wundärztlich akzentuierte *Practica* (Werkverz. Nr. II), ein astromedizinisches *Kräuterbuch* (Werkverz. Nr. III), ein Buch *Von der Harmonie, Sympathie und Antipathie der Kräuter* (Werkverz. Nr. V) und ein Traktat *Von der Heilung zauberischer Schäden* (Werkverz. Nr. I), gelangte zu Lebzeiten des Verfassers in Druck.

Seit dem Jahre 1575 bis in das 18. Jahrhundert erlebten Carrichters Schriften dann aber zahlreiche Abdrucke: Sie behaupteten sich nun als Unterrichtswerke weniger für den akademisch-gelehrten Mediziner als für den „gemeinen Mann" und wurden immer wieder in der medizinisch-pharmazeutischen Practicaliteratur zitiert, beispielsweise von Ph. Schopf (1583)[32], W. Hildebrand[33], Johann

---

[a] studen] stnnden Hs.
[32] Schopf (1583), S. 26.
[33] Hildebrand (1611?), Buch 1, S. 52v: Zitate aus der „Practica", und zwar Texte,

Schröder[34], Ch. Schorer (1666)[35], W. H. von Hohberg[36], J. H. Jungken[37], Ch. Hellwig[38], Ph. Frauendorffer (1699)[39] und Ch. F. Paullini[40], im 18. Jahrhundert dann von V. Kräutermann[41] oder J. D. Mohr (1797)[42]. Aufgrund des Traktats zur Maleficiumbekämpfung (Werkverz. Nr. I) hinterließen die Carrichteriana insbesondere in der deutschen Medizinliteratur sympathetisch-magischen Inhalts eine auffällig breite Spur[43]. Frühneuzeitliche Übersetzungen (Werkverz. Nr. I/15-17, III/7), aber auch Äußerungen von Mitgliedern des Samuel-Hartlib-Kreises aus den Jahren 1648/51 (William Hamilton, J. Brün)[44] oder des Chemiaters J. Malbec de Tresfel[45] verdeutlichen, daß Carrichters Resonanzgeschichte über das deutsche Sprachgebiet ausgriff.

An Carrichters Werk erinnerten auch manche Paracelsisten, zunächst Petrus Severinus (1571)[46], besonders nachdrücklich dann O.

---

die auch Carrichters „Von der Heilung zauberischer Schäden" bietet. – Liechtenberg, ed. Hildebrand (1631), S. 215 – 232: „Extrakt" aus Carrichters „Practica der Fürnembsten Secreten" (hauptsächlich „Von der Heilung zauberischer Schäden" – Texte). – Beide Werke Hildebrands wurden bis in das 18. Jh. häufiger gedruckt.

34 J. Schröder, Pharmacopoeia medico-chymica (1641), ein oft gedrucktes und von F. Hoffmann (17. Jh.) kommentiertes Werk: Carrichter gilt als Autorität für die Heilung „zauberischer" Krankheiten; vgl. Walther (1987), S. 58 f.

35 Ch. Schorer, Medicina peregrinantium (1666): hier Zitat von „natürlichen Mitteln" Carrichters gegen Zauberei; vgl. Braun (1926), S. 289, 292.

36 W. H. von Hohberg, Georgica curiosa (1682 u. ö.); vgl. Brunner (1949), S. 279.

37 J. H. Jungken, Vernünftiger [...] Leib-Artzt (1699), S. 671 f.: Zitat aus „Von der Heilung zauberischer Schäden"; vgl. Walther (1987), S. 60.

38 Hellwig (1715), S. 9.

39 Fraundorffer (1699), Nr. 592, S. 336 f.: „Unguentum contra veneficia decantatissimum".

40 Paulini (1734), Tl. 1, S. 425, Tl. 2, S. 257: Referat von Praktiken aus Carrichters „Von der Heilung zauberischer Schäden". – Von Paullinis Werk erschienen seit 1696 bis in das 18. Jh. mehrere Ausgaben.

41 Kräutermann (1730), S. 87: „Hiervon schreibet Carrichterus in herbario".

42 Johann Daniel Mohr, Oekonomisches Handbuch für alle Menschen (1797): Texte aus „Von der Heilung zauberischer Schäden"; vgl. Möller (1968), S. 499.

43 Ausweislich der Überlieferung (Werkverz. Nr. I) und Zitate war „Von der Heilung zauberischer Krankheiten" recht bekannt. Seine beachtliche Verbreitung im medizinischen Schrifttum für den „gemeinen Mann" stützt jedoch nicht die Feststellung (Peuckert, 1956, S. 474), der Traktat habe „in der landläufigen [!] Zauberei [!] des Volkes [!] eine große Rolle gespielt".

44 Vgl. Wilkinson (1968), S. 64, 68.

45 Jean Malbec de Tresfel, Abrégé de la théorie et des [...] principes de l'art appellé chymie (Paris 1671); vgl. Thorndike (1958), S. 368.

46 P. Severinus, Idea medicinae philosophicae, fundamenta continens totius doctrinae Paracelsicae, Hippocraticae, et Galenicae (1571); vgl. Severinus, ed. Skov/Bastholm (1979), S. 273: der „bekendte Bartholomaeus Charicterius".

Crollius (1609), der vor vielen anderen Fachschriftstellern gerade in Carrichter eine seiner wenigen Autoritäten für die Signaturenlehre (neben Paracelsus und G. della Porta)[47], für eine Simplizienmedizin[48] und für astromedizinische Heilpraktiken[49] anerkannte, oder J. B. van Helmont[50], und es versteht sich, daß Carrichter auch von weiteren Autoren des 17. Jahrhunderts zu den Autoritäten für die Signaturenlehre (G. Ph. Harsdörffer[51]) und für „magische Curen" (A. von Franckenberg[52]) gezählt worden ist.

Ein anhaltendes Interesse an seinem Werk bekunden schließlich vereinzelte Stimmen, die noch in der zweiten Hälfte des 17. Jahrhunderts rügten, daß „offentliche Welt-diebe", nämlich die Besitzer handschriftlicher Carrichteriana, einem Abdruck dieser Texte „mutwillig" wehrten[53].

Carrichters Werk rief Kommentatoren auf den Plan, unter ihnen den Urheber einer *Clavis* zum *Kräuter- und Arzneibuch* (Werkverz. Nr. XIII), aber auch Elias Kretschmaier[54], einen schlesischen Autor astronomisch-astrologischer Fachschriften, und den Carrichterherausgeber J. H. Cardilucius (Werkverz. Nr. IV/4, V, X/1). 1608 konnte man sogar von einer Art Ärzteschule sprechen, die meinte, mit ihrer „Medicina Karrichteriana" (der auf pflanzliche Simplicien gegründeten Astromedizin Carrichters) bessere Heilerfolge als die „Galenische Schul" zu erzielen[55].

---

47 Crollius (1623), S. 10: „Vnd wolte Gott/ es käme deß Carrichters als eins der Gewächs vberauß erfahrnen Manns lang erwünschtes Buch/ von den Signaturn der Dinge/ in welchem er die Irrdische Sterne der Kräuter mit den Sternen deß Firmaments wunderbarlich vnnd Harmonischer Weise vergleicht/ dermal eins an Tag. Damit männiglich derselbigen köndte geniesen".

48 Crollius (1623), S. 7.

49 Crollius (1623), S. 29, 31, 38.

50 Van Helmont (1683), S. 991: „Karichter" gilt als rühmlicher Urheber der ersten ärztlichen Monographie zur Heilung von „bezauberten".

51 So G. Ph. Harsdörffer im „Trincirbuch" (1665) in einer „Lobrede des Geschmacks"; vgl. Krebs (1986), S. 22.

52 von Franckenberg, Raphael, ed. Schneider (1924), Bl. 61.

53 Anonymus, Vorrede (1667), in: Hollandus (1667): „das meiste [an Schriften] deß teuren Carrichters missen wir noch". – Cardilucius (Vorrede an Leser, in: ders. [1670]: Werkverzeichnis Nr. X/1) sprach von „vielfältigen Nachfragen anderer Nationen nach seinen [Carrichters] noch unpublicirten Tractaten".

54 E. Kretschmair/Kretschmar, Brief an Cyprian Kinner, o. O. o. J. (Auszug), Beilage D zu: C. Kinner, Brief an S. Hartlib (19. Oktober 1648), in: Sheffield, University Library, Hartlib Papers, 1/33/67A-72B: Laut seiner brieflichen Mitteilung an Kinner verfaßte Kretschmair seinen (1633 in Friedland/Niederschlesien verbrannten) Carrichterkommentar im Jahr 1626.

55 Figulus, Vorrede (3. Mai 1608), in: Carrichter, ed. Figulus (1608: Werkverz. Nr.

Manche Rezipienten erblickten in Carrichter ein „magnum et incomparabile ornamentum Germaniae“[56], und mehr noch: erhoben ihn zum „Teutschen Hippocrates“, der alle deutschen „Wundermänner“ (Paracelsus, Hollandus, Trithemius, J. B. van Helmont, J. Crato von Kraftheim, J. Hartmann, D. Sennert, K. Gessner, Basilius Valentinus) an Kräuterkenntnissen weit übertreffe[57]. Kritische Stimmen, etwa die Bedenken eines Abdias Trew (1663)[58], fanden wohl nur geringen Widerhall.

Angesichts dieses barocken Carrichterkults ließen denn auch geschäftserpichte Buchpiraten nicht auf sich warten: Hieronymus Bocks *Speisekammer der Deutschen* (Werkverz. Nr. XIV)[59] und das Kräuterbuch *Horn des Heils* (Werkverz. Nr. XII)[60] wurden unter dem Namen Carrichters verkauft und fortan von arglosen Historiographen trotz gelegentlichen Einspruchs bis heute zu den Carrichteriana gezählt[61].

Fragt man nun nach Carrichters Stellung im Wegestreit der frühneuzeitlichen Medizin, so deuten zunächst manche Umstände auf einen Paracelsisten. Immerhin genoß Carrichter Gunst, Vertrauen und Wertschätzung des sächsischen Kurfürsten August I., eines Landesherren, der im Zuge seiner Pflege alchemomedizinischer Neigungen auch mit manchen Paracelsisten Verbindungen unterhielt, unter ihnen Johann Albert (Wimpinaeus), Georg Forberger, Leonhard Thurneisser und M. Toxites[62]. – Ferner zählte Carrichter zu den persönlichen Bekannten des Toxites, eines führenden Para-

XIII), S. G 5f.

56 Cardilucius, Zuschrift an J. Ch. von Boineburg, in: ders. (1670: Werkverz. Nr. X/1). Siehe z. B. auch ders., Vorrede, in: Minderer, ed. Cardilucius (1679): auf medizinischem Gebiet „soll der noch gebohren werden/ der [...] Paracelsum und unsern [der Deutschen] grossen Carrichter übertrifft“.

57 Cardilucius, Vorrede an Leser, in: ders. (1673).

58 Vgl. Thorndike (1958), S. 318.

59 Vgl. Walther (1988). – Carrichters Urheberschaft bestritt schon J. Brün; vgl. S. Hartlib, Ephemeriden (1650), zit. von Wilkinson (1968), S. 68. Die Verfasserschaft Bocks erkannte bereits Cardilucius (s. Werkverz. Nr. X/1).

60 Die Zuschreibung des „Horns“ an Carrichter wies schon Cardilucius (zugunsten von Aegidius Gutmann) zurück; vgl. Cardilucius, Vorrede, in: ders., Stadt- und Landapotheke, Bd. 1 (1677: Werkverz. Nr. X/2) bzw. Vorrede, in: Stadt- und Landapotheke, Bd. 2 (erneute Ausgabe 1684).

61 Siehe z. B. Eis (1957); Heilmann (1973), S. 34; Daems (1981), S. 184; Müller-Jahncke (1985), S. 88, 173; Tillmann (1988), S. 162-164; Daum (1989), S. 71.

62 Vgl. die Hinweise von Weber (1865), S. 273-290, 318; Zaunick (1943); ders. (1977). – Eine einläßliche Studie zum Paracelsismus Augusts fehlt.

celsisten[63], der unter Pochen auf seine Begegnungen und „freundschafft" mit Carrichter 1574 versicherte, Carrichter habe seinen medizinischen „anfang" und seine ärztliche „erfarenheit" dem Paracelsus verdankt (allerdings im selben Federzuge festhielt, Carrichter habe im Doktrinenmaquis der frühneuzeitlichen Medizin einen von Paracelsus „sunderen" Weg genommen[64]). – Nicht zuletzt zwingt der Umstand, daß der kaiserliche Leibarzt J. Crato von Kraftheim, ein Paracelsistenfeind von Rang[65], zu seinen erklärten Feinden gehörte, und einige entschiedene Paracelsisten seine Texte tradierten (K. Widemann[66]) oder den Erstdruck seiner Hauptwerke besorgten (M. Toxites[67], B. Figulus[68]), zu der Annahme, daß Carrichter abseits schulmedizinischer Heerstraßen einherzog und sich ins (noch unformierte) Paracelsistenlager geschlagen hat.

Carrichters Schriften bieten zwar gelegentliche Angriffe auf ungenannte „Galenisten", „Avicennisten" und „Hippokratiker", wie sie auch von Paracelsus und Paracelsisten allerorten vorgetragen worden sind. Indes stehen diese Attacken bei Carrichter in Diensten einer nichtparacelsischen Pflanzenheilkunde, und stößt man unter den spärlichen Autoritätennennungen auf die Namen von H. Bock und P. A. Mattioli, nicht aber auf den Namen Hohenheims oder erklärter Paracelsisten.

Bekanntlich spielte im ärztlichen Denken und Handeln frühneuzeitlicher Paracelsisten eine vorab auf mineralische Substanzen gegründete Alchemia medica eine zentrale Rolle. Carrichter aber nahm in durchaus zeitgemäßer Frontstellung gegen bestimmte Aspekte der arabistisch-scholastischen Pharmakotherapie Teil am humanistisch inspirierten Aufschwung einer von O. Brunfels, L. Fuchs, H. Bock oder P. A. Mattioli (und nicht von Paracelsus) re-

---

[63] Zu Toxites siehe zuletzt Telle (1991); Kühlmann (1995).

[64] Toxites, Vorrede (1574), in: Carrichter, ed. Toxites (1575: Werkverz. Nr. II/3), S. [a3v].

[65] Cratos Antiparacelsismus verraten vor allem seine (in keiner historisch-kritischen Ausgabe verfügbaren) Briefe (auf ein Beispiel dafür wies Gunnoe, 1994, S. 141 f.) und seine Vorrede zu seiner Montanus-Ausgabe 1562 (vgl. Gilly, 1994, S. 431 f.) oder zur „Methodus" Galens (1563). Cratos Stellung zum Paracelsismus harrt einer einläßlichen Untersuchung.

[66] Werkverz. Nr. I/1, I/2. – Zu Widemann vgl. zuletzt Paulus (1994), S. 335-339; Gilly (1994), S. 106-117.

[67] Werkverz. Nr. II/3, III/4.

[68] Werkverz. Nr. I/3. – Zu Figulus vgl. zuletzt Paulus (1994), S. 352-354; Gilly (1994), S. 93-105.

präsentierten Richtung der Arzneipflanzenkunde, die häufig von dem Gedanken beflügelt worden ist, daß man gewisse Krankheiten weitaus wirksamer mit einheimischen „Simplicien" bekämpfen könne als mit transmarin-landfremden Drogen und arabistischen Composita: wachse doch gegen jede Krankheit am Ort ihres Auftretens auch ein Kraut, und zwar das therapeutisch wirksamste. Spezifisch Paracelsische Züge besitzen diese pharmakobotanischen Lehren der Carrichterschen Medizin nicht und auch in der Sicht seines paracelsistischen Zeitgenossen M. Toxites boten sich in Carrichters „Curationen" keine Resultate Paracelsischer Doktrinen, sondern eine hauptsächlich auf „Wurtzen/ Samen/ Kreüttern/ Plumen/ vnnd andern einfachen stucken" gegründete, „in lang hergebrachter gewonheit" beim „gemeinen Mann" und „hohen leuthen" erprobte und von „Erfarenheit" gesättigte Medizin der „schlechten dinge", mit der medizinische Laien „offtmals" große therapeutische Erfolge über „alle [professionell-akademischen] Artzet" erzielt hätten[69]. Selbst eine pharmazeutische Hauptforderung Hohenheims, nämlich durch alchemische Verfahren das „Unreine" vom „Reinen" zu scheiden, die „Schlacken von der Artznei zu tun", fand in der Arzneimittellehre Carrichters keinen markanten Niederschlag. Insgesamt gesehen stellt sich die zeitgenössische Rede von Carrichter dem „Kreutteldoctor"[70] als durchaus realitätshaltig heraus.

Ferner kann kein Zweifel sein, daß Carrichter astromedizinischen Konzepten anhing: Er bot im *Kreutterbuch* (Werkverz. Nr. III) Informationen über die „zeichen Zodiaci" und „gradus" der Pflanzen und wollte insbesondere die Arzneipflanzen unter Beachtung von „stett/ zeit/ vnd himlischen influentzen" gesammelt wissen, – erfüllte sich also seine „Astronomi" hauptsächlich in einer praxisbetonten Applikation der traditionellen Tagwählerei-Doktrin. Astromedizinische Anleihen Carrichters bei Paracelsus schlösse dies nicht aus, zielten doch die rabiaten Attacken Hohenheims wider die aristotelisch-galenistische Medizin häufig auf den (im übrigen unzutreffenden) Umstand, daß man in der ärztlichen Theorie und

---

69 Toxites, Vorrede (1574), in: Carrichter, ed. Toxites (1575: Werkverz. Nr. II/3), S. [a2v] f.

70 So (durchaus nicht in pejorativem Sinne) Kurfürst August von Sachsen, Brief an Erzherzog Maximilian (6. Februar 1556), zit. von Weber (1868), S. 10 f.; so dann auch Toxites, Vorrede (1577), in: Carrichter, ed. Toxites (1577: Werkverz. Nr. III/4), S. A 4v.

Praxis „einen grund der Artzney" ignoriere, nämlich die „astronomey".

Bekanntlich hatte Paracelsus das Gebäude seiner „Medicina nova" auf vier Säulen errichtet, von denen eine „Astronomia" hieß, und eine astroalchemische Arzneimittellehre vertreten. Zum anderen wurden schon früh zwischen einer Paracelsischen „Signatura-rerum-Kunst" für Phytotherapeuten und Carrichters Astromedizin im *Kreutterbuch* ohne viel Federlesens innere Bezüge suggeriert, habe doch Carrichter im *Kreutterbuch* nicht allein über „die signa Zodiaci, vnd die gradus/ vnder welchem eines jedes kraut begriffen", sondern auch über „die zeit vnd tag/ wie vnd wann [die Kräuter] zu coligiern/ wie sie zu praepariern/ vnd in vsu vndereinander vermischt werden sollen", hinlänglich informiert, so daß der Paracelsist Toxites mit Blick auf die Absenz thematisch einschlägiger Paracelsiscaabdrucke ärztlichen Anhängern der „Signatura-rerum-Kunst" empfahl, sich bis zum Erscheinen einer Vollfassung des (thematisch einschlägigen) *Herbarium* Hohenheims mit Carrichters *Kreutterbuch* (oder auch mit dem *Horn des Heils*, einem astromedizinischen Kräuterbuch eines „Philomusus Anonymos") zu behelfen[71]. Erwartungswidrig ergab sich jedoch aus unseren Vergleichen einschlägiger Paracelsica mit astromedizinischen Texten Carrichters für die Vermutung, Carrichter habe vielleicht seinen astromedizinischen Doktrinenhaushalt mit spezifisch Paracelsischen Lehren gespeist, kein fester Anhalt.

Der selbe Befund ergab sich aus einer Musterung des Buchs *Von der Harmonie, Sympathie und Antipathie der Kräuter* (Werkverz. Nr. V), und schließlich scheint auch Carrichters wirkmächtigste Schrift, *Von der Heilung zauberischer Schäden* (Werkverz. Nr. I), gänzlich unabhängig von Paracelsischen Darlegungen zur Maleficium-Bekämpfung bzw. zur Heilung „übernatürlicher" Krankheiten entstanden zu sein.

Zusammenfassend bleibt festzustellen, daß die frühneuzeitliche Behauptung, Carrichter sei ein Hohenheimscher „secretary" gewesen, aus dem paracelsistischen Legendenarsenal stammt, sich aber auch die neuere Vermutung, Carrichter sei vielleicht zu den persönlichen Bekannten Hohenheims zu zählen[72], nicht erhärten ließ.

---

[71] Toxites, Vorrede (1576), in: Philomusus, ed. Toxites (1576), S. a2.

[72] W. Pagel über Carrichter (Brief an R. S. Wilkinson, 1967), zit. von Wilkinson, 1968, S. 68: „personal acquaintance with Paracelsus does not seem impossible".

Ferner scheinen der „Medicina Carrichteriana" spezifisch Paracelsische Lehren zu fehlen[73], haben vielmehr unsere Vergleiche gedruckter Carrichteriana mit dem Paracelsischen Textcorpus die Feststellung eines älteren Paracelsicakenners und näheren Bekannten Carrichters, nämlich des M. Toxites, Carrichter habe eine von Paracelsus unabhängige Medizin praktiziert, einen „sunderen [eigenen] weg/ vnd methodum gehapt"[74], vollauf bestätigt. Die Toxitische Nachricht, Carrichter sei ihm, dem überzeugten Paracelsisten Toxites, „von wegen Theophrasti Paracelsi [...] zu zeiten zuwider" gewesen[75] (mit anderen Worten: Carrichter habe wider Paracelsus und Toxites gerichtete medizinisch-pharmazeutische Ansichten vertreten), scheint im Licht der traditionsgebundenen Kräutermedizin Carrichters recht glaubwürdig. Hingegen weist die Toxitische Behauptung, Carrichter habe Hohenheim zwar abgelehnt, trotzdem aber diesem Manne ärztlichen „anfang vnd erfarenheit"[76] verdankt, allenfalls darauf, daß Carrichter am Werk Hohenheims nicht achtlos vorbeiging, nicht aber auf eine Akzeptanz und produktive Assimilation Paracelsischer Lehren; Toxites' Behauptung vom Paracelsisch beeinflußten Carrichter verdient ebenso wenig Vertrauen wie zahlreiche andere frühneuzeitliche Paracelsifizierungsvorgänge und Mystifikationen aus Paracelsistenfedern auch.

Nehmen wir also Abschied von Carrichter dem Paracelsisten: Dieser Abschied fällt nicht schwer, verdankt doch Carrichter seinen Paracelsismus hauptsächlich neueren Historiographen, von denen Carrichter aufgrund beeindruckend weniger und schütterer Indizien umstandslos paracelsifiziert worden ist.

Dieser Abschied von Carrichter dem Paracelsisten fällt umso leichter, als er eine nähere Bekanntschaft mit einem deutschen Schriftsteller stiftet, dessen „sundere methodus" nachdrücklich an Konzeptvielfalt und intrikate Gemengelagen der frühneuzeitlichen

---

[73] Anders Müller-Jahncke (1985), dem zufolge Carrichter in seinen Werken Hohenheims Kosmologie „berücksichtigt" habe (S. 88) und sich in „Von der Harmonie" auf Paracelsus beziehe (S. 173; jeweils ohne Nachweis).

[74] Toxites, Vorrede (1574), in: Carrichter, ed. Toxites (1575: Werkverz. Nr. II/3), S. [a3V].

[75] Toxites, Vorrede (1574), in: Carrichter, ed. Toxites (1575: Werkverz. Nr. II/3), S. [a3V] f.

[76] Toxites, ebd., S. [a3v] f. – So auch ders., Vorrede (1577), in: Carrichter, ed. Toxites (1577: Werkverz. Nr. III/4), S. A 4: Carrichter habe seine fachlichen „fundamenta [...] auß dem Theophrasto Paracelso [...] genommen", sei „aber dauon abgewichen/ vnd [habe] ein sondern methodum in seinem schreiben für genommen".

Medizin und Pharmazie diesseits und jenseits des hier oft beschworenen Paracelsus erinnert.

Julian Paulus

Verzeichnis der Werke Bartholomäus Carrichters

I. *Von der Heilung zauberischer Schäden* (1551)

1. *Von Hailung der Zauberischen Schäden* [...] *Theophrasti Paracelsi.*
Tübingen, Universitätsbibliothek, Jf IX 133 H. – 59 S.[1]
Abschrift Karl Widemanns (1555-1637) aus dem Jahre 1596; Vorlagenvermittler: Hermann Bulder (gest. 1612, Arzt in Diensten des böhmischen Magnaten Peter Wok von Rosenberg). – Mit Datierungen und Widmungsbrief an Ulrich Beck.

2. *Von hailung der Zauberischen schäden. Theophrasti Paracelsi.*
Leiden, Universiteitsbiblioteek, Cod. Voss. chym. Q. 56, Teil I, Bl. 101r-120r.[2]
Um 1600 erfolgte Abschrift. – Die Zuschreibung an Paracelsus erfolgte nachträglich durch Karl Widemann. – Mit Datierungen und Widmungsbrief an Ulrich Beck.

3. *Der Dritte Tractat/ Von Gründlicher Heylung der Zauberischen Schäden vnd Vergifften Ascendenten zustand. Deß Edlen vnd Hochgelehrten H[errn] Doctoris Bartholomaej Karrichters.*
In: Paracelsus, Kleine Wund-Artzney/ [...] Sampt zweyen [...] Tractätlein H[errn] Bartholomaei Karrichters. Hrsg. von Benedictus Figulus. Straßburg: Paul Ledertz 1608 (repr. Nachdruck: Lindau 1982), S. [159]-199.
Editio princeps. Von Figulus dem Wundarzt Georg Teubinger (Zwingenberg / Bergstraße) gewidmet (Straßburg, 4. Mai 1608). – Mit Widmung an Ulrich Beck (Breslau, 16. Januar 1551) und dem Vermerk „Datum Grätz den 3. Januarij/ Anno 1551. Philippus Theophrastus Paracelsus, von Hohenheim“ (S. 196).

[1] Entgegen einer Vermutung Karl Sudhoffs (1899, S. 652) kann der Text nicht nach Vorlage des Leidener Cod. Voss. chym. Q.56 kopiert sein, da diese Handschrift erst nach 1598 entstanden ist.

[2] Zur Hs. vgl. Boeren (1975), S. 226-228; Sudhoff (1899), S. 649–651.

4. *Curationes Doctoris Theophrasti. Vor die Betzauberte Scheden.*
Admont, Stiftsbibliothek, Cod. 855, Bl. 400r-415v.[3]
Abschrift aus dem Jahre 1626. – Die Widmung an Ulrich Beck fehlt.

5. *Von Heilung der Zauberischen schaden, durch Philipp Theophrastum paracelsum.*
Wien, Österreichische Nationalbibliothek, Cod. 11266, Bl. 13r-69r.[4]
Abschrift des 17. Jh.s, vermutlich nach einer Vorlage aus dem Jahre 1589. – Mit dem Widmungsbrief an „Ulrich Beck uon Wienn [...] Datum Preßlau den 16 Januarij Anno 1589. Philippus Theophrastus Paracelsus" (Bl. 14r-17r) und der Datierung „Datum Grätz den 3ten Januarij Anno 1551. Philippus Theophrastus, paracelsus. Von Hohenhaim" (Bl. 69r).

6. *Cura morborum per incantamenta impressorum Philippi Theophrasti D. ab Hahenheim et medicinae Doctor. Von heylung der Zauberischen Schäden.*
Wien, Österreichische Nationalbibliothek, Cod. 11330, Bl. 248r-257v.[5]
Abschrift des 17. Jh.s. – Gekürzte Fassung ohne Datierungen, aber mit Widmung an Ulrich Beck.

7. *Diese Nachfolgende stuckh solle mann allwegen im Vorrath behallten, zu Dr. Karrichters büchern.*
Wien, Österreichische Nationalbibliothek, Cod. 11329*, Bl. 81r-86v.
Auszug aus dem Rezeptteil in einer Aufzeichnung aus der 2. Hälfte des 17. Jh.s.

8. *Von Heylung der Zauberischen Schäden.*
In: Muralt, Johann von: Chirurgische Schrifften, Basel: E. und J. G. König 1691, S. 835-855.
Abdruck nach Vorlage einer Handschrift aus der Bibliothek von Emanuel König.
Expl.: München, Bayerische Staatsbibliothek

9. Gockel, Eberhard: Tractatus Polyhistoricus Magico-Medicus

---

[3] Zur Hs. vgl. Sudhoff (1899), S. 127-131; zum Carrichter-Text ebd. S. 654-656.
[4] Zur Hs. vgl. Tabulae, T. 7 (1873), S. 301; Sudhoff (1899), S. 670-678.
[5] Zur Hs. vgl. Tabulae, T. 7 (1873), S. 309 f.; Sudhoff (1899), S. 656-658.

Curiosus, Oder Ein kurtzer/ mit vielen verwunderlichen Historien untermengter Bericht von dem Beschreyen und Verzaubern/ Auch denen darauß entspringenden Kranckheiten und zauberischen Schäden. Frankfurt am Main und Leipzig: Kroninger und Göbel 1699.
S. 89-103: Abdruck des Rezeptteils; Vorlage: die Ausgabe von J. von Muralt. – S. 108: „Historie" von einer Krankheitsheilung mit Carrichters Mistelsalbe.
Expl.: Erlangen, Universitätsbibliothek

10. Dasselbe. Erneute Ausgabe: Frankfurt am Main und Leipzig: Johann Martin Hagen 1717.
S. 100-119: Abdruck des Rezeptteils.
Expl.: Stuttgart, Württembergische Landesbibliothek

11. *Bartholomäi Carrichteri [...] rechte und eigentliche Art, denjenigen Krankheiten abzuhelfen, die von der Zauberei und Hexerei ihren Ursprung haben.* In: Glorez, Andreas: Eröffnetes Wunderbuch von Waffensalben, s[o]g[enannten] zauberischen Krankheiten, Wunderkuren. Regensburg und Stadtamhof 1700 (repr. Nachdruck: Freiburg im Breisgau 1979), S. 472-509.
Sprachlich überarbeiteter und modernisierter Abdruck.

12. Dasselbe. Erneute Ausgabe: Stuttgart o. J. (um 1840).

13. Glorez, Andreas: Vollständige Hauß- und Land-BIBLIOTHEC. Regensburg: Qu. Heyl 1700.
Teil II, Anhang, S. 38-48: Carrichters Texte gegen von „Zauberey" verursachte Krankheiten.
Expl.: Wolfenbüttel, Herzog August Bibliothek

14. Dasselbe. Erneute Ausgabe: Nürnberg und Frankfurt am Main: J. C. Lochner 1710.

15. Dasselbe. Erneute Ausgabe: Nürnberg und Frankfurt am Main: J. C. Lochner 1719.
Nachgewiesen im National Union Catalog

16. *Gründliche Heilung der Zauberei.*
In: Wunderbare Kräfte der Natur. Frankfurt am Main und Leipzig 1772.
Expl.: Darmstadt, Hessische Landes- und Hochschulbibliothek

17. *Von gründlicher Heylung der Zauberischen Schäden und vergifften Ascendenten Zustandt.*
Leipzig, Universitätsbibliothek, C[ollectio Codicum] M[agicorum] 4. mai. 83. – 22 Bll.[6]
Abschrift des 18. Jh.s.

Lateinische Übersetzungen:

18. *Bartholom[aei] Carrichteri Imperat[oris] Maximil[iani] II. Archiatri Certa et Genuina Ratio Medendi Morbis ab Incantatione dependentibus, nunc primum Latinitate donata.*
In: Mercklin, Georg Abraham: Sylloge Physico-Medicinalium Casuum Incantationi. Nürnberg: Johann Friedrich Rüdiger 1698, S. 193-214.
Mit dem Widmungsbrief an Ulrich Beck und Datierungen.
Expl.: Augsburg, Staats- und Stadtbibliothek

19. Dasselbe. Erneute Ausgabe: Mercklin, Georg Abraham: Tractatus physico-medicus de incantamentis. Nürnberg: Johann Friedrich Rüdiger 1715, S. 193-214.
Expl.: Tübingen, Universitätsbibliothek

Französische Übersetzung:

20. *Traité des guerisons des malefices.*
Los Angeles, Manly P. Hall Collection, MS. 119, Bl. 687-696.[7]
Aufzeichnung in einer Handschrift des 18. Jh.s.

Verschollene Überlieferungen:

21. *Von Haylung der zauberischen Krankheiten.*
Abschrift vom Anfang des 17. Jh.s; S. 31-42 in einer verschollenen Handschrift, die sich bis 1841 im Besitz des Badearztes Bernhard Maximilian Lersch (*1817) befand; danach im Besitz des Arztes und Medizinhistorikers Justus Friedrich Carl Hecker (1795-1850).[8] – Verwandt mit der Leidener Handschrift Q.56 (Nr. 1).

---

6 Zur Hs. vgl. Naumann (1838), S. 198, Nr. DCCLXXXVIII.
7 Zur Hs. vgl. Hogart (1986).
8 Vgl. Sudhoff (1899), S. 653 f. – Sudhoff konnte die Handschrift 1898 nicht mehr auffinden.

22. *Von Heylung zauberischer Schäden.*
Abschrift des Glücksbrunner Berginspektors Johann Haussen (1729-1802) aus dem Jahre 1768 in einer Handschrift, die sich 1895 im Besitz von Carl Kiesewetter (1854-1895) befand.[9]

Weitere Abdrucke im *Kräuter- und Arzneibuch* und in den *Arzneischriften* (vgl. Nr. IX und X)

II. *Practica* (1561-64)

1. *Ercznei Buch Durch herr Bartholomeum von Reckungen, Carichter czu Emell, Koniglicher Wirde czu Behem/ Doctor/ beschriben. 1561.*
London, Wellcome Institute for the History of Medicine, MS 181. – 154 S.[10]
Teil I der *Practica.* Die sorgfältige Ausstattung der Handschrift deutet darauf, daß es sich um ein Widmungsexemplar für Kurfürst August von Sachsen (1526-1586) handelt.

2. *Vom Vrsprung vnnd grund der alten schäden vnnd euserlichenn gebrechenn des Leibs auch wie dieselb zu curiren, Von Sanguinischer feuchtigkeit.* Am Schluß: „Geenndet den 3 Februarij auffm Stolpen Anno 1564 Durch Doctor Bartholome Karrichternn etc."
Dresden, Sächsische Landesbibliothek, Mscr. Dresd. C 6a, misc. 1. – 50 Bll.[11]
Teil II der *Practica.* Abschrift des 16. Jh.s, vermutlich im Auftrag Kurfürst Augusts.

3. *Practica, Ausz den fürnemesten Secretis, weiland des Edlen vnnd Hochgelerten Herren Bartholomei Carrichters.* Hrsg. von Michael Toxites. Straßburg: Christian Müller 1575. – (16), 160, 183 S.
Teil I und II der *Practica.* – Mit einer Widmung (Hagenau, 1. August 1574) von Toxites an Philipp I., Graf zu Leiningen-Westerburg (1527-1597).
Expl.: Wolfenbüttel, Herzog August Bibliothek

---

[9] Vgl. Kiesewetter (1895), S. 632-637 (mit unkritischen Textwiedergaben); Sudhoff (1899), S. 654.

[10] Zur Hs. vgl. Moorat (1962), S. 117.

[11] Zur Hs. vgl. Schnorr von Carolsfeld (1882), Bd. 1, S. 172 f.

4. Dasselbe. Straßburg: Christian Müller 1579.
Expl.: Erlangen, Universitätsbibliothek

5. Dasselbe. Straßburg: Anton Bertram 1590.
Expl.: Wolfenbüttel, Herzog August Bibliothek

6. Dasselbe. Straßburg: Anton Bertram 1611.
Expl.: Paris, Bibliothèque Nationale

Weitere Abdrucke im *Kräuter- und Arzneibuch* und in den *Arzneischriften* (vgl. Nr. IX und X); Streuüberlieferungen: vgl. Nr. VIII.4

III. *Kräuterbuch* (1564)

1. *Ein Buch dorinnen etlich Hundert kreuter tractiert werdenn nach ihrer Substantz vnd arth ein iedes in seinem grad.* Am Schluß: „Volendet zw dreßdenn den 26 Februarij Anno 1564 Durch Doctor Bartholomeum Karichternn."
Dresden, Sächsische Landesbibliothek, Mscr. Dresd. C 6a, misc. 3. – 87 Bll. (bezeichnet 66-52).[12]
Abschrift des 16. Jh.s.

2. *Kreutterbůch Des Edlen vnd Hochgelehrten Herren / Doctoris Bartholomei Carrichters von Reckingen. Darin begriffen Vnder welchem gradu ein jedes kraut stehe / wie sie in leib vnd zů allen schäden zůbereiten vnd zů welcher zeit sie zů colligieren sein.* Hrsg. von Michael Toxites. Straßburg: Christian Müller 1575. – (16), 223, (15) S.
Mit einer Widmung von Toxites an Otto I., Wild- und Rheingraf in Kyrburg, Graf zu Salm (1538-1607).
Expl.: Frankfurt am Main, Senckenbergische Bibliothek

3. *Vermercket zue welcher zeit des Monats tage vnd stund ein Jedes Kraut, wurtz, Blüthe, vnd bletter sol colligiert werden, nach der Beschreibung des Doctoris Bartholomaei Carrichters ausgang im 1575 Jahr.*
Paris, Bibliothèque Nationale, Cod. allem. 230, Bl. 38v-59r.[13]
Abschrift aus der 2. Hälfte des 16. Jh.s; Auszug; Vorlage: der Abdruck Straßburg 1575.

---

[12] Zur Hs. vgl. Schnorr von Carolsfeld (1882), Bd. 1, S. 173.
[13] Zur Hs. vgl. Huet (1895), S. 123.

4. *Kreutterbuch.* Hrsg. von Michael Toxites. Straßburg: Christian Müller 1577.
Mit einer Vorrede (Straßburg, 13. Januar 1577) von Toxites, gerichtet an den Dichter Matthias Holzwart (um 1540-nach 1589). – Gegenüber der Ausgabe 1575 erweitert um ein 15seitiges Register.
Expl.: Soest, Stadtarchiv und wissenschaftliche Stadtbibliothek

5. *Kreutterbuch.* Straßburg: Anton Bertram 1589.
Mit dem Beiwerk des Toxites.
Expl.: Wolfenbüttel, Herzog August Bibliothek

6. *Kreutterbuch.* Straßburg: Anton Bertram 1601.
Expl.: Nürnberg, Bibliothek des Germanischen Nationalmuseums

Übersetzungen:

7. *The Herball of that Noble and profound Learned Bartholomew Carrighter von Reckingen, Doctor of physick to the body of his imperial Majestie [...] Published under the Authoritie of his Imperiall Majestie Anno MDLXXV at Strasburg.*
Cambridge (Massachusetts), Harvard University Libary, MS. 24226.28.12, Bl. 119r-173v.[14]
Geschrieben in England (18. Jh.). Englische Übersetzung des 17. Jh.s; Vorlage: der Abdruck Straßburg 1575; ohne das Beiwerk des Toxites.

Weitere Abdrucke im *Kräuter- und Arzneibuch* und in den *Arzneischriften* (vgl. Nr. IX und X)

IV. *Von den vier Materien* (nach 1564)

1. *Von den vier Materien der .4. Geister/ von den vier ecken oder Plagis des Himmels/ als da ist/ der Auffgang/ Nidergang/ Mittag vnd Mitternacht.*
Dresden, Sächsische Landesbibliothek, Mscr. Dresd. C 6a, misc. 2. – 64 Bll.[15]
Abschrift des 16. Jh.s. Angefertigt im Auftrag von Kurfürst Au-

---

[14] Zur Hs. vgl. Wilson (1939), S. 253-259, MS. 22, hier S. 259.
[15] Zur Hs. vgl. Schnorr von Carolsfeld (1882), Bd. 1, S. 172.

gust von Sachsen, mit fachlichen Marginalien von der Hand Augusts.

2. *Libellus de quatuor Spiritibus quatuor partium mundj Authore Bartholomeo Karrichter.*
Prag, Strahovska knihovna, Ms. DF IV 59, Bl. 307r-332r.[16]
Abschrift vom Anfang des 17. Jh.s, deutsch.

3. *Libellus de quatuor spiritibus, quatuor partium mundi, Authore Bartholomaeo Karrichter. Von den vier Materien der vier Geister. Von den vier Ecken oder Plagis des Himmels.*
Paris, Bibliothèque Nationale, Cod. allem. 231. – 61 Bll.[17]
Abschrift des 17. Jh.s.

4. *Bericht von den vier Materien der vier Geister/ von den vier Ecken oder Plagis deß Himmels.*
In: Neuer Anbau oder Anhang über den ersten und andern Tomum der Stadt- und Land-Apothecken. Hrsg. von Johann Hiskia Cardilucius. Nürnberg: Johann Andreas Endters Söhne 1683, S. 1-48.
Abdruck nach einer Handschrift; dazu eine „Clavis" von Cardilucius (S. 49-483).
Expl.: Heidelberg, Bibliothek des Deutschen Apotheken-Museums

5. Dasselbe.
In: Neuer Anbau oder Anhang über den ersten und andern Tomum der Stadt- und Land-Apothecken. Hrsg. von Johann Hiskia Cardilucius. Nürnberg: Johann Andreas Endters Söhne 1684, S. 1-48.
Titelausgabe der Ausgabe von 1683.
Expl.: Erlangen, Universitätsbibliothek

6. *Liber de quatuor materiis doctoris Bartholomaei Karrichters, weiland Keiser Maximiliani II. Leib-Medici.*
Kopenhagen, Kongelige Bibliotek, Gamle kongelige Samlingar, Ms. 4° 1757.[18]

7. *Bartholomaei Carrichters de quatuor materiis et alii tractatus alchymici.*

---

16 Zur Hs. vgl. Rýba (1979), Bd. III, S. 133 f.
17 Zur Hs. vgl. Huet (1895), S. 123.
18 Angabe nach dem handschriftlichen Katalog der Bibliothek.

Kopenhagen, Kongelige Bibliotek, Thottske Samlingar, Ms. 8° 266-269.[19]

V. *Von der Harmonie, Sympathie und Antipathie der Kräuter*

1. *Deß hochbegabten Herrn Carrichters Uberaus fürtrefflicher und viel verlangter Tractat von ihm tituliret: Das Buch von der Harmonie / Sympathie / und Antipathie / der Kräuter und Simplicien nach den vier Elementischen Triplicitäten gründlich und zu einer Erläuterung seiner andern Schrifften beschrieben / und darinn grosse Heimlichkeiten der Artzneykunst entdecket.* Hrsg. von Johann Hiskia Cardilucius. Nürnberg: Johann Andreas Endters Söhne 1686. – 224 S.
Vorlage: eine handschriftliche Überlieferung. Mit einem Vorwort (S. 2-64) und einem „Erläuterungs-Anhang" (S. 175-224) von Cardilucius.
Expl.: Hamburg, Staats- und Universitätsbibliothek

VI. *Von zwölf Balsamen*

1. *Das Buch von den zwölff Balsamen der zwolff himlischen Zeichen. Aus den Mispeln nach art Natur vnd Substantz der zwolff Mispeln geschlecht. Nach den Zeigen denen si vnderworffen sein.*
Dresden, Sächsische Landesbibliothek, Mscr. Dresd. C 6a, misc. 4. – 28 Bll. (bezeichnet 168-195).[20]
Abschrift des 16. Jh.s.

VII. *Liber judiciorum urinarum* (um 1563)

1. *Liber iudiciorum Vrinarum variorum hominum, inceptus in festo circum cisionis Salvatoris nostri 1563 Augustae Vindelicorum, a me Bartholomeo de Reckinga Helvetiorum dicto Carichtero invictissimi Regis Maximiliani Romani et Bohemiae Physico.*

---

19 Angabe nach dem handschriftlichen Katalog der Bibliothek.
20 Zur Hs. vgl. Schnorr von Carolsfeld (1882), Bd. 1, S. 173.

Bethesda (Maryland), U. S. National Library of Medicine, MS. NC 0161423. – 236 Bll.[21]
Sammlung von über 250 Fallbeschreibungen aus der Zeit um 1563 in einer zeitgenössischen Abschrift von der Hand eines unbekannten Kopisten; mit Korrekturen, die vielleicht auf Carrichter zurückgehen. Mit Patientennennungen (meist Augsburger Bürger).

VIII. Varia medica

1. *Summa der Substanczen / der Wasser vnd Farben vnd fürnemsten Haubtpunckten die im Harn obseruiert werden sollen.*
Dresden, Sächsische Landesbibliothek, Mscr. Dresd. C 6a, misc. 2, ungezähltes Blatt.[22]
Harnschautraktat in einer Abschrift des 16. Jh.s.

2. *Tabula metallica et lapidum D. Bartholomei à Rekingen dicti charichter.*
Erlangen, Universitätsbibliothek, Briefsammlung Trew, „Hieronymus Besler", Beilage g. – 3 S.[23]
Abschrift vom Ende des 16. Jh.s; vielleicht stammt von Carrichter nur das Diagramm (S. 1).

3. *Declaratio vegetabilium sub quo nimirum sint caelesti signo iuxta mentem Bartholomei Carrichteri.*
London, British Library, Sloane MS. 78, Bl. 91r-98r.
Abschrift des 17. Jh.s, deutsch und lateinisch (kommentierter Text Carrichters?).

4. *Ex Carrichtero. Ad Capitis dolorem.*
London, British Library, Sloane MS. 2109, Bl. 108r-113r und 147r-155v.
Abschrift des 17. Jh.s, lateinisch. Auszug (aus der Practica ?).

5. *Pro morbo Vngarico D. B. Charichers* [!].
Erlangen, Universitätsbibliothek, Ms. 1166, Bl. 23v.
Abschrift um 1600, deutsch. Vermutlich ein Auszug (Sprengüberlieferung).

---

21 Zur Hs. vgl. Bond (1962), S. 142 f., Nr. 63.
22 Zur Hs. vgl. Schnorr von Carolsfeld (1882), Bd. 1, S. 172.
23 Zur Hs. vgl. Schmidt-Herrling (1940), S. 43.

6. *Vonn khay[serlicher] Ma[jestae]t Hof Doctorn Bartholme Kherrichter.* Wolfenbüttel, Herzog August Bibliothek, Cod. Guelf. 9 Noviss. 2°, Bl. 549v.
Aufgezeichnet im 17. Jh. auf einem gefalteten Doppelblatt mit Rezepten (Bl. 548r-549v). Rezept (Auszug?).

7. *B. Charichter.*
In: Maroldus, Ortolphus: Practica medica ad omnis generis morbos feliciter curandos accomodata. Frankfurt am Main: J. Beyer 1650, S. 438.
Heilvorschrift (Sprengüberlieferung?).
Expl.: Coburg, Landesbibliothek

IX. *Kräuter- und Arzneibuch* (Werkausgabe I)

1. *Kräutterbuch* [...] *Darbey Practica, auß den fürnemsten secretis.* Straßburg: Anton Bertram 1597.
Darin: Kräuterbuch; Practica.
Expl.: London, British Library

2. Dasselbe. Straßburg: Anton Bertram 1600.
Darin: Kräuterbuch; Practica.
Expl.: Coburg, Landesbibliothek

3. Dasselbe. Straßburg: Anton Bertram 1609.[24]
Darin: Kräuterbuch; Clavis; Von der Heilung zauberischer Schäden; Practica.

4. Dasselbe. Straßburg: Anton Bertram 1615.
Darin: Kräuterbuch; Clavis; Von der Heilung zauberischer Schäden; Practica; Speisekammer.
Expl.: Frankfurt am Main, Senckenbergische Bibliothek

5. Dasselbe. Straßburg: Anton Bertram 1619.
Darin: Kräuterbuch; Clavis; Von der Heilung zauberischer Schäden; Practica; Speisekammer.
Expl.: Göttingen, Niedersächsische Staats- und Universitätsbibliothek

---

[24] Angabe nach Sudhoff (1899), S. 650.

6. Dasselbe. Straßburg: Anton Bertram 1621.
Darin: Kräuterbuch; Clavis; Von der Heilung zauberischer Schäden; Practica; Speisekammer.
Expl.: London, British Library

7. Dasselbe. 3 Teile. Nürnberg: Simon Halbmayer 1625, 1625, 1631.
Darin: Kräuterbuch; Clavis; Von der Heilung zauberischer Schäden; Practica; Speisekammer.
Der dritte, später erschienene Teil enthält die Speisekammer.
Expl.: Heidelberg, Universitätsbibliothek

8. Dasselbe. Nürnberg: Jeremias Dümler 1652.
Darin: Kräuterbuch; Clavis; Von der Heilung zauberischer Schäden; Practica; Speisekammer
Expl.: Nürnberg, Stadtbibliothek

9. Dasselbe. Tübingen: Joseph Sigmund 1739.
Darin: Kräuterbuch; Clavis; Von der Heilung zauberischer Schäden (mit Zusätzen); Theophil Krafft: Homo Herbaceus; Practica; Speisekammer
Expl.: Tübingen, Universitätsbibliothek

X. *Arzneischriften* (Werkausgabe II)

1. *Die herrlichen neu-corrigirten Artzney-Schrifften deß Teutschen Hippocratis, nemlich deß* [...] *Herrn Carrichters.*
In: Neue Stadt- und Land-Apotheck. Hrsg. von Johann Hiskia Cardilucius. Band 1. Frankfurt am Main und Nürnberg: Johann Andreas Endter und Wolfgang Endters d. J. Erben 1670.
Darin: Kräuterbuch; Practica; Von der Heilung zauberischer Schäden; dazu ein Schlüssel und Alphabet der Krankheiten von Cardilucius. Nach Vorbild der Werkausgabe I folgt als „dritter und letzter Teil" des Carrichterschen „Kräuter- und Arzneibuchs" („Practica") die *Speisekammer*, zu der Cardilucius jedoch mitteilt, sie stamme nicht von Carrichter, sondern von Hieronymus Bock.
Expl.: Wolfenbüttel, Herzog August Bibliothek

2. Dasselbe.

In: Neuaufgerichtete Stadt- und Land-Apotheke. Hrsg. von Johann Hiskia Cardilucius. Band 1. Nürnberg: Wolfgang Moritz Endter und Johann Andreas Endters Erben 1677.
Darin: Kräuterbuch; Practica; Von der Heilung zauberischer Schäden samt Beiwerk; fallengelassen wurde Bocks *Speisekammer*.
Expl.: Freiburg im Breisgau, Universitätsbibliothek

3. Dasselbe.
In: Neu-aufgerichtete Stadt- und Land-Apotheke. hrsg. von Johann Hiskia Cardilucius. Band 1. Nürnberg: Johann Andreas Endters Söhne 1701.
Darin: Kräuterbuch; Practica; Von der Heilung zauberischer Schäden.
Expl.: Nürnberg, Stadtbibliothek

XI. Brief

1. *Ad cancrum curandum. Ex litteris quibusdam celeberrimi viri, Domini Bartholomei Carricteri; Maximiliani Imperatoris, Medici etc. vt sequitur. Nobilitate, Doctrina, variarumque & abstrusarum rerum peritia, Excellentissimo viro, Domino D. Joanni Dee Londinensi, Amico & familiari meo plurimum dilecto. Londini. / Viennae pridie Natalis Domini Anno 1564. Bartholomeus de Rekingen, dictus Carricter. Tuus semper. Rho[manae] Caes[areae] Maiestatis Doctor.*
Oxford, Bodleian Library, Ashmole MS 1788, Bl. 134r-135v.
Abschrift eines Briefs von Carrichter (Wien, 24. Dezember 1564) an John Dee (1527-1608) in London, lateinisch.
Mitteilungen über literarische Tätigkeiten Carrichters. Rezepte mit Nennung der (an Krebs erkrankten) Elizabeth, Marchioness of Northampton (gest. 2. April 1565), der Dee 1564/65 Dienste erwies.

Pseudepigrapha

XII. *Horn des Heils* (seit 1606 Carrichter zugeschrieben)

1. *Deß Edlen und Hochgelehrten Herrn Bartholomaei Carrichters* [...] *Horn deß heyls Menschlicher Blödigkeit. Oder / Kreütterbuch* [...] *Durch Philo-*

musum Anonymum. Straßburg: Anton Bertram 1606 (repr. Nachdruck: Grünwald 1981).
Vorlage: Die erneute Ausgabe (Straßburg: Anton Bertram 1595) des erstmals von M. Toxites herausgegebenen *Horn des Heils* (Straßburg: Christian Müller 1576); ohne die Vorrede des Toxites an Pfalzgraf Wilhelm (Hagenau, 3. Januar 1576). – Toxites hatte in der Vorrede zu seiner Ausgabe als *Horn*-Verfasser nicht Carrichter, sondern einen (in Kärnten lebenden Zeitgenossen) „Philomusus Anonymos" genannt, jedoch inhaltliche Ähnlichkeiten zwischen dem *Horn* und Carrichters *Kräuterbuch* behauptet.

2. *Groß Kräutterbuch/ Deß Edelen vnd hochgelehrten Herrn Bartholomaei Carrichters*. Straßburg: Anton Bertram 1619.
Erneuter Abdruck; ohne das Beiwerk des Toxites.
Expl.: Frankfurt am Main, Senckenbergische Bibliothek

3. *Horn deß Heyls menschlicher Blödigkeit/ Oder Groß Kräuter Buch Deß Edlen und Hochgelehrten Herrn Bartholomaei Carrichters* [...] *Hier ist zu Ende beygefügt das Menschliche Kräuter-Bild* [...]: *Zusammen getragen auß obgedachten Auctoris Schrifften von Theophilo Krafft*. Frankfurt am Main: Thomas Matthias Götzes Erben 1673. – 374 S.
Mit einer Widmung (Frankfurt a. M., 10./20. Dezember 1672) der Erben Götzes, gerichtet an Erich Mauritius (Beisitzer des Kammergerichts zu Speyer).
Expl.: Heidelberg, Universitätsbibliothek

XIII. *Clavis* (seit 1609 Carrichter zugeschrieben)

Abdrucke im *Kräuter- und Arzneibuch* (vgl. Nr. IX).

Vorlage des *Clavis*-Abdrucks im *Kräuter- und Arzneibuch*:
Der Ander Tractat/ So ein gründtlicher Bericht/ CLAVIS oder Schlüssel ist/ vnd genent mag werden/ Vber deß Edlen vnd Hochgelehrten H. Doctoris Bartholomaei Karrichters [...] *Publicirte Kreutter vnd Artzneybuchlein/ zu vor nie gesehen/ vnd yetzo in Truck verfertiget*.
In: Paracelsus, Kleine Wund-Artzney/ [...] Sampt zweyen [...] Tractätlein H[errn] Bartholomaei Karrichters. Hrsg. von Benedictus Figulus. Straßburg: Paul Ledertz 1608 (repr. Nachdruck: Lindau 1982), Bl. G1r [=S. 75] – S. 157.

Mit einer Widmung der *Clavis* (Straßburg, 3. Mai 1608) durch Figulus an den Wundarzt Hans Caspar Koler in Straßburg.

XIV. *Speisekammer der Deutschen* (von Hieronymus Bock, seit 1610 Carrichter zugeschrieben)

1. *Der Teutschen Speißkammer: Das ist/ Kurtze beschreibung deß jenigen/ was bey den Teutschen/ so wol die tagliche nahrung der gesunden/ als die auffenthaltung krancker Menschen betreffend/ in gemeinem gebrauch ist.* Amberg: Michael Forster 1610. – 368 S.
   Erstmaliger Druck der zuerst 1550 in Straßburg erschienenen *Speisekammer der Deutschen* des Hieronymus Bock unter dem Namen Carrichters. – Weitere Carrichter zugeschriebene Einzelausgaben erschienen nicht.
   Expl.: Wolfenbüttel, Herzog August Bibliothek

   Weitere Abdrucke im *Kräuter- und Arzneibuch* und in den *Arzneischriften* (vgl. Nr. IX und X)

Literaturverzeichnis

Acta Facultatis Medicae Universitatis Vindobonensis, Bd. IV: 1558-1604, hrsg. von Leopold Senfelder, Wien 1908.

Allendy, René: Paracelse le médecin maudit, Paris 1987 ([1]1937).

Die Amerbachkorrespondenz, Bd. VI: Die Briefe aus den Jahren 1544-1547, hrsg. von Beat Rudolf Jenny, Basel 1967.

Analecta Paracelsica. Studien zum Nachleben Theophrast von Hohenheims im deutschen Kulturgebiet der frühen Neuzeit, hrsg. von Joachim Telle (Heidelberger Studien zur Naturkunde der frühen Neuzeit, Bd. 4), Stuttgart 1994.

Assion, Peter: Die Gräfin von Mansfeld als ärztliche Ratgeberin Luthers, in: Medizinhistorisches Journal 6 (1971), S. 160-174.

Bibl, Viktor (Hrsg.): Die Korrespondenz Maximilians II. Bd. 1: Familienkorrespondenz 1564 Juli 26 – 1566 August 11 (Veröffentlichungen der Kommission für Neuere Geschichte Österreichs, 14), Wien 1916.

Bibl, Viktor: Maximilian II. Der rätselhafte Kaiser. Ein Zeitbild, Hellerau o. J. (1929).

Boeren, Petrus Cornelis: Codices Vossiani chymici (Bibliotheca Universitatis Leidensis. Codices manuscripti, XVII), Leiden 1975.

Bond, W. H.: Supplement to the Census of Medieval and Renaissance Manuscripts in the United States and Canada, New York 1962.

Braun, Friedrich: Christoph Schorer von Memmingen. Ein Beitrag zur Geschichte des deutschen Geisteslebens im 17. Jahrhundert (Einzelarbeiten aus der Kirchengeschichte Bayerns, Bd. 3), Leipzig 1926.

Brunner, Otto: Adeliges Landleben und europäischer Geist. Leben und Werk Wolf Helmhards von Hohberg 1612-1688, Salzburg 1949.

Cardilucius, Johann Hiskia: Neue Stadt- und Land-Apotheken Zweyter Tomus, Nürnberg: J. A. Endter und W. d. J. Erben 1673 (Expl. Reutlingen, Stadtbibliothek).

Cardilucius, Johann Hiskia: Der neuen Stadt- und Land-Apothekken [...] vermehreter Zweyter Tomus, Nürnberg. J. A. Endters Söhne 1684 (Expl. Freiburg, UB).

Clulee, Nicholas H.: John Dee's natural philosophy. Between Science and Religion, London u. New York 1988.

Crollius, Oswaldus: Von den jnnerlichen Signaturn/ oder Zeichen aller Dinge, Frankfurt/M.: J. F. Weiß für G. Tampach 1623 (lat. [1]1609; Expl. Erlangen, UB).

Daems, Willem F.: Himmel und Erde schaffen den Menschen. Zur Faksimile-Ausgabe eines astromedizinischen Hausbuches, in: Die Drei, Jg. 1981, Nr. 3, S. 177-194.

Daum, J.: Carrichter, in: Lexikon des gesamten Buchwesens, Bd. 2, Stuttgart 1989, S. 71.

Dee, John: Monas hieroglyphica (1564), in: Theatrum chemicum, Bd. 2, Straßburg 1659, S. 178-215.

Eis, Gerhard: Carrichter, in: Neue Deutsche Biographie, Bd. 3, Berlin 1957, S. 158.

Evans, Robert J. W.: Rudolf II and his world. A study in intellectual history 1576-1612, Oxford 1973.

von Franckenberg, Abraham: Raphael oder Artzt-Engel (Cod. Guelferbytan. Blancob. No. 160), eingeleitet von Heinrich Schneider (Wolfenbütteler Unica- und Curiosa-Drucke), Wolfenbüttel 1924.

Fraundorffer, Philippus: Tabula Smaragdina Medico-Pharmaceutica, Nürnberg: J. Zieger und G. Lehmann 1699 (Expl. Reutlingen, StB).

Friedländer, Ludwig Hermann: Vorlesungen über die Geschichte der Heilkunde, Leipzig 1839.

(Gessner, Konrad:) Die Briefe Konrad Gesners an Crato von Kraffitheim nach der Briefsammlung von 1566 [!], in neuhochdeutscher Übersetzung hrsg. von Egon Helmich, Diss. med. Düsseldorf 1938.

Gilly, Carlos: Adam Haslmayr. Der erste Verkünder der Rosenkreuzer (Pimander, Bd. 5), Amsterdam 1994.

Gilly, Carlos: „Theophrastia Sancta". Der Paracelsismus als Religion im Streit mit den offiziellen Kirchen, in: Analecta Paracelsica (1994), S. 425-488.

Gunnoe Jr., Charles D.: Thomas Erastus and his Circle of Anti-Paracelsians, in: Analecta Paracelsica (1994), S. 127-148.

Heilmann, Karl Eugen: Kräuterbücher in Bild und Geschichte. 2. Aufl. München-Allach 1973 ([1]1966).

Hellwig, Christoph: Auserlesenes Teutsch-Medicinisches Recept-Buch, Frankfurt/M. u. Leipzig: E. L. Niedt (Arnstadt) 1715 (Faksimile Lindau [1]1979).

van Helmont, Johann Baptista: Aufgang der Artzney-Kunst, übersetzt von Christian Knorr von Rosenroth, Sulzbach: J. Holst für J. A. Endters Söhne 1683 (reprographischer Nachdruck mit Beiträgen von Walter Pagel und Friedhelm Kemp, München 1971).

Hildebrand, Wolfgang: Magia naturalis, Das ist/ Kunst vnd Wunderbuch: Darinnen begriffen wunderbare Secreta, Geheimnüsse vnd Kunststücke, Erfurt: N. Schmuck o. J. (1611 ?; Expl. Heidelberg, Universität, Medizinhistorisches Institut).

Hirsch, August: Carrichter, in: Allgemeine Deutsche Biographie, Bd. 4, Leipzig 1876, S. 27.

Hogart, Ron Charles: Alchemy. A Comprehensive Bibliography of the Manly P. Hall Collection of Books and Manuscripts, Los Angeles 1986.

Hollandus, Johannes Isaacus: Die Hand der Philosophen, Frankfurt/M.: Th. M. Götze 1667 (Expl. Darmstadt, LHB).

Huet, Gédéon: Catalogue des manuscrits allemands de la Bibliothèque nationale, Paris 1895.

Kiesewetter, Carl: Geschichte des Neueren Occultismus. Geheimwissenschaftliche Systeme von Agrippa von Nettesheym bis zu Carl du Prel, Leipzig 1891/95 (reprographischer Nachdruck Schwarzenburg 1977).

Kräutermann, Valentin: Der Thüringische Theophrastus Paracelsus [...] oder der curieuse und vernünftige Zauber-Arzt, (erneute Ausgabe) Arnstadt u. Leipzig: E. L. Niedt 1730 (reprographischer Nachdruck Freiburg 1978).

Krebs, Jean Daniel: Quand les Allemands apprenaient à trancher, in: Études Germaniques 41 (1986), S. 8-23.

Kühlmann, Wilhelm: Humanistische Verskunst im Dienste des Paracelsismus. Zu einem programmatischen Lehrgedicht des Michael Toxites (1514-1581), in: Études Germaniques 50 (1995), S. 509-526.

von Liechtenberg, Jakob und Hans Jakob Wecker: Goêthia, vel Theurgia sive Praestigiarum magicarum descriptio [...]. Das ist [...] Entdeckunge [...] fürnehmer Articul der Zauberey, vermehrt hrsg. von Wolfgang Hildebrand, Leipzig: J. Franckes Erben und S. Scheibe 1631 (Expl. Zweibrücken, Bibliotheca Bipontina).

Mameranus von Lützenburg, Nicolaus: Kurtze [...] verzeychnus der Römischen Kayserlichen Mayestet [...] Hoffstats, Augsburg 1566.

Minderer, Raimundus, Pharmacopoliolum campestre et itinerarium, Oder Feld- und Reise-Apothecklein, hrsg. von Johann Hiskia Cardilucius, Nürnberg: W. M. und J. A. Endters Söhne 1679 (Expl. München, SB).

Möller, Helmut: Angewandte Aufklärung und magia naturalis. Versuch über ein konfisziertes Hausbuch des ausgehenden 18. Jahrhunderts, in: Volksüberlieferung. Festschrift für Kurt Ranke, hrsg. von Fritz Harkort (u. a.), Göttingen 1968, S. 491-502.

Moorat, Samuel Arthur Joseph: Catalogue of Western Manuscripts on Medicine and Science in the Wellcome Historical Medical Library, Vol. 1 (Publications of the Wellcome Historical Medical Library. Catalogue Series, MS 1), London 1962.

Müller-Jahncke, Wolf-Dieter: Astrologisch-magische Theorie und Praxis in der Heilkunde der frühen Neuzeit (Sudhoffs Archiv, Beiheft 25), Stuttgart 1985.

Naumann, Emil Wilhelm Robert: Catalogus librorum manuscriptorum qui in Bibliotheca Senatoria Civitatis Lipsiensis asservantur, Grimma 1838.

Pagel, Walter: The Smiling Spleen. Paracelsianism in Storm und Stress, Basel 1984.

Paulini [!], Kristian Frantz: Neu-Vermehrte/ Heylsame Dreck-Apothecke, Wie nemlich mit Koth vnd Urin Fast alle [...] Kranckheiten [...] curiret worden, (erneute Ausgabe) Frankfurt/M.: F.D. Knoche 1734 (reprographischer Nachdruck München 1969).

Paulus, Julian: Alchemie und Paracelsismus um 1600. Siebzig Porträts, in: Analecta Paracelsica (1994), S. 335-406.

Peuckert, Will-Erich: Pansophie. Ein Versuch zur Geschichte der weißen und schwarzen Magie, 2. überarbeitete und erweiterte Auflage Berlin 1956.

Peuckert, Will-Erich: Gabalia. Ein Versuch zur Geschichte der magia naturalis im 16. bis 18. Jahrhundert (Pansophie, Tl. 2), Berlin 1967.

Peuckert, Will-Erich: Das Rosenkreuz (Pansophie, Tl. 3), mit einer Einleitung hrsg. von Rolf Christian Zimmermann, 2. neugefaßte Auflage Berlin 1973.

Philomusus Anonymus: Horn deß Heyls menschlicher blödigkeit Oder/ Kreutterbuch Darinn die Kreutter des Teutschenlands/ auß dem Liecht der Natur/ nach rechter art der himmelischen einfliessungen beschriben, hrsg. von Michael Toxites, Straßburg: Ch. Müller 1576 (Expl. Wolfenbüttel, HAB).

Rýba, Bohumil: Soupis rukopisů Strahovské knihovny Památníku národního písemnictví v Praze. Catalogus codicum bibliothecae Strahoviensis in litterarum bohemicarum museo Pragae asservatorum, Díl/Vol. III, Praha 1979.

Schmidt-Herrling, Eleonore: Die Briefsammlung des Nürnberger Arztes Christoph Jacob Trew (1695-1769) in der Universitätsbibliothek Erlangen (Katalog der Handschriften der Universitätsbibliothek Erlangen. Neubearbeitung, Bd. 5), Erlangen 1940.

Schnorr von Carolsfeld, Franz: Katalog der Handschriften der Königl. öffentlichen Bibliothek zu Dresden, Bd. 1, Leipzig 1882.

Schopf, Philipp: De peste, Heidelberg 1583 (Expl. Wolfenbüttel, HAB).

Senfelder, Leopold: Öffentliche Gesundheitspflege und Heilkunde, in: Geschichte der Stadt Wien 6 (1918), S. 206-290.

(Severinus, Petrus): Petrus Severinus og hans Idea medicinae philosophicae. En dansk paracelsist. Idea medicinae er oversat af Hans Skov. Indledning og kommentarer ved E. Bastholm (Acta historica scientiarum naturalium et medicinalium. Edidit Bibliotheca Universitatis Hauniensis, Vol. 32), Kopenhagen 1979.

Siegel, Karl A.: Crato von Kraftheim, Simon Schard und Thomas Rehdiger. Ein Beitrag zur Gelehrtengeschichte des 16. Jahrhunderts, in: Zeitschrift des Vereins für Geschichte Schlesiens 64 (1930), S. 75-88.

Sprengel, Kurt: Versuch einer pragmatischen Geschichte der Arzneykunde, Tl. 3, Halle 1827.

Sudhoff, Karl: Ein Beitrag zur Bibliographie der Paracelsisten im 16. Jahrhundert, in: Centralblatt für Bibliothekswesen 11 (1894), S. 385-407.

Sudhoff, Karl: Versuch einer Kritik der Echtheit der Paracelsischen Schriften, Tle. I/II, Berlin 1894/1899.

Sudhoff, Karl: Nachweise zur Paracelsus-Literatur (Beilage zu: Acta Paracelsica, Hefte 1-5), München 1930/32.

Tabulae codicum manu scriptorum praeter graecos et orientales in bibliotheca Palatina Vindobonensi asservatorum, T. 7, Wien 1873.

Telle, Joachim und Sylvia Walther: Carrichter, in: Literaturlexikon. Autoren und Werke deutscher Sprache, hrsg. von Walther Killy, Bd. 2, Gütersloh u. München 1989, S. 374-375.

Telle, Joachim: Toxites, in: Literaturlexikon. Autoren und Werke deutscher Sprache, hrsg. von Walther Killy, Bd. 11, Gütersloh u. München 1991, S. 389.

Thorndike, Lynn: A history of magic and experimental science, Bd. 8, New York 1958.

Tillmann, Regine: Neue Erkenntnisse zur Kräuterbuchliteratur des 16. Jahrhunderts, Diss. rer. nat. Marburg/L. 1988.

Walther, Sylvia: Der medizinische Fachschriftsteller Bartholomäus Carrichter (gest. 1567). Ausgewählte Schriften in ihrer textgeschichtlichen Tradition, Magisterarbeit der Neuphilologischen Fakultät der Universität Heidelberg 1987 (Maschr.; ungedruckt).

Walther, Sylvia: Zur „Deutschen Speiskammer" des Hieronymus Bock – oder dem „Autor" Carrichter, in: Beiträge zur Geschichte der Pharmazie 40 (1988), S. 9-11.

von Weber, Karl: Anna Churfürstin zu Sachsen geboren aus Königlichem Stamm zu Dänemark. Ein Lebens- und Sittenbild aus dem sechzehnten Jahrhundert, Leipzig 1865.

von Weber, Karl: Zur Lebensgeschichte der Herzogin Katharina v. Sachsen, Gemahlin Herzog Heinrich des Frommen, in: Archiv für die Sächsische Geschichte 6 (1868), S. 1-35.

Wendland, Volker: Die Gräfin von Mansfeld, eine Verfasserin spätmittelalterlicher Rezepte, in: Medizinische Monatsschrift 23 (1969), S. 544-548.

Wilkinson, Ronald Sterne: The Hartlib Papers and Seventeenth-Century Chemistry. Part I, in: Ambix 15 (1968), S. 54-69.

Wilson, William Jerome: Catalogue of Latin and vernacular alchemical manuscripts in the United States and Canada (Osiris, 6), Brügge 1939.

Wunderlich, Carl August: Geschichte der Medicin. Vorlesungen gehalten zu Leipzig im Sommersemester 1858, Stuttgart 1859.

Zaunick, Rudolph: Michael Toxites (Schütz) und Kurfürst August von Sachsen, in: Sudhoffs Archiv 36 (1943), S. 90-99.

Zaunick, Rudolph: Der sächsische Paracelsist Georg Forberger. Mit bibliographischen Beiträgen zu Paracelsus, Alexander von Suchten, Denys Zacaire, Bernardus Trevirensis, Paolo Giovio, Francesco Guicciardini und Natale Conti, hrsg. von Hans-Heinz Eulner und Kurt Goldammer (Kosmosophie, 4), Wiesbaden 1977.

ANTIJUDAISMUS IN DEN MEDIZINISCH-NATURWISSENSCHAFTLICHEN UND PHILOSOPHISCHEN SCHRIFTEN DES PARACELSUS*

Udo Benzenhöfer, Karin Finsterbusch

Es ist eine unbestreitbare Tatsache, daß überzeugte Nationalsozialisten wie etwa Reichsinnenminister Wilhelm Frick oder der Arzt Sepp Gottlieb Paracelsus als geistigen Vorläufer des Nationalsozialismus betrachteten. Sie führten als Beleg dafür auch antijudaistische Äußerungen aus seiner Feder an. Frick etwa charakterisierte Hohenheim im September 1941 bei der offiziellen Feier des 400. Todestages Hohenheims in Salzburg wie folgt: „Vom Judentum, von artfremdem Blut und artfremder Geisteshaltung wollte er [Paracelsus] nichts wissen".[1] Gottlieb bezeichnete Paracelsus in einer Publikation von 1941 als „Kämpfer gegen das Judentum", als „Antisemit nicht nur aus konfessionellen Gründen, sondern aus rassischem Instinkt".[2] Doch war Paracelsus tatsächlich „Antisemit", oder, wie man vielleicht besser sagen sollte, Antijudaist?[3] Vor einer allzu raschen Beantwortung dieser Frage ist Zurückhaltung geboten. Man muß – um den Theologen Heiko Oberman zu zitieren – die allumfassende „religiöse Welt" des 16. Jahrhunderts bei der Beurteilung berücksichtigen: In dieser „religiösen Welt" habe es unter Christen eigentlich nur mehr oder weniger kritische bzw. feindliche Einstellungen dem Judentum gegenüber gegeben, weil man grundsätzlich davon ausgegangen sei, daß die religiöse Wahrheit, in deren Besitz man sich glaubte, „unteilbar" sei.[4] Der Forscher müsse, so Oberman, im Sinne einer gerechten Beurteilung „achten [...] lernen auf Härtegrade und Verleumdungsintensität, auf Argumenta-

* Zuerst erschienen in Sudhoffs Archiv 81 (1997), S. 129-138. Wiederabdruck mit freundliches Genehmigung des Herausgebers.

1 Paracelsus-Feier 1941 Salzburg, hrsg. von der Paracelsus-Gesellschaft in Salzburg. Salzburg 1941, S. 3.

2 Sepp Gottlieb: Paracelsus als Kämpfer gegen das Judentum. In: *Deutsches Ärzteblatt* 71 (1941), S. 326-328, hier S. 326.

3 Der Begriff Antijudaismus ist vorzuziehen, da mit Semiten genau genommen ja auch die arabischen Stämme bezeichnet sind.

4 Vgl. Heiko A. Oberman: *Wurzeln des Antisemitismus. Christenangst und Judenplage im Zeitalter von Humanismus und Reformation.* 2. durchgesehene Ausgabe. Berlin 1981, S. 31.

tionsebenen und Angriffspunkte" des jeweiligen frühneuzeitlichen Autors.[5] Nach dieser Maßgabe sollen im folgenden vorzugsweise die medizinisch-naturwissenschaftlichen und philosophischen Schriften Hohenheims (nach der Einteilung der Ausgabe von Karl Sudhoff) auf antijudaistische Tendenzen hin untersucht werden, und zwar die im allgemeinen als echt angesehenen.[6]

Vorarbeiten zum Thema gibt es kaum: Walter Pagel sprach in einer Randbemerkung seines 1958 zuerst erschienenen Paracelsus-Buches von den „zahllosen Invektiven Hohenheims gegen Juden und jüdische Medizin", warnte aber vor einer „Identifizierung mit modernem Antisemitismus".[7] J. Z. Plaschkes wies in einem in hebräischer Sprache abgefaßten kurzen Artikel aus dem Jahre 1962 auf die deutlichen antijudaistischen Aussagen Hohenheims gegen die Juden hin, ohne ihn allerdings mit den Nazis auf eine Stufe zu stellen.[8] Fridolf Kudlien urteilte in einer Miszelle von 1972 im Prinzip richtig, doch nach Maßgabe der methodischen Forderungen von Oberman wohl etwas zu generell: „his [i.e. Paracelsus] antisemitism may therefore be rightly called simple and clear-cut".[9] In einer jüngst erschienenen Publikation suchte Kilian Blümlein antijudaistische Ausführungen Hohenheims demgegenüber als „zeittypisch" zu erklären.[10]

Es ist darauf hinzuweisen, daß auch die vorliegende Studie kein abschließendes Urteil über den Antijudaismus Hohenheims bietet. Für eine endgültige Wertung müßten natürlich auch die Theologica Hohenheims gesichtet werden, deren vollständige Edition im Rahmen der Gesamtausgabe allerdings noch aussteht. Um eine gewisse Kontrolle zu gewährleisten, wurden die umfänglichen Psalmen kommentare Hohenheims, seine „Auslegung der zehn Gebote"

---

5 Oberman [wie Anm. 4], S. 135.

6 So blieben etwa die meisten Schriften in Bd. 14 der Ausgabe von Karl Sudhoff unberücksichtigt.

7 Walter Pagel: *Paracelsus. An Introduction to Philosophical Medicine in the Era of the Renaissance*. 2. überarb. Ausgabe. Basel, München 1982, S. 44 (Erstausgabe 1958).

8 J.Z. Plaschkes: Paracelsus wehajehudim [Paracelsus and the Jews]. In: *Harefuah* 62 (1962), S. 15.

9 Fridolf Kudlien: Some Interpretive Remarks on the Antisemitism of Paracelsus. In: *Science, Medicine and Society in the Renaissance. Essays to honor Walter Pagel.* Hrsg. von Allen G. Debus. Bd. 1. London 1972, S. 121-126, hier S. 124.

10 Vgl. Kilian Blümlein: Paracelsus, ein Antisemit? Zurückweisung des nationalsozialistischen Anspruchs auf Paracelsus als einen der ihren [!]. In: *Judaica* 48 (1992), S. 66-86.

und die Schrift „De genealogia christi", theologische Texte also, in denen man vom Thema her antijudaistische Äußerungen erwarten könnte, durchgesehen. Es sei schon vorab erwähnt, daß sich in den genannten theologischen Schriften keine groben Abweichungen von den in den medizinisch-naturwissenschaftlichen bzw. philosophischen Schriften abgegebenen antijudaistischen Stellungnahmen Hohenheims fanden.

Wie läßt sich nun die Forderung Obermans nach einer abgestuften Beurteilung operational umsetzen? Welches Beurteilungssystem ist anzuwenden? Im folgenden wurde das sogenannte „jüdische Stereotyp" als Referenzsystem herangezogen. Dieses „Stereotyp" ist als Anhäufung von Vorurteilen, die sich seit dem Altertum herausgebildet hatten, anzusehen.[11] Die maximale Repräsentation des Stereotyps umfaßt für die Zeit um 1530 folgende Elemente:

Jüdisches Stereotyp:[12]

I. Alteingewurzelte Elemente (Antike, frühes Mittelalter):

1. Kollektivschuld am Tod Christi (Rekurs auf Matth 27, 25)
2. Haß auf Christen
3. Unglaube bzw. Gotteslästerung (Jesus nicht als Messias akzeptiert)
4. „Blindheit", Verstocktheit (Rekurs auf Mk 4,11); von Gott verflucht (Rekurs auf Joh 3, 16ff.)
5. Bund mit dem Teufel (Rekurs auf Joh 8, 44); unrein, gefährlich; Ausübung von Zauberkunst

II. Neuere Elemente

1. Ausübung von Wucherei; faul, geldgierig
2. Verbrecherische Eigenschaften: Neigung zum Betrug; Raub; Warenfälschung, Bestechung
3. Verräter (theologisch abgeleitet von der Judasepisode)

---

[11] Vgl. dazu Ben-Zion Degani: Die Formulierung und Propagierung des jüdischen Stereotyps in der Zeit vor der Reformation und sein Einfluß auf den jungen Luther. In: Heinz Kremers (Hrsg.): *Die Juden und Martin Luther – Martin Luther und die Juden.* Neukirchen-Vluyn 1985, S. 3-44.

[12] Leicht modifiziert nach Degani [wie Anm. 11], passim.

4. Schriftverdrehung (Talmud bewußte Fälschung)
5. „Wilde Biester"; generell: keine „Menschen"
6. „Erzfeindschaft" gegen Christen (Ritualmord, Hostienschändung, Brunnenvergiftung, jüdische Ärzte bringen christliche Patienten um)
7. Äußerliche Charakteristica: häßlich, entstellt, Höllengestank etc.

Durch die Heranziehung dieses Referenzsystems wird u.E. eine bessere Einschätzung der antijudaistischen Tendenzen eines Autors in der frühen Neuzeit ermöglicht. Denn offenkundig führte nicht jeder Autor alle Elemente des Stereotyps an. So ist besonders zu fragen, ob die erwähnten „Monstrositäten", also die Greuelmärchen von Ritualmord, Hostienschändung und Brunnenvergiftung kolportiert wurden.

Über die Beurteilung des Vorkommens der Elemente des Stereotyps hinaus sind noch weitere Fragen zur differenzierten Einschätzung antijudaistischer Tendenzen zu beantworten:
1.) Hielt der betreffende Autor die Juden für missionierbar? Dies wirkte sich oft abmildernd auf die Formulierung antijudaistischer Positionen aus (z.B. Luther um 1523).[13]
2.) Verfaßte der Autor eine spezielle Schrift oder spezielle Schriften gegen Juden? Dies ist ein Hinweis auf ausgeprägten Antijudaismus (z.B. Johannes Eck).[14]
3.) Wie beurteilte der Autor die Kabbala? Die positive Beurteilung der Kabbala als „Schlüssel zur Offenbarung Gottes" (Oberman) konnte die Einstellung zum Judentum zumindest partiell positiv beeinflussen (z.B. Johannes Reuchlin).[15]

[13] Beispiele beziehen sich im im folgenden auf exponierte Autoren der esten Hälfte des 16. Jahrhunderts. In Luthers Schriften finden sich durchgängig antijudaistische Äußerungen. Solange Luther die Juden für bekehrbar hielt, sind diese Äußerungen allerdings noch relativ moderat. In der Schrift „Dass Jesus Christus ein geborener Jude sei" (1523) mahnt Luther sogar geradezu, daß man die Bekehrung der Juden nicht durch feindliches Verhalten verunmöglichen solle; vgl. dazu v.a. C. Bernd Sucher: *Luthers Stellung zu den Juden*. Nieuwkoop 1977, S. 59-62; Walther Bienert: *Martin Luther und die Juden*. Frankfurt am Main 1982, hier S. 73-82.

[14] Zu Johannes Eck und seinem „Ains Judenbüechlins Verlegung [Widerlegung]" vgl. Oberman [wie Anm. 4], S. 45-47. Erinnert sei hier auch an Luthers Schrift „Von den Juden und ihren Lügen" (1543).

[15] Trotz der positiven Beurteilung der Kabbala kann aber bei Reuchlin nicht von einer generell judenfreundlichen Einstellung gesprochen werden. In einem fiktiven Streitgespräch in Reuchlins „De verbo mirifico" (1494) behielt der Christ „Capnion" (= Reuchlin) die Oberhand über einen Epikuräer und einen Juden. Der Sieg wird mit

4.) Rief der Autor zu konkreten Handlungen gegen Juden auf bzw. hielt er dazu an? Dies ist etwa der Fall in der von abgrundtiefem Haß erfüllten Schrift Luthers „Von den Juden und ihren Lügen" (1543).[16]

Im folgenden soll nun zuerst die Frage beantwortet werden, welche Elemente des vorgestellten antijudaistischen Stereotyps sich bei Hohenheim finden. Um eventuelle Besonderheiten nicht zu übersehen, wurden seine einschlägigen Ausführungen nicht nach dem Schema des Stereotyps angeordnet, sondern nach drei Bereichen getrennt dargestellt: 1. Vorwiegend theologischer Bereich; 2. vorwiegend sozialer Bereich 3. allgemeine Anwürfe. Diese Bereiche sind natürlich in den Schriften Hohenheims selbst eng miteinander verflochten.[17]

Ad 1: Vorwiegend theologischer Bereich:

Die theologische Auseinandersetzung Hohenheims mit dem Judentum steht in einer Tradition, die über das Mittelalter bis in die Anti-

---

Tauf- und Reinigungsritualen besiegelt. Im „Tütsch missive" (1505) führte Reuchlin aus, daß die Juden – mit Ausnahme der gelehrten Juden – unfähig seien zur Buße. In „De rudimentis hebraicis" (1506) definierte er die Kabbala als „jüdisches Zeugnis vom *christlichen* Glauben" und notierte, daß der Talmud zwischen den Juden und ihrer Bekehrung stünde. In einem Rechtsgutachten von 1510 betonte er auf der Grundlage des Codex Justinianus, daß die Juden „Mitbürger im Kaiserreich" seien, um allerdings sofort hinzuzufügen, daß sie „Gegner im Gottesreich" seien. 1511 schlug er im „Augenspiegel" vor, die häretischen Teile des Talmud zu konfiszieren. Hier forderte er explizit Buße bzw. Bekehrung; für Verstockte empfahl er die Vertreibung. Vgl. dazu die hervorragende Darstellung von Oberman [wie Anm. 4], S. 31-39.

[16] Luthers Stellungnahmen zu den Juden wurden in den 40er Jahren schärfer. Von Missionierbarkeit bzw. Bekehrung war darin keine Rede mehr. So sprach er etwa in der Schrift „Von den Juden und ihren Lügen" (1543) von dem mörderischen, christenfeindlichen und betrügerischen Volk der Juden und riet u.a. zum Verbrennen der Synagogen und zur Konfiszierung des Talmuds; vgl. dazu Bienert [wie Anm. 13], S. 130-157.

[17] Innerhalb der behandelten Bereiche wurde eine thematische Anordnung der Zitate gewählt. Eine streng chronologische Vorgehensweise, die günstig für die Untersuchung von Kontinuität oder Wandel in den Anschauungen gewesen wäre, bot sich wegen der häufig nicht sicher datierbaren Schriften Hohenheims nicht an. Zur chronologischen Einordnung ist mit aller gebotenenen Zurückhaltung zu sagen, daß die kritischen bzw. feindlichen Äußerungen Hohenheims zum Judentum sich in seinen Schriften der 30er Jahre häufen und quantitativ einen Höhepunkt in den Schriften der Zeit um 1537/38 (*Kärnter Schriften*, *Astronomia magna*) erreichen. Die Deutlichkeit der antijudaistischen Aussagen und die Drastik der Sprache variiert jedoch nicht erheblich, wenn man etwa *Paragranum* (1529/30) und *Astronomia magna* (1537/38) vergleicht.

ke zurückreicht. Hohenheim wirft wie viele frühere Autoren „den Juden“ vor, daß sie Jesus nicht als Messias akzeptiert hätten und wertet dies als Unglauben und Gotteslästerung: „Jesum haben die Jüden angenomen, aber Christum zu sein nicht; es war unsichtbar“ (12, 60),[18] heißt es in der (zu Lebzeiten nicht gedruckten) „Astronomia magna“ von 1537/38.

Undifferenziert unterstellt Paracelsus „den Juden“ in biblischer Zeit, sie hätten Christus geschmäht. Hier sei nur ein Zitat zum Beleg angeführt, und zwar ebenfalls aus der „Astronomia magna“, in der sich zahlreiche antijudaistische Äußerungen finden: „als ein exempel: was Christus gehandelt hat, haben die Jüden gesaget, aus dem teufel tut ers“ (12, 270); bzw. wenig später: „er [Christus] hat den teufel, aus kraft beelzebub des fürsten der teufeln treibt er aus die teufel“ (12, 271).[19]

In Wirklichkeit, so Hohenheim, stünden die Juden selbst im Bunde mit dem Teufel. Schon Christus habe sie als Teufelskinder, als „aus dem teufel“ (12, 21) bezeichnet. Dieses Zitat, das eine Äußerung aus Johannes 8, 44 aufgreift, zeigt, daß Hohenheim sich in traditionellem Fahrwasser bewegte, denn diese Stelle[20] wurde häufig im Zuge antijudaistischer Argumentation angeführt.[21]

Der eigentliche Sündenfall des jüdischen Volkes war dann laut Paracelsus – ebenfalls ein Standardargument, wenn nicht das Standardargument christlicher antijudaistischer Tradition – die Kreuzigung Christi. Hohenheim spricht dabei in den medizinisch-naturwissenschaftlichen und philosophischen Schriften nicht von einer

---

[18] Die medizinisch-naturwissenschaftlichen Schriften werden im laufenden Text mit Angabe von Band und Seitenzahl der Ausgabe von Sudhoff in Klammern zitiert. Vgl. Theophrast von Hohenheim, gen. Paracelsus: *Sämtliche Werke*. I. Abteilung, *Medizinische, naturwissenschaftliche und philosophische Schriften*, hrsg. von Karl Sudhoff. Bd. 1-14. München, Berlin 1922-33.

[19] Paracelsus greift hier Mk 3, 22-27 auf, wo der Evangelist (jüdische) Schriftgelehrte zitiert, die sagten: „Er hat den Beelzebub, und treibt die bösen Geister aus durch ihren Obersten“ (V 22). Er überträgt hier also die Aussage, die Markus von einigen jüdischen Schriftgelehrten überliefert, in unzulässiger Weise auf das gesamte jüdische Volk. Dieser Vorwurf findet sich auch an folgenden Stellen: 2, 92; 8, 157; 12, 150; 12, 350; weitere Stellen zum „jüdischen“ Schmähen Christi: 8, 37; 8, 136.

[20] Nach Joh 8, 44 sagt Jesus zu *einigen* nicht näher bezeichneten jüdischen Gesprächspartnern: „Ihr habt den Teufel zum Vater, und nach eures Vaters Gelüste wollt ihr tun“.

[21] Vgl. Degani [wie Anm. 11], S. 7.

Alleinschuld „der Juden", weist ihnen aber implizit die Hauptschuld zu.[22] In der theologischen Schrift „De genealogia christi" (nicht genau datierbar, entstanden wohl in den 30er Jahren des 16. Jahrhunderts) wird die Schuld „der Juden" dann sogar noch stärker akzentuiert: „sonder das ist noch mehr, daß sie haben Pilatum auch zu einem mörder gemacht, der das unschuldig blut den jüden zugestelt hat; doch so haben sie mehrer sünd geton, die Christum ihm geben haben und ihn ihm überantwurt, das ist die jüden" (TH 3, 99).[23] Demnach waren „die Juden" letztendlich allein verantwortlich für den Tod Christi.

Für Paracelsus läßt sich aus den Berichten über die Passio Christi überdies entnehmen, daß die Juden verdammt seien, daß es für sie keine Erlösung gebe. Dies wird in einer Stelle aus der wohl noch 1536 verfaßten Widmung des (nicht ausgearbeiteten) 4. Teils der „Großen Wundartznei" explizit: „wo wird die sünd vergeben? sie wird ewig in pein liegen mit den juden under dem spruch: Sein blut gang uber uns und unser kinder" (10, 485). Dies ist natürlich ein Rekurs auf die häufig im antijudaistischen Zusammenhang zitierte Stelle Matth 27, 25.[24]

Wegen dieser Schuld am Tod Christi – und hier wird der bislang noch nicht erkennbare Übergang von dem Vorwurf gegen die Juden in biblischer Zeit auf die zeitgenössischen Juden sichtbar – tragen „die Juden" einen „ewigen fluch" (12, 373), wie es wieder in der „Astronomia magna" unter Anspielung auf Joh 3, 16ff. heißt.[25]

---

[22] In der „Auslegung der Pabstbilder", die ca. 1529/30 entstanden sein dürfte, heißt es in der Auslegung zur 15. Figur, die den Papst mit einem „jüdisch hut [...] auf heidnisch gebogen und türkisch" zeigt (12, 546), wie folgt: Der Papst und alle seine Anhänger, die „falsch im glauben" (12, 545) seien, stünden in der „ordnung Caiphae, Annae" (12, 545). Die ausschließliche Nennung von Kaiphas und Hannas ist ein Indiz dafür, daß Hohenheim hier den Juden die Hauptschuld am Tode Christi zuschreibt, auch wenn er später etwas relativiert und „die mörder, Herodes, Pilatus, Annas, Caiphas etc" nennt (12, 546).

[23] Die theologischen Schriften werden mit Zusatz Th und Angabe von Band- und Seitenzahl nach folgender Ausgabe zitiert: Theophrast von Hohenheim, genannt Paracelsus: *Sämtliche Werke*. II. Abteilung: *Theologische und religionsphilosophische Schriften*, hrsg. von Kurt Goldammer. Wiesbaden 1955ff.

[24] Vgl. Degani [wie Anm. 11], S. 5. – Zu Matth 27, 25: Das „Volk" wählt Barabbas zur Begnadigung aus; Pilatus wäscht seine Hände in Unschuld und sagt: „Ich bin unschuldig an seinem Blut; sehet ihr zu! Das „Volk" entgegnet darauf (V 25): „Sein Blut komme über uns und unsere Kinder".

[25] Vgl. Degani [wie Anm. 11], S. 7. Zu Joh 3, 16ff.: „Wer an ihn [Christus] glaubt [so der Evangelist], der wird nicht gerichtet; wer aber nicht glaubt, der ist schon

Ad 2: Vorwiegend sozialer Bereich

Nach dieser Untersuchung der „theologischen“ Stellungnahmen Hohenheims zum Judentum v.a. in den medizinisch-naturwissenschaftlichen und philosophischen Schriften seien nun seine Äußerungen im Hinblick auf den sozialen Bereich untersucht. Auffällig ist hierbei, und dies ist wohl tatsächlich eine Besonderheit der medizinisch-naturwissenschaftlichen und philosophischen Schriften Hohenheims, daß in ihnen die meisten der antijudaistischen Äußerungen im Kontext von Angriffen gegen jüdische Ärzte bzw. jüdische Medizin fallen. Der Bereich Wucher, der ansonsten von antijudaistischen Autoren häufig als Sozialcharakteristikum angeführt wird, spielt in den medizinisch-naturwissenschaftlichen und philosophischen Schriften Hohenheims keine Rolle, wenn man ihn nicht in den noch zu erwähnenden Zuschreibungen „lügnerisch“ und „betrügerisch“ mitthematisiert sieht. In den theologischen Schriften wird er allerdings den Stichproben zufolge zumindest gelegentlich als Element des antijudaistischen Stereotyps angeführt. So greift Paracelsus im Kommentar zu Ps 137 [138], V 5 die zeitgenössischen Könige an, weil sie „vil wucher, vil juden, vil kaufleut in irem reich“ dulden (Th 6, 231), wobei zu beachten ist, daß hier nicht nur „die Juden“, sondern auch (christliche) „kaufleut“ angeprangert werden.

Was wirft Paracelsus den jüdischen Ärzten nun vor? Seine Vorwürfe sind ebenso vielfältig wie undifferenziert:

Der erste Vorwurf, in den „Drei Büchern der Wundarznei“ von ca. 1527/28 geäußert, lautet: Die jüdischen Ärzte suchen nach Paracelsus durch Bestechung mächtiger Patienten, Einfluß zu erlangen (6, 45). Belege dafür werden nicht angeführt.

Der zweite, kurze und bündige Vorwurf, in engem Zusammenhang mit dem ersten stehend, diesfalls den unterstellten Haß der Juden auf Christen miteinbeziehend, geht dahin, daß die jüdischen Ärzte Lügner und Betrüger seien. Sie sehen laut den – zu Lebzeiten gedruckten – „Drei Büchern von der französischen Krankheit“ (Erst-

gerichtet“ (V 18). Daß die Juden von Gott „verflucht“ seien, findet sich bei Paracelsus auch 12, 545.

druck: 1529), „daß die christen gut zu überwerfen [zu betrügen] seind und wöllen betrogen sein, haben mer lieb zu den Jüden dan zu iren brüdern" (7, 129). Noch deutlicher heißt es im zu Lebzeiten ungedruckten „Labyrinthus medicorum" von 1538: „sich haben die Jüden der arznei hoch berümpt und solcher lügen schemen sie sich noch nit. wie das sie die eltist arznei haben, sie sind auch die eltist schelmen under allen nationen [...] dan nit in der erznei sind sie erzogen und verordnet von got, sonder auf got zu warten. im alein dienen, das ist ir beruf gewesen. was sie sich weiter understanden haben, ist falsch und betrug" (11, 167).

Beide eben angeführte Stellen zeigen, daß Paracelsus seine Angriffe auf jüdische Ärzte mit allgemeinen Anwürfen gegen „die Juden" verband. Dies wird an anderen Stellen noch deutlicher. In der „vierzehent impostur, so die Juden angericht haben" in den „Drei Büchern von der französischen Krankheit" (1529) geht es eigentlich um jüdische Ärzte, doch werden generell „die Juden" beschuldigt, zu lügen und zu betrügen: „sie haben mer heimlikeit dan die christen in bescheusserei, und die christen müssens von in lernen" (7, 98). Paracelsus baut hier in einer allerdings in bezug auf die Details unklaren Stelle sogar eine regelrechte Verschwörungstheorie auf, die vielleicht auf dem stereotypen Vorwurf basiert, jüdische Gelehrte würden sich regelmäßig zum Zwecke der „Schriftverdrehung", zur Auffüllung ihrer Schriften mit Lügen und Lästerungen gegen die Christen also, versammeln.[26] Allgemeine Anwürfe

[26] Vgl. Degani [wie Anm. 11], S. 15. Laut Paracelsus hätten die Juden „auf irem leubertag" (gemeint ist wohl das Laubhüttenfest) beratschlagt, wie sie „beschirmen möchtent ire furnemen" (7, 98). Dabei sei der Gedanke aufgekommen, zu verbreiten, daß sie „etwas heimlichs" hätten, „das inen adonei geben het, mer dan den christen". Dies sei jedoch eine Lüge. Betrügerisch sei auch der Bezug auf Mose als Autorität: „sie sagen von heimlichen sondern büchern, die sie von irem rabi haben, und nemend hierin den rabi Moisen, der ist wie seine geschriften ausweisent ein löderlis arzt gewesen. sagen hierauf, das der groß Moises gewest sei, wollen also ire lügen und betrug mit dem selbigen heiligen man beweisen, der sich der arznei zu beschreiben nie understanden hat" (7, 98). Mit dem liederlichen Arzt „Rabbi Moises" ist hier wohl Moses Maimonides gemeint. Auf Maimonides gemünzt ist auch eine Stelle in den „Büchern von den unsichtbaren Krankheiten" (ca. 1531/32): „haben sie [Pseudo-Magier] mit iren eigen geistern gespilt und die ceremonien mit fasten und beten und dergleichen aufgesezt, wie dan der Jud Salomon sein spiegel und Moses librum consecrationis [...] vermeint hiemit etwas auszurichten" (9, 347). Der „Liber consecrationis" ist wahrscheinlich identisch mit dem „Liber de consecratione novilunii" aus der Yad Chazaka des Maimonides; vgl. Johann Heinrich Zedler: Grosses vollständiges Universal Lexicon Bd. 19. Halle und Leipzig 1739 (Nachdruck Graz 1961),

gegen Juden finden sich im Kontext der heftigen Attacken Hohenheims gegen zeitgenössische Ärzte in den „Sieben Defensiones" von 1538, wo es heißt: „dan ursach dieweil die Jüden als ein unnüz verlogen volk die arznei gebrauchen [...]" (11, 149).

Das vorgebliche Wissen der jüdischen Ärzte wurde Ziel weiterer Angriffe Hohenheims. Wenn sich die jüdischen Ärzte rühmen würden, ein Geheimnis von Gott zu haben, so sei dies eine Lüge: Sie haben „nichts heimlichs von gott" (7, 128), wie es in den „Drei Büchern von der französischen Krankheit" (1529) heißt. Oder an anderer Stelle, in der „Astronomia magna": Sie sind „püffel", sie haben „ihe und ihe nichts gewißt in der natur" (12, 156). Und auch wenn die jüdischen Ärzte das „Wissen" einmal gehabt haben sollten, wie es in den „Büchern von den unsichtbaren Krankheiten" nicht mit allerletzter logischer Stringenz heißt, sei das „liecht der natur gewichen von den Juden" (9, 307), so, wie das Heil Gottes von ihnen gewichen sei.

Deshalb sei auch nichts auf die angebliche Superiorität der hebräischen Sprache zu geben. In den „Drei Büchern der Wundarznei" (1527/28) notiert Paracelsus: „[die jüdischen Ärzte] geben für, wie die hebreische sprach den ganzen grund inhabe, und betrachten nit, das kein arzet under jüden nie gewesen ist; berühmen sich des Rabi Moses und das buch Nebolohu, da die gewaltigen Canones instehen, wie man rapunzli graben soll" (6, 45/46).[27]

Ad 3: Allgemeine Anwürfe

Einige der angeführten Stellen zeigten schon, daß Hohenheim bei seinen Vorwürfen gegen jüdische Ärzte nicht vor drastischer Begrifflichkeit zurückschreckte. Man könnte noch weitere Stellen anführen, alle von der Qualität, die Juden seien die „eltisten schelmen" unter den Nationen (11, 167), sie seien ein „unnüz, verlogen

Sp. 580. „Spiegel des Salomon" bezieht sich wohl auf die pseudo-salomonische magische Schrift „Speculum Salomonis"; vgl. Johann Heinrich Zedler: *Grosses vollständiges Universal Lexicon* Bd. 33, Leipzig und Halle 1742 (Nachdruck Graz 1961), Sp. 1100.

[27] Zu Rabbi Moises vgl. Fußnote 26. „Nebolohu" könnte – abgesehen von dem offenkundigen Spiel mit der hebräisch klingenden Endung -ohu (Tohuwab*ohu*, eigentlich aramäisch), die an Nebol=Nebel angehängt wurde – eine Verballhornung des Werkes More *Neb*uchim (Führer der Unschlüssigen) von Maimonides darstellen.

volk" (11, 149). Diese Vorwürfe sollen hier nicht repetiert werden. Sie lassen sich nur zum geringen Teil mit dem bei Paracelsus auch gegen „angesehene" Gegner üblichen Ton entschuldigen, der oft grob und harsch war. Zu generell ist die Tendenz, nicht etwa einzelne Juden oder bestimmte Formen der jüdischen Medizin anzugreifen, sondern auf einen angeblichen „Volks-Charakter" abzuheben. Die Form der Aussagen ist auch nicht mit dem Hinweis auf mögliche Rivalitäten mit mehr oder weniger einflußreichen jüdischen Ärzten zu entschuldigen. Auch persönliche Enttäuschung im privaten Bereich kann nicht exkulpierend angeführt werden. Zwar fühlte Hohenheim sich (wohl vor dem Basler Aufenthalt 1527/28) von einem jüdischen Patienten, der „alle welt beschissen hat", einem nicht identifizierten „Messe von Thalles" (8, 34), um seinen Arztlohn geprellt, doch bleibt diese Äußerung, in der ein Jude konkret benannt wird, singulär.

Insgesamt ist festzuhalten, daß Paracelsus in den untersuchten medizinisch-naturwissenschaftlichen und philosophischen Schriften häufig Elemente des „jüdischen Stereotyps" verwandte. Die sogenannten „alteingewurzelten Elemente" nach Degani sind vollständig vertreten: Paracelsus gibt den Juden die Kollektivschuld am Tod Christi, er schreibt ihnen Haß auf die Christen sowie Unglauben und Gotteslästerung zu, betrachtet sie wegen ihrer „Verstocktheit" als von Gott verflucht und sieht sie im Bunde mit dem Teufel. Von den „neueren Elementen" des Stereotyps im Sinne Deganis sind in den medizinisch-naturwissenschaftlichen und philosophischen Schriften v.a. die „verbrecherischen Eigenschaften" zu finden. An einer Stelle ist wohl auch der Vorwurf der „Schriftverdrehung" durch jüdische Gelehrte erkennbar. Nimmt man die – bislang allerdings noch nicht vollständig durchforsteten – theologischen Schriften hinzu, läßt sich auch die zum Stereotyp gehörige Rede von der jüdischen Wucherei belegen. In den untersuchten Schriften fanden sich jedoch nicht die extremen Anwürfe, die Juden seien „wilde Biester". Häßlichkeit wurde gleichfalls nicht als besonderes Attribut herausgestellt. Es fehlt auch die Zuschreibung von „Monstrositäten" wie Ritualmord, Hostienschändung und Brunnenvergiftung, und es fehlt der Vorwurf – für den Befund bei einem medizinischen Fachschriftsteller besonders relevant –, jüdische Ärzte würden ihre christlichen Patienten vergiften.

Es muß nun noch untersucht werden, wie Hohenheim in bezug auf die oben angeführten Fragen 1.) Glauben an die Möglichkeit der Judenmission, 2.) Bewertung der „Kabbala", 3.) Abfassung von speziellen Schriften gegen Juden und 4.) Aufruf bzw. Anhalten zu konkreten Aktionen gegen Juden zu beurteilen ist.

Ad 1: Judenmission

Angesichts der Tatsache, daß Hohenheim die Juden als von Gott verflucht ansah, ist anzunehmen, daß für ihn die Möglichkeit ihrer Bekehrung eigentlich ausgeschlossen war. Diese Unmöglichkeit – in den medizinisch-naturwissenschaftlichen und philosophischen Schriften nur implizit – wird in der theologischen Schrift „De genealogia christi" explizit gemacht: „die aber praedestinirt seindt als diese jenigen, da Christus nit will, daß die bekert werden, damit daß sie nit selig werden, seindt verdamt buben. ist uns allen wohl glaublich, daß sie vom mund auf [unmittelbar] zum teufel fahren, als die juden; haben ir urteil über sich selbs geben, da sie schrien: 'sein blut über uns und unsere kinder'. in dem urteil bleibt es [,] es wird ihn auch nit verändert werden" (Th 3, 88).[28] Auch hier wird wieder Matth 27, 25 in antijudaistischem Kontext zitiert.

Ad 2: Beurteilung der „Kabbala"

Wenn, wie oben ausgeführt, Hohenheim alles „Jüdische" in der Medizin pauschal verwirft, warum wird dann, so könnte man fragen, die sogenannte „gabalia" von Paracelsus fast durchweg positiv beurteilt?[29] Auch wenn man diesen Begriff bei Hohenheim nicht mit Kabbala als „Schlüssel zur Offenbarung Gottes" (Oberman) gleichsetzen darf (er bezeichnet damit eine Art Magia naturalis), sind Anklänge nicht von der Hand zu weisen. Hohenheim selbst wußte um die Assoziationen dieses Begriffs, und er sah sich an einer

---

[28] Die Frage nach der Beurteilung der Möglichkeit einer Judenmission in den theologischen Schriften Hohenheims bedürfte einer eingehenderen Untersuchung. Ein Zufallsfund ergab, daß Paracelsus in seinem „Anhang zum frühen Matthäuskommentar" (1525/26) die Judenmission für dringender geboten hielt als die Heidenmission, daß er also von der Möglichkeit einer Bekehrung ausging; vgl. dazu Ute Gause: *Paracelsus (1493-1541). Genese und Entfaltung seiner frühen Theologie.* Tübingen 1993, S. 252.

[29] Um nur einige Stellen zu nennen: Paragranum (8,65); Paramirum (9, 298); Astronomia magna (12, 156).

Stelle genötigt, darauf einzugehen:[30] „dise kunst hat etwan caballistica geheißen, erstlich caballa, nachfolgents caballia, aber sie ist nicht also sonder ein species magiae und nicht nectromantiae. aber also ist der rechte alte namen gewesen gaba nala von dem her, der sie gewaltig gebraucht hat und ist unter den heiden erstanden, nachfolgend in die Galdeischen und Hebreischen komen, aber von denen beiden gebösert und nicht gebessert. dan die Hebraischen haben ihe und ihe nichts gewußt in der natur" (12, 156). Die „[ars] caballistica" war für Paracelsus also ursprünglich nicht-jüdisch. Von daher ist sein Eintreten für sie kein Zeichen von Philosemie.

Ad 3: Abfassung von speziellen Schriften gegen Juden

Spezielle Schriften gegen Juden verfaßte Hohenheim nicht, so daß man sagen kann, daß die Juden für ihn keine Hauptgegner waren. Es sei auch daran erinnert, daß er ebenso stereotyp gegen Papsttum, falsche Christen, Türken, Heiden und Pseudo-Ärzte wetterte.

Ad 4: Aufruf oder Anhalten zu konkreten Aktionen gegen Juden

Direkte Aufrufe zu Handlungen gegen Juden sind von Paracelsus nicht bekannt. Allerdings ist eine Stelle zu erwähnen, die in der Konsequenz antijudaistischen Aktionen zumindest nicht widerspricht: In der – zu Lebzeiten gedruckten – „Practica auf Europa" von 1529 heißt es: „Es werden die Judischen trefflichen erfreuet werden und sterkung ires glaubens empfahen, werden auch heimlich vil christen in verzweiflung bringen. aber in disen jaren wird es nicht vollent, sonder in den nachfolgenden; sie werden Teutschland gar raumen werden" (7, 463). Hohenheim sieht demnach die Juden als „gefährlich" für die Christenheit an; da nicht anzunehmen ist, daß die Juden Europa freiwillig räumen werden – kurz vor dem Reichstag in Augsburg gab es tatsächlich einen konkreten Plan zur „Räumung", der nur durch das diplomatische Geschick des Hauptrabbiners Jossel von Rosheim verhindert werden konnte[31] – ist festzuhalten, daß Hohenheim eine gewaltsame Vertreibung zumindest stillschweigend billigte.

---

[30] Auf diese Stelle in der „Astronomia magna", die seine Einstellung zur „Kabbala" erläutert, wies im übrigen schon W. Pagel hin; vgl. Pagel [wie Anm. 7], S. 213

[31] Vgl. Oberman [wie Anm. 4], S. 159.

Zusammenfassend kann man sicher von einem Antijudaismus mittlerer Ausprägung bei Hohenheim sprechen. Zahlreiche Elemente des antijüdischen Stereotyps waren bei ihm zu finden, auch wenn die schlimmsten Vorwürfe ausgespart blieben. Auch wenn Hohenheim kein direkter Vorläufer des nationalsozialistischen Antisemitismus war, so ist doch in bezug auf die feindliche Einstellung zum Judentum eine unheilvolle Kontinuität festzustellen. Eine besondere Verpflichtung zum Hinweis auf diese Tatsache besteht sicher darin, daß dieses antijudaistische Stereotyp leider auch heute noch virulent ist.

PARACELSIANS VERSUS ANTIPARACELSIANS: GERMAN DOCTORS AGAINST JEWISH PHYSICIANS IN FRANKFURT AM MAIN 1618-1645

Joseph Levi

A modern description of the history of Jewish medicine in Germany in the Middle Ages and the Early Modern Period has yet to be written[1].It is an important topic both for German-Jewish history and for the history of science and medicine in German's Early Modern Period. Jewish physicians were present in the European courts and were part of the scientific community and fabric[2]. In the Early Modern Period Jews and converts of Jewish origin were present in the south and the north of Germany[3]. In the city of Frankfurt a.M. Jewish physicians served as town physicians as early as 1394[4]. Solomon Pletch, for instance, came to Frankfurt from Ratisbon and received for his service 36 florins per year and six yards of cloth, as other city functionaries received[5]. Later on and throughout the 15th, the 16th and the 17th centuries, Jewish presence intensified and Jews were serving the larger population. By the

---

1 The classical work on the subject still remains Horoviz, Marcus: *Jüdische Ärzte in Frankfurt.* In: *Beilage zum Jahresbericht der israelischen Religionsschule*, Frankfurt am Main, 1886.

2 See Bruce T. Moran, *The Alchemical World of the German Court*, Sudhoffs Archiv, 29, 1991.

3 See Friedenwald, Harry, *Jewish Luminaries in Medical History*, Baltimore, The Johns Hopkins U.P. 1946, and also Moreno-Carvahlo, Francisco, *Yaakov Rosales: Medicine, Astrology and Political Thought of a 17th-Century Jewish-Portuguese Physician*, Korot, *The Israel Journal of the History of Medicine and Science*, Vol.10, 1993-1994, pp. 143-156.

4 On Jewish Physicians in Frankfurt am Main see Horoviz, M. *Jüdische Ärzte in Frankfurt*, Frankfurt am Main, Kauffmann, 1886; Kracauer, I., *Geschichte der Juden in Frankfurt am Main 1150-1824*, Frankfurt am Main, Kauffmann I., 1927, 257-271.; Ettlinger, *Elle Toledot, Ms.*, Frankfurt Jewish Museum; Leibowitz, Joshua O., *Town Physician in Jewish Social History*, International Symposium on Society, Medicine and Law, Jerusalem, March 1972, Amsterdam, Elsevier, 1973, pp.117-124; Stricker, W., *Geschichte der Heilkunde und der verwandten Wissenschaften in der Stadt Frankfurt am Main*, Frankfurt am Main; Rezler, H.J., 1847, pp.66-70.; Arnsberg, Paul, *Geschichte der Frankfurter Juden seit der französischen Revolution*, Band II, pp. 255-256, 268-269; see also *Chronik der Ärzte Manheims, 350 Jahre Medizin in der Stadt der Quadrate* (O.H. Gawliczek, Walter E. Senk and Hans-Otto Hatzig eds.) paragraph 13, Jüdische Ärzte.

5 Horoviz, op. cit. p.6.

end of the 17th century a Jewish town physician from Frankfurt wrote an encyclopedic work on medicine in Hebrew: „The Harmonia Wallicha" by Abraham Wallich[6]. Frankfurt a.M., then, represents an interesting case-study for the historical description of Jewish medicine in Germany. In the present paper, we will concentrate on one particular period, the first half of the 17th century, and will try to describe some of the particular contributions the Jewish presence made to the city's medical culture.

Jewish life in the city of Frankfurt went through some major changes in the early 17th century. The growing merchant middle class used the Jewish presence as a tool to further their struggle against the leading class of the City Council[7]. By 1612 an anti-Jewish riot took place. It was led by Fettmilch and the merchant class in their efforts to gain a larger share in running the city life[8]. As Soliday has shown, the fight against the Jews was guided by the same principles as the fight against other non-German groups in the city such as the Italian merchants. In their efforts to deal with this economic and social conflict the elders of the City Council had to protect their position vis-a-vis the authority and the interests of the Emperor and of the merchant class. Caught between these conflicting forces, they tried to satisfy all the parties. This policy resulted in an intended gap between passed regulations and reforms and their implementation. At the same time, they also had to guarantee the position of the city of Frankfurt as an economic and international European center[9]. In the wake of the 1612 riot, the Jews were initially ordered to leave the town, but as a result of an intervention by an Imperial commission, they were allowed to come back and their former rights were restored[10]. Throughout the 17th

---

[6] Abraham Wallich, *Harmonia Wallichia Medica – Sefer Dimyon Ha Refu'ot*, Frankfurt am Main, Johannes Wust, 1700. See also Tuviah ben Moshe Ha-Cohen, *Ma'aseh Tuviah*, Venice, 1708 (2nd ed.). On him see Ruderman, D.B., *Jewish Thought and Scientific Discovery in Early Modern Europe* (Yale U.P. 1995) Chapter 8, pp. 229-256.

[7] See Gerald Lyman Soliday, *A Community in Conflict – Frankfurt Society in the 17th and Early 18th Centuries*, University Press, 1974, pp.175-198.

[8] Kracauer, I., *Die Juden Frankfurts im Fettmilch'schen Aufstand 1612-1618*, in: *Zeitschrift für die Geschichte der Juden in Deutschland Band 4* (1890), p. 127-169, p. 319.365; *Band 5* (1891), p. 1-26.

[9] Soliday, *The Polity and Society*, part one, pp. 29-32; part four, pp. 175-198. See also Bothe Friedrich, *Der Frankfurter Fettmilchaufstand 1612-1614 im Rahmen der deutschen Politik* Typescript in the Frankfurt City Archives, c.1925, also mentioned by Soliday.

[10] Soliday, p. 175-178; Kracauer, *Die Frankfurter Juden im Dreißigjährigen Kriege*, pp. 2-6.

century, however, the merchants continued to pressure the City Council to restrict the activities of Jews and other minorities in the town. The City Council, as we have said, navigated between the conflicting interests by accepting some demands and rejecting others or simply by not implementing its own new orders and regulations[11].

This social and economic tension had an effect on the position of the Jewish physicians in the town. It provides us with the background against which anti-Jewish polemics in medical matters should be read and understood. Indeed, the language used in medical polemic was often religious and professional. Moreover, during the 17th century the medical profession itself went through some major changes in Frankfurt. Anti-Jewish argumentation also served the interests of different parties in the medical culture discussion[12].

The City Archives of Frankfurt supply interesting material regarding the history of medicine in the City. It relates both to German and Jewish physicians and give us the possibility to evaluate some aspects of their relationships[13].

Jewish physicians had been registered and enrolled as Town Physicians since the Middle Ages[14]. Until 1612 Jewish physicians were allowed to treat Christians as well as non-Christians. They were allowed to prepare their own remedies and also served as pharma-

---

[11] Soliday, p. 176; pp. 181-182.

[12] See: Stricker, Wilhelm, *Beiträge zur ärztlichen Culturgeschichte*, Frankfurt, 1865; Landau, Richard, *Geschichte der jüdischen Ärzte*, Berlin, 1895; Kallmorgen, Wilhelm, *Siebenhundert Jahre Heilkunde in Frankfurt*, Frankfurt, 1936; Horoviz, Marcus, *Jüdische Ärzte*, op.cit.; Dietz, Alexander, *Frankfurter Handelsgeschichte*, vier Bände, Berlin, 1949; Schone, Albrecht (Hrsg.), *Stadt, Schule, Universität, Buchwesen und die deutsche Literatur im 17. Jahrhundert*, München, 1976; Diehl, Wilhelm, *Das juristische und medizinische Spezialstudium an den Universitäten Gießen und Marburg in der ersten Hälfte des 17. Jahrhunderts*, in: *Med.Hist. Journal Bd.12*, Heft 1/2, S. 1-6; Elkes, Barbara, *Medicus und Medikaster- Zum Konflikt zwischen empirischer und akademischer Medizin im 17. und frühen 18. Jahrhundert*, *Med.Hist. Journal 22*, 1987, pp. 197-211. See also: *Frankfurt City Archives (Stadtarchiv Frankfurt)*, Regulations for Medici ordinari D.54, T.4, fol1., pp. 8, 17, 34, 44-81; as for relations between Medici Medicastros Apotheker and Materialisten, see D.53, T.17, (244) Fol.1-9, and D.51, T.11, (Medicinalia 238, f. 23 and f. 31-35).

[13] Information about Jewish physicians included in the City Archives of Frankfurt is described in Ettlinger, Fritz, *Elle Toledot*, Ms., The Jewish Library of Frankfurt's Jewish Comunity.

[14] See Ettlinger, Fritz, *Elle Toledot*, II. Band (2nd chpt.), and Horoviz, op.cit. pp. 3-8; Kracauer, *Geschichte der Juden in Frankfurt am Main*, p.259-263, Stricker, W., *Geschichte der Heilkunde*, p.66-70.

cists or apothecaries[15]. Claims and complaints against Jews are reported in the City Archives throughout the 16th and 17th centuries[16]. In 1509 the physician Roeslin, known as a follower of Paracelsus, asked for permission to serve as a physician and get a license as other Jewish men and women did[17]. In 1574 another Paracelsian Physician Lonicerus complained to the „Rath" that non-Jewish physicians do not want to come to Frankfurt as the town is known for its Jewish physicians[18].

This is the first indication of the growing conflict between town physicians of a paracelsian milieu[19] and Jewish town physicians. Some five years later, in 1579, Lonicerus and another physician, Floch, complain to the „Rath" that Jews were in fact practising without any formal license. The Council responded by forming a committee whose task was to issue such licenses[20]. This form of complaint intensified, though, as the Fettmilch riot approached. By 1602, a complaint was reported against „Aaron zum gelen Rosen" and „Samuel zum weissen Lamm", for practising without a license, and again in 1617 the recently appointed city physician accused a Jewish physician, Dr. Schlam Judas zum Rindfuss, of working without a license[21].

These claims against Jewish physicians may be understood as

---

15 Ratsprotokolle, 1595, p.26 ff. Ettlinger, II, p. 140 ff.

16 *Medicinalia*, Nr.250, D.53, T.23, f.16-28, 32-35.

17 Stricker, p.68; Kudlien, Rudolph, *Some Interpretive Remarks on the Antisemitism of Paracelsus, Essays in Honour of Walter Pagel*, pp.121-125; Horoviz, p.10.

18 Stricker, p.68-69; Kudlien, p.124.

19 See Ettlinger, II, 148 for the popular complaints against Jewish physicians, for example of Dr. Stuppe, Dr. Palmarius and Dr. Lonicer (1586)(based on D.50, IV, p.135), and again in 1589 a complaint against Aron zur gelben Rose Dewle Auerbach and on the other hand a permission to Smul zum Lamm to produce remedies (Ratsprotokolle 1595, 26ff.; Ettlinger, II, p.150.). For a modern reinterpretation of this issue in the context of national-socialism, see: Gottlieb Sepp, *Paracelsus als Kämpfer gegen das Judentum*, Deutsches Ärzteblatt LXXI, 1941, p. 326-328, and Kudlien, p.121, note 2. For a more general description of Paracelsian medicine and the conflict between popular and learned medicine see the classical work of Walter Pagel, *The smiling Spleen, Paracelsianism in Storm and Stress* (Karger, Basel, 1984); and Keith Thomas, *Religion and the Decline of Magic*, London, Weidenfeld, 1971. See also *The Town and State Physician in Europe from the Middle Ages to the Enlightenment*, Andrew W. Russel (ed.), *Wolfenbütteler Forschungen 17*, Wiesbaden, Harassowitz, 1981; For a sociological analysis of the problem see Jütte, Robert, *A 17th-century German Barbersurgeon and his Patients*, Medical History, 1989, Nr. 33, pp.1184-189. For Frankfurt see: Oswald Feis, *Aus der Praxis eines spätmittelalterlichen Frankfurter Stadtarztes*, Sudhoffs Archiv, 1923, Nr. 15, p. 98-104.

20 Kudlien and Stricker op.cit., Ettlinger II, p.148-159, *Medicinalia*, xxiii, 86.

21 Ettlinger, III, p. 229-239.

signs of growing social tension between corporations rather than being directly connected to Jews as religious opponents. The local middle class had increased in size during the 16th century, producing new offers and demands in commercial affairs and in medicine as well[22]. But the conflict may also be understood as stemming from a Lutheran and Paracelsian background. Luther, as we know, was opposed in his later years, to seeking treatment by Jewish physicians[23]. It should be seen as part of his change of attitude toward the Jews. Even Reuchlin, the pro-Jewish humanist, was induced by popular attacks against his pro-Jewish attitudes to take an anti-Jewish stand on Jewish medicine[24]. It is no wonder then, as Kudlin points out, that both Paracelsus and his two followers in Frankfurt, the physicians Roeslin and Lonicerus, just mentioned, took a stand against Jewish physicians[25]. An anti Jewish position in medical matters was, in fact, one of the channels through which the discussion between old and new systems of knowledge, and old and new social orders took place.

Paracelsus himself was not in favour of Jews and Jewish medicine[26]. Jewish medicine represented the book knowledge he intended to reject[27]. Many Jewish physicians were educated in Padova, the only medical institution open to Jews in the Early and Late Renaissance period. They were not good candidates for Paracelsian teach-

---

[22] Soliday, part one.

[23] Luther, *Tischreden*, Titel 75, „Gang jüdischen Glaubens", p.92-93. *Elle Toledot*, II, p.147. Kudlien, p.123, based on Friedenwald, I, p.54.

[24] Kudlien, p.132, notes 11-13.

[25] Kudlien, op.cit., Ettlinger, II, 157, and also Elkers, Barbara, *Medicus und Medikaster*, op.cit.

[26] On Paracelsus' anti-Jewish positions see Paracelsus, *Sämtliche Werke*, ed. Karl Sudhoff and Wilhelm Mathiessen, Munich and Berlin, 1922-33, vol.X, 436, XI, 149 and 167, XII, 156 ff. See also, Pagel, Walter, Paracelsus: *An Introduction to Philosophical Medicine in the Era of the Renaissance*, Basel and New York, 1958, 44 and notes 131 and 313, and Kudlien, R., op.cit. p.121 and notes 1,10 and 11.

[27] On Paracelsus and the book knowledge see Kudlien op. cit.; Pagel, op.cit. p.213. See also Norpoth, Leo, *Paracelsus a Manierist?*, in: Essys in Honour of Walter Pagel, op.cit. p.133.; Hannaway, Owen, *The Chemists and the Word: The Didactic Origin of Chemistry*, Baltimore and London, 1975.; Eamon, William, *Science and Popular Culture in Sixteenth Century Italy*, The 16th Century Journal, 16 (1985), pp.471-485.; Pagel Walter, *Parcelsus and the Neoplatonic and Gnostic Tradition*, in: *Ambix*, 8 (1960), pp.125-166 and Guinsburg, Arlene Miller, *Die Ideenwelt des Paracelsus und seiner Anhänger in Hinsicht auf das Thema des Christlichen Magus und dessen Wirken*, in: Salzburger Beitraege zur Paracelsusforschung 22 (1981), p. 27-54.

ings[28]. Paracelsus, as we know, also rejected Pico's *Prisca Theologia* claim which regarded the Kabbalah as of ancient Jewish knowledge. For him, neither medicine nor Kabbalah had anything of Jewish origin–no doubt an unusual position in the Renaissance and late Humanist context[29]. Anti-Jewish claims adressed to the City Council of Frankfurt could thus serve the interests of various groups in the population: the growing merchant middle class; the

[28] See A. Modena and E. Mopurgo, *Medicini e chirughi ebrei dottorati e licentiati nell 'Universita' di Padova dal 1617 al 1816*, ed A. Luzzato, L. Münster and V. Colorni, Bologna, 1967; Soave, M., *Medici ebrei laureati nell 'Universita' di Padova*, 19, 1986, p. 145-156. For a recent description of this topic see Rudermann, D., *Jewish Thought and Scientific Discovery in Early Modern Europe*, (Yale U.P., New Haven, 1995), chpt. 3, pp. 100-118.

[29] On Paracelsus in Italy see: Bianchi, Massimo Luigi ed. and trs., *Theoprast von Hohenheim detto Paracelso, Contro i falsi medici, sette autodifese*, Bari, Laterza, 1995, Introduction, pp.VII-LXII. On perceptions of Jewish Kabbalah during the Renaissance see: Garin, *Magia e astrologia nella cultura del Rinascimento* and *considerazioni sulla magia* in: *Medioevo e Rinascimento. Studi e Ricerche*, Bari, 1973. Garin, E., *L'umanesimo italiano e la cultura ebraica, Storia d'Italia, Annalia 11*, Einaudi, 1996, pp. 361-381; Vasoli, Cesare, *La tradizione cabbalistica e l'esperienza religiosa christiana del rinascimento, Italia, vol.XI*, 1994, pp.11-37; Blau, J.L., *The Christian Interpretation of the Cabbala in the Renaissance*, New York, 1944; G.G. Scholem, *Zur Geschichte des Anfangs der christlichen Kabbala*, in: *Essays presented to Leo Baeck*, London, 1954; Secret, F., *Les Kabbalistes Chrétiens à la Renaissance*, Paris, 1964; *Le Zohar chez des Kabbalistes Chretiens de la Renaissance*, Paris-La-Haye, 1964; *L'Inerpretazione della Kabbala nel Rinascimento*, in: *Convivium XXIV*, 1956, pp. 511-514; Idel, M., *Kabbalah, New Perspectives*, New Haven and London, 1988; Idel, M., *Major currents in Italian Kabbalah between 1560 and 1660, Italia Judaica*, vol.2, *Gli ebrei in Italia tra Rinascimento ed eta'barocca*, Rome, 1986, pp.243-262; Idel, M., *The Magical and Neoplatonic Interpretation of the Kabbalah during the Renaissance*, in: Cooperman, B. (ed.), *Jewish Thought in the 16th Century*, Cambridge, Mass., 1983, pp.186-242; Idel, M., *Particularism and Universalism in Kabbalah, 1480-1650*, in: B. Ruderman ed., *Essential Papers on Jewish Culture in Renaissance and Baroque Italy*, New York and London, 1992, pp. 324-344, 345-368; Idel, M., *Kabbalah, Platonism and Prisca Theologia: The Case of R. Menaseh ben Israel*, in: *Menasah ben Israel and his World*, Y Kaplan, H. Mechulan, R. Popkin eds., Leiden, 1989, pp. 207-219; *Altman Lurianic Kabbalah in a Platonic Key: Abraham Cohen Herrera's Puerta del Cielo*, HUCA, 53, 1982, pp.317-352, repr. in Altmann, *Von der mittelalterlichen zur modernen Aufklärung*, Tübingen, 1987, pp.172-205; Ruderman, D., *Kabbalah, Magic and Science*, Cambridge, Mass., 1984: Ruderman, *The Italian Renaissance and Jewish Thought*, in: *Renaissance Humanism: Foundations and Forms*, A. Rabil Jr. (ed.), 3 vols., Philadelphia, 1988, I., pp.404-412; Ruderman, *Jewish Thought and Scientific Discovery in Early Modern Europe*, Yale U.P., New Haven, 1995, chpt. 4 and 5, pp.118-185; Funkenstein, Amos, *Theology and Scientific Imagination from the Middle Ages to the 17th Century*, Princeton, 1986, Index-Kabbalah and pp. 57-80; Copenhaver, Brian, *Jewish Theologies of Space in the Scientific Revolution: Henry More, Joseph Raphson, Isaac Newton and their Predecessors*, in: *Annals of Science, 37*, 1980, pp.489-548; J.E. McGuire, *Neoplatonism and Active Principles: Newton and the Corpus Hermeticum*, in: *Hermeticism and the Scientific Revolution*, ed J.E. McGuire and Robert Westman, Los Angeles, 1977, pp. 95-150; and Levi, Joseph, *Kabbalah and Science in the Early Modern Period* (in Hebrew); Mahanain, *A Quarterly for Studies in Jewish Thought and Culture*, 6, Oct.1993, pp.152-162.

growing class of qualified doctors, the „physici" class, interested in ensuring its role in the medical profession and establishing its control of it; and the Paracelsians as a growing party within the medical profession itself.

What, then, was the position of the City Council of Frankfurt? As we have said until 1612 Jews were permitted to treat non-Jews and compete with the pharmacists („apotheker") as well. Only after the 1612 riot did the regulations change, for both Jews and German physicians. From 1612 onward, in order to become a town physician a licence (Matrikel) was needed, to be followed later by a formal exam[30]. Ordinary town physicians were organized in three categories (Physici, Barbieri, and non-professionals without a license.)[31]. Jewish physicians, for their part, were recognized as well as town physicians but, as in other commercial fields, they were formally allowed to work only within the Ghetto limits (the Judengasse) and were formally restricted in the service they could offer to non-Jewish patients[32]. Within the city they could serve Jewish patients alone; service to non-Jewish patients could be offered only to those patients who lived outside the city limits[33].

Between 1612 and 1630, the Council registered and licensed twelve German town physicians[34]. The position of the Jewish physicians was somewhat more complex. Although their rights had formally been restored, pressure to restrict their licensing increased. In one case in 1616 Abraham Hellen's rights to serve as a physician to non-Jews as well as his rights to prepare medications were fully re-

---

30 See Ettlinger, II, p. 154; Apothekenordung, 17, V, 1601; *Medicinalia*, 53, XXIII; D.50, III f.50; D.50, IV, 1602 deal with regulations concerning the Jewish production of pharmacies. Also: *Medicinalia*, D.50, f.50, and *Medicinalia*, D.53, XXIII, f.1ff. (1617), and the Ratsprotokolle 1608-1616, deal with the special case of Slom zum Tannenbaum and his license as a doctor and as a pharmacist before and after the Fettmilch storm. See also Ettlinger, III, p. 235-236.

31 See Stricker, op.cit., pp. 32-70.

32 Soliday, p. 175-198; Horoviz, p. 8-13; Kracauer, p. 260-262.

33 ibid. See also Leibowitz, Joshua, op.cit., p.121.

34 *Medicinalia*, Nr.250, D.53,T.23, f.20-21 contains regulations regarding Jewish physicians from 14.1.1630 as a result of complaints from Herius Lettelbach, Henricus Catanicus, Abrahamus Hatmany, and then F.26-28 contains complains against Jewish physicians dated 10.2.1631. See also pages 16-28 and 32-35. On page 67 we find complaints of physicorum ordinarium against empiricus and Judaeus dated 1657. On pages 39-40 we find regulations regarding medical titles from 1650. Other pages of this collection contain the recognition and regulation of various titles of Jewish town physicians throughout the 17th century. See also Ettlinger, II, p.159.

stored through intervention by the City Council[35], although additional complaints were immediately addressed to the City Council. In effect, from 1623 and throughout the entire century four Jewish physicians were recognized as town physicians and were formally allowed to serve the Jewish population in the Ghetto and non-Jewish population outside Frankfurt[36]. As was the case with the merchants' complaints against Jews expanding their commercial practice, medical restrictions were not fully kept. Competition continued and with it the gap between formal regulations and every day practice grew larger. The struggle against Jewish physicians had a clear social-economical background: it served the cause of the burghers against the City elders, but it served also the cause of the „physici" in their fight against other professionals in the field of medicine.

By disqualifying the Jewish physicians the medical doctors wished to disqualify other professionals in the field and gain social support for their purpose. The most active within the German physicians' group were physicians of a Paracelsian inspiration. In a need of legitimacy they joined efforts with the „physici" to disqualify the Jews and all other professionals in the field. Thus, for example, a leading figure in the struggle of both the „physici" and the Paracelsian milieu, Ludwig von Hoernick – to whom we shall return shortly – disqualified all the non-licensed in the field: „Alte Weiber ... unbefugten Aerzten ... Harnpropheten ... Juden ... Kühe und Kälber Arzt ... Pseudo-Paracelsisten...Zigeuner etc."[37]. The fact that most of the Jewish physicians had their degrees from Padova and had a theoretical background in medicine made the issue yet more complex.

Thus, on August 16, 1618 , we find von Hoernick protesting to the

---

35 Horoviz, p.10-11, and Ettlinger, III, p. 236-239; see von Hoernig, *Judenarzt*, p.89, 121, 165-169, 220-222.

36 Ettlinger, II, p.159 gives the following list of Jewish town Physicians: 1594-1630 Slom zum Tannenbaum, 1618-1626 Bernassar, 1623-1675 Awron Helen, 1623-1654 Itzek Helen, 1626-1654 Itzek zum Salm, 1630-1642 Joseph Delmedigo to be followed between 1645-1666 by his son in law Zalman Bingen. Thus between 1623 and 1626, and between 1640 and 1650 four Jewish City Physicians served as Town Physicians.

37 Ludwig von Hoernig, *Politia Medica*, Frankfurt am Main, 1638. See also: Stricker, W., *Ludwig von Hoernig*, from: *Archiv für Frankfurts Geschichte und Kunst, Neue Folge, IV.Band*, Frankfurt, 1869, p.241 and his *Beiträge zur Ärztlichen Geschichte*, Frankfurt am Main, 1865, p.163.

Council against a Jewish physician, Jacob Bonaffes (filius Joseph Bonaffes of Constantinople)[38]. His complaint consists of the following arguments: (1) Bonaffes did not pass a City professional exam. (2) He claims he was educated in Padova but brings no proof or evidence. (3) He has absolutely no knowledge of Latin. (4) His scale and weights are completely disqualified, as they fail to comply with the city regulations and as a result Bonaffes cannot be considered a valid producer of medications, and finally[39] (5) he treats patients outside the Ghetto.

Arguments (1), (3) and (5) obviously relate to a violation of the city regulations. Number (4) reflects the growing tension between physicians and apothecaries. After the 1612 riot, there was a struggle against continuing to allow Jewish doctors to produce their own remedies. As we see, this struggle was not related to Jews alone but represented a more general issue of medical policy, namely: the control of the medication market as an economic force and as an important and instrumental means of determining the philosophy of the profession. By excluding Jews from production, Paracelsian and other groups could have more space for their own remedies. The second argument von Hoernick raised against Bonaffes, i.e., Bonaffes' poor knowledge of Latin, is of special interest to our discussion. Von Hoernick's insistence on the Jews' poor knowledge of Latin could stem from a humanistic-rhetorical tradition, or alternatively, from an inverted anti-Paracelsian attack von Hoernick is directing against Jewish physicians, using the same campaign arguments that had been made against the Paracelsian. In fact one of the main chapters of his book against Jewish physicians is wholly devoted to the knowledge of Latin among Jewish physicians[40]. It serves him in disqualifying the Jews as possible „physici" and in his

---

[38] The City Archives, *Medicinalia*, Nr.250: D.53, T.23, f.9-11.
„ego Doctor Jacob Bonaffes filius Joseph Bonaffes constantinopolitani" see also folios 4 and 7-8, see von Hoernig, *Judenarzt*, pp. 207 and 256; pages 336-375 contain a call for Christians not to visit Jewish physicians.

[39] See note 31 and 34.

[40] Von Hoernig, *Medikaster Apella oder Judenarzt*, Strassbourg, 1631, chpt.4. It is interesting to note that v. Hoernig recommended that a good physician should know, besides Latin, the following languages: German, Greek and Arabic, in order to be a good rhetorician and politician. Besides languages a physician should have knowledge of Rhetoric, Anatomy, Mathematics, Geometry and Surgery. It is also better to have a physician who traveled and saw many places than one who stays firmly at home. We see clearly, how in von Hoernigs medical culture Humanistic and Paracelsian ideas converge.

effort to disqualify them on practical grounds: no pharmacist could read or understand their Latin[41]. Finally, it helps him in disqualifying them as possible pharmacists /apothecaries. By arguments which were raised against Paracelsians and turning them against the Jews, von Hoernick tried to gain legitimacy for a learned local Paracelsian tradition.

The local German physicians' fight against local Jewish physicians was organized, then, along two strategies: first, by complaining to the City Council of violations of the City regulations by Jewish physicians. In this they followed the same lines as the merchant middle class. The second strategy was to discredit the Jewish physicians' professional work. Thus, in 1628 we find a claim raised against Jewish physicians signed by the local German physicians: Henricus Lettlbach, Henrius Catonieu, and Abrahannis Griss[42]. In 1630 and 1631, complaints are reported against the Jewish physician Abraham Ljilla[43]. By 1653 we find new complaints against a Jewish town physician named Salomon Bingen[44]. The complaints are of the same type as the ones formulated against Bonaffes: Jews are not following the city regulations. They treat non-Jewish patients and are incompetent in their practice. Their practical and theoretical preparations do not comply with the city regulations. They abuse the patients and their remedies cause death.

The antagonism between German and Jewish town physicians thus had various motives. Along with the political motives mentioned above, there were motives related more strictly to the history of the medical profession in the city. Thus, by the year 1630 we find in the City Archives documents regulating the status of the different medical professions in the town[45]. Regulations for accepting Medici

---

41 Von Hoernig, *Judenarzt*, pp. 141-229.

42 City Archives, *Medicinalia*, Nr. 250, D.53, T.23, f.20-21, 14.1.1630.

43 City Archives, *Medicinalia*, Nr. 250, D.53, T.23, f.32-35. See also p.30 and 37 which contain complaints against Awron Helen zum Roten Hirsch and Itzek Helen zum Roten Hirsch. On the other hand p. 36-37 contain a confirmation of Itzek Helen's license as a Town Physician. See v. Hoernig, *Judenarzt*, p.89, 160, 166-167, 200. Awron Helen is accused by von Hoernig of charging too high a price for his remedies, of seducing women in front of their husbands by using specific medicines, of ordering the backing of remedies as Jews are doing it for the 3 (!)-Shabat breads and finally of inadequately treating a 14-year-old boy who eventually died.

44 City Archives, *Medicinalia*, Nr. 250, D.53, T.23, f.32-35, p.48. See also p. 28, in which the study curriculum of Salomon Bingen as well as his titles are recognized by the Rat authorities.

45 *Medicinalia*, D.50, T.4, fol.1.

ordinari as town physicians are established. In addition to a period of practice they include an established measure of theoretical knowledge. In the same year regulations regarding Jewish physicians are formulated. They reiterate that Jews are not allowed to work outside the Ghetto or have Christian patients, and that they must pass a theoretical exam after practising for some years under the supervision of a recognized physician[46]. Once again, the profession's internal problems go hand in hand with the regulation of the Jewish professionals. While accepting the demand to regulate the status of the different medical professions – Materialists, Chirurgi, Apotheker and eventually Physici – the council is careful not to cede to the demand to exclude the Jewish physicians from the profession. On the contrary, the Jewish position is given formal status and they are once again recognized as town physicians.[43] Not surprisingly, complaints continued to reach the Council.

At this point I would like to describe two important figures who operated in Frankfurt between 1630 and 1645. Both were town physicians in Frankfurt, and both studied medicine in Padova. The difference in their interest and Weltanschauung exemplifies, in my opinion, how precise we must be in studying the variations between schools of thought in the 17th century. One of these figures was German, of Paracelsian influence, and the other a Jew, who followed the Hippocratic tradition in medicine, the new science of Galileo and Kepler and the new algebra of Nepier, von Landsberg and Faulhaver.

Ludwig von Hoernick, the German physician mentioned earlier, was born in Darmstadt or Frankfurt a.M. in 1600[47]. He may have been aware of the anti-Jewish riot of 1612 as a young boy[48]. He

---

[46] Ettlinger, II, p.160; *Medicinalia*, XXIII, p. 86. See also the memorbuch of the Jewish community of Frankfurt (now located in Jerusalem, The University and National Library, Archive for the history of the Jewish people, Nr. 265), July 1645, 21 Elul, 5405, which regulates internally the situation of the community town physicians. For more details see *Medicinalia*, D.53, T.23; D.50, T.4.

[47] Stricker, W., *Ludwig von Hoernig – Ein Charakterbild aus der Geschichte der Medicin*, in: *Archiv für Frankfurts Geschichte und Kunst, Neue Folge, Band IV*, 1869, pp.237-246; *Biographisches Lexikon der hervorragenden Ärzte aller Zeiten und Völker*, ed. Dr. August Hirsch, Urban & Schwarzenberg, Berlin-Wien, 1931, pp.251-252; Kallmorgen, Wilhelm, *Siebenhundert Jahre Heilkunde in Frankfurt am Main*, Frankfurt am Main, 1936, pp. 302-303. See also: Maeder, Markus, *Ludwig von Hoernig – Arzt, Jurist und Bücherkommissar im 17. Jahrhundert*, Diss. Med. Fakultät der Universität Bern, s.d.

[48] See Maeder, Markus, p.7 n.13, based on Elbogen, Ismar and Sterling, Eleonore, *Die Geschichte der Juden in Deutschland*, Frankfurt, 1966.

studied medicine in Padova, some years after his Jewish colleague, Joseph Shelomo Delmedigo, had left Padova to return to his native country – the Venetian ruled island of Crete. After the period in Padova, von Hoernick continued his studies in Strassburg where he became acquainted with the Paracelsian tradition. He was a physician in Frankfurt from 1625 onward, and was personally involved in the struggle of the town physicians to consolidate their position vis-a-vis the Jews and the other medical professionals. After leading the campaign in Frankfurt, von Hoernick became interested in medical law and in 1651 was nominated as professor in Mainz. He had converted by then to Catholicism and for a time was the Imperial book censor in Vienna. He himself wrote and published a variety of books, among them one from 1649 on his conversion. From the Frankfurt period, we have five of the books he wrote:

1. The Camphorae Qualitatibus (Ulm, 1628)
2. Medicaster Apella oder Judenartzt (Strassburg, 1631)
3. Langen-Schwalbacher Saurbrunnen und Bader sampt deren Eigenschafft und Gebrauch (Frankfurt a.M.1632; Myntz, 1658)
4. Wissbades Beschreibung (Frankfurt a.M. 1637, 1662)
5. Politica Medica (Frankfurt a.M. 1638 and 1645) [49].

In these books, Jewish physicians are furiously attacked over and over again. They are accused of:

(1) Having poor Latin.
(2) Producing remedies against the city regulations.

---

[49] The medical works include the following: *De Camphorae Qualitatibus*, Ulm, 1628; *Langen-Schwalbacher Sauerbrunnen und Baeder sampt deren Eigenschafft und Gebrauch*, Frankfurt, 1632, Mainz, 1658; *Wissbades Beschreibung*, Frankfurt, 1637, *Gründliche Antwort auf die Frage: Ob die Composition und Praeparation der Arzeneyen den Materialisten und Trochisten zu gestatten sey?*, Frankfurt, 1643, Ulm, 1645; *Nuetzliche und curiose Fragen, die Apothecker und Materialisten betreffend samt dero gruendlichen und richtigen Beantwortung*, Frankfurt, 1697; Wuergengel, *Von der Pestilenz -Namen / Eygenschafft / Ursachen / Zeichen / Praeservation / Zufaellen / Curation*, Frankfurt, 1644; *Ein ABC von Medicastris*, s.d.l.s.; *De Regali Postrum Jure*, Wien, 1649, Frankfurt, 1663; *Tractatus de Commissriis et Commissinibus*, s.d.l.s.; *Stella notariorum*, 1645; *Bestaendige in jure et facto vest gegruenden abfertigung Nuerbergischer vermeinter Refutation, das Kayserliche freye Postwesen und dessen angehoerige Person betreffend*, 1650. For a description of these books, see Stricker, *Archiv für Frankfurts Geschichte und Kunst*, op.cit. A full list of von Hoernig's books including those related to medical law is contained in Maeder, pp. 70-72.

(3) Having a bad reputation in Frankfurt's pharmacies for their erroneous remedies, their faulty Latin orthography, and their illegible handwriting.
(4) All this explains why their remedies often kill the patient instead of healing them.
(5) Their medical practice is poor to bad, and they fail to distinguish between different cases; for that reason they very often bring death to the patient rather than health.
(6) They have poor and strange diagnostic means which lead them to disregard very basic symptoms.
(7) They abuse their patients both sexually and economically.
(8) They seek out the new and have no respect for tradition. They advertize non-professional doctors as professional ones in order to gain more patients.
(9) Their rare remedies were stolen from Christian doctors.
(10) They use black alchemy to produce remedies which at first glance help the patient but later bring about his death[50].

As I have suggested, some of these accusations were first directed against the Paracelsians. Von Hoernick inverted them and used them against the Jews. But to what extent was von Hoernick himself a Paracelsian? His attitude both resembles and differs from the Paracelsian position. One major difference from the Paracelsians is his attitude towards the history of medicine. In describing the history of medicine in the first chapters of his Medicaster Apella, he follows the Christian-humanistic tradition. According to his view, medicine originated with divine revelation to Moses. Moses, and later Solomon had knowledge of the natural causes.

Along with Reuchlin and the Humanist tradition he attributes the origin of medical knowledge to the Jews[51]. It is only after the Jews betrayed biblical tradition that they lost this wisdom. God, through Moses, gave medical knowledge to humanity[52]. That knowledge, however, concerned natural causes. He cites Flavius Josephus' claim that King Solomon had 3000 books on nature, con-

[50] Von Hoernig, *Medicaster apella oder Judenarzt*, chpt. IV, and pages 225-248, 73-77, 84-89, 91ff.

[51] *Judenarzt*, chpt. I. For the general topic see Friedenwald, H., *The Jews and Medicine*, Baltimore, 1944, I., p.49; Kudlien, p.126, No.11.

[52] *Judenarzt*, pp. 5-11.

taining knowledge of animate and inanimate organisms on the earth, such as animals, herbs and seeds. Solomon, therefore, had no need for Greek medical knowledge[53]. Both Moses and King Solomon, of course, were two of the great humanist figures in whom ancient knowledge and ancient religion converged. This is a topic that passed over from Pico to humanist and Renaissance culture.

In the same work, von Hoernick proceeds to praise belief in the Trinity as a way of ensuring recovery from illness. Health, he says, comes from God and it is the responsibility of the physician to convey it correctly. Both his naturalism and his understanding of healing are tinted with Paracelsian hues. In the fourth chapter of his Medicaster Apella he praises rhetoric, knowledge of languages, travel and geographical knowledge, politics, mathematics and geometry together with anatomy and surgery as predispositions for good medical knowledge. In this conception of medicine he again represents the Padovan tradition. In the sixth chapter, he elaborates on the courtier culture and the right way to dress for different occassions. Only after laying these Christian-humanist foundations he begins his severe and merciless attack on the Jews. He starts the offensive by using Satan's rhetoric. Through each church, Satan builds a community for himself. The satanic forces show themselves in different ways in medicine. First and foremost through the Jews but also through „Wunderartzt , Kalber Doctoren, Clergymen, merchants, Materialisten, Apotheker, Barbieri, Dentists, Historians", and others[54]. The non-believing Jews are but one medical group to be criticized and attacked. And once again, though he represents the interests of learned doctors, his style and rhetoric resemble the rhetoric of the Paracelsians. Among his books published in Frankfurt, two were dedicated to legal questions: defining the status of each medical group and the curriculum needed for a legalized activity[55,56]. Another two books[57] were dedicated to the study of the special qualities of spring water and their minerals and the modalities needed to use them in treatment. Hoernick does not

53 Ibid.

54 *Judenarzt*, p.72-73.

55 *Stella notariorum*, 1645, in Latin and German!

56 *Politia Medica*, 1645, see note 49.

57 *Langen-Schwalbacher Sauerbrunnen und Bader*, 1632 and 1640, and again 1658 in Mayntz, both Latin and German versions; *Wissbad, sampt seiner wunderlichen Eygenschafft und rechten gebracht*, 1637 and 1662.

discuss the theory behind the therapeutic quality of the springs, but is more interested in the modalities by which the therapeutic qualities of the mineral water will be maximized. For example:

How to prepare the body for the treatment; whether chemical remedies can be taken during the bath; whether it is good to let blood before bathing; whether water has a therapeutic value for pregnant women; what various effects water might have on different bodies; whether the treatment is effective against poison or against magic; and finally, what proper diet should be used for the treatment[58].

Von Hoernick, in my understanding, is an interesting medical figure of 17th century Germany. He led the struggle to legalize and regulate the different medical professions in a hierarchical form. In that, he was loyal to the Italian medical tradition. Yet, while working in the context of Germany and Frankfurt's, he sympathized with Paracelsian ideas. He identified himself with a social class in which Paracelsian ideas were widespread, and yet the status of the various medical professions was not well defined. That same social class competed with the Jews. Hoernick's rivalry with the Jewish physicians seems to be related to his proximity to the Jewish medical culture in Frankfurt. As we will see in a moment, Jewish presence in Frankfurt's medical culture represented the continuation of the Italian tradition, and thus was diametrically opposed to Paracelsian tradition. Hoernick, as a citizen of two different medical cultures and a member of Frankfurt's middle class, was led to take a strong anti-Jewish position in order to gain support from both the „physici" and the Paracelsians in his struggle for a legal reform of the medical art.

His writings represent the gradual infiltration of Paracelsian ideas into the medical culture of 17th century Frankfurt a.M. He follows a humanistic conception of the history of medical science and describes the conditions necessary for its aquisition in terms of Padovan humanistic and experimental tradition. But, while praising rhetoric and Latin style, a traditional humanist topos, his style resembles more a manneristic-Paracelsian style[59]. As we saw, von

---

58 *Langen-Schwalbacher Sauerbrunnen und Bader*, Register.

59 See: Norpoth, Leo, *Paracelsus – a Manierist?*.op.cit. pp.127-139, and his critique of Boehm-Benzig, Gisela, *Stil und Syntax bei Paracelsus*, Wiesbaden, 1961, were he presents Paracelsus as a Manerist who actually emerges from Classical-Humanist tradition.

Hoernick was involved in the local political competition with the Jews and he joined the citizens' efforts by trying to disqualify Jewish physicians. He did so by using many of the critical arguments addressed to the Paracelsians, inverting those accusations and using the same rhetoric. As far as I can judge, his critique against the Jews stems from the same Paracelsian milieu. As he says in his attack on Delmedigo „He [Delmedigo] does not yet understand that a medical treatment cannot be applied in one and the same way to Italian and German patients, and it will take him some time to understand the differences between them" [60].

Finally, his arguments against the Jews also involve a critique of their remedies. A further evaluation of von Hoernick's critique of the Jewish physicians' remedies is needed in order to trace their source of inspiration. He supplies many examples of remedies whose pharmacological value still remains to be examined[61]. It might well be that such an examination will lead to the conclusion that von Hoernick's sympathy with the Paracelsian milieu was even greater than we supposed[62].

His contemporary Joseph Shelomo Delmedigo, a Jewish town physician in Frankfurt between 1631-1642, is an interesting counterexample of von Hoernick and another exponent of the complexities of the medical culture of the 17th century[63]. His son-in-law, Salomon Bingen, inherited his place as a town physician and served the community until 1666[64]. The job was then passed down to Bingen's son and grandson[65]. The family thus represents a solid

---

[60] *Judenarzt*, p. 241.

[61] See for example pages: 192, 195-197, 226-236 in his *Judenarzt*.

[62] Stricker, W., op.cit. For the whole issue see Pagel, Walter, *The smiling Spleen*, op.cit., espcially p. 82-96: Moderators, and pages 97-142: Controversial Paracelsian Doctrines.

[63] On Delmedigo see Heilborn, Isak, *Die mathematischen und naturwissenschaftlichen Anschauungen des Josef Salomon Delmedigo*, Erlangen, 1913; Horoviz, M., *Zur Biographie Josef Salomon Delmedigo*, in: *Magazin für Wissenschaft des Judentums*, X, Berlin, 1883, pp.113-115; *Jüdische Ärzte in Frankfurt*, pp.16-17; Roth, Leon *The Abscondita Sapientiae of Josef del Medigo*, *Chronicum Spinozarum Tomus alter*, Hague, 1922, pp.54-66. The only modern biography existing till now is from Barzilay, Isaac, *Yoseph Shlomo Delmedigo (Yashar of Candia)*, Leiden, Brill, 1974. See also my own publications: Levi, Joseph, *Yoseph Shlomo Delmedigo: Scientiato e cabbalista pre-spinoziano*, Associazione Italiana degli Amici di Spinoza, Bolletino V, 1994, 1.56-1.68, and the description of my thesis contained in Ruderman, D.B., *Jewish Thought and Scientific Discovery in Early Modern Europe*, op.cit., p.133-136 and the note dedicated to Delmedigo himself in *Medicinalia*, D.50, T.23, p.30.

[64] Ettlinger, E.T., III, p. 250-252; Horoviz, p. 25-27; *Medicinalia*, D.50, T.23, f.28-30.

[65] Ettlinger, E.T., III, p. 250-265; Horoviz, p.13-26.

component in the medical culture of Frankfurt's Jews. Delmedigo himself was a native of the Venetian ruled island of Crete. He studied medicine in Padova a few years before von Hoernick, between 1607 and 1613. In Padova he studied also astronomy and mathematics under Galileo and moral philosophy and theology under Cremonini. He is known as the best proponent of the New Astronomy and the New Science of the Jewish world at that time[66]. Upon assuming his medical position in Frankfurt, he published a book on Kabbalah and philosophy that already delineated a rational pantheistic conception of God and the world based on anti-Aristotelian atomistic philosophy and mathematical knowledge[67]. While he had no direct connection with von Hoernick as far as we know, he was, during his years in Frankfurt, in correspondence with exponents of the Magico-rational culture of the late Renaissance in Germany. We know of his correspondence with Faulhaver and Buxtorf the son[68], with Menasheh ben-Israel in Amsterdam[69] and with the Polish Galilean astronomer Brozek[70]. He was apparently in contact with Kepler and other eminent mathematicians of his time as well[71]. Unfortunately, his extensive writings on medicine did not

---

66 See Alter, G., *Two Renaissance Astronomers: David Gans and Joseph Delmedigo*, Razprawy Cekoslovenske Akademie ved., rocknik 68, 1958, sesit II.

67 Yoseph Shlomo Delmedigo, *Sefer Elim*, Amsterdam, Menaseh ben Israel, 1629, and *Novlot Hokhma*, Basel (Hanau), 1630. See Levi, Joseph, *Yoseph Shlomo Delmedigo Di Candia: Scienziato e cabbalista ebraico pre-spinoziano*, Associazione Italiana degli Amici di Spinoza, Bolletino V, 1994, 1.56-1.68.

68 On Johann Faulhaber see: Paul Kirchvogel, *Dictionary of Scientific Biography, Vol.4*, pp.549-553. I was able to find traces of Delmedigo's correspondence with Faulhaber at Ulm. Faulhaber was in Frankfurt when Delmedigo arrived there in 1630. For Buxdorf see: Kayserling, M., in Geiger, A. (ed.), *JZfWuL*, Breslau, 1871, pp.135-136. He brings a letter of a Dane who wrote Buxdorf about a meeting with Delmedigo in Frankfurt. The letter is quoted by Graetz, *Geschichte, X 3*, p.149, No.1 and translated into English by Barzilay, op.cit., p. 79. See also Delmedigo's letter to the Polish astronomer Brozek mentioned above.

69 See Delmedigo, *Novlot Hokhmah*, Introduction, p. 8b and Menaseh ben Isral's introduction to Delmedigo's *Ma'ayn Ganim*. See also J. d'Ancona, *Delmedigo, Menaseh ben Israel et Spinoza*, in: *Bijdragen en Mededeelingen van het Genotsschap voor de Joodsche Wetenschap Nederland 6*, 1940, p. 52-105.

70 Brozek (Broscius), Jan, *Wybor Pism*, I., ed. Henryk Barycz; II., ed. Jadwiga Dianni, Warszawa, 1956, I., pp. 485-487, 490-494; and Halperin, Israel, *Exchanges between Broscius and Delmedigo*, (in Hebrew) in: *Studies and Essays in honour of Abraham Neumann*, Ben Horin, Weinryb and Zeitlin eds., Philadelphia, 1962, pp.640-649.

71 Kepler's name is mentioned in Delmedigo's letters to Broscius. I was not able to find any direct confirmation for such a correspondence. The Kepler's committee in Munich is unaware of such a correspondence between Delmedigo and Kepler, but see Hans Eugen Specker, *Johannes Kepler and Ulm*, in: *Vistas in Astronomy, vol.18*, Oxford and

reach us[72]. We do have a translation he made of the Hippocratic Aphorisms and an introduction to the commentary he intended to write on that classical book[73]. In the introduction he explains the differences between theoretical and practical medicine but does not side with either of them. He was inspired by the Magia naturalis and dedicated one paragraph in his encyclopedic work to alchemy and mineralogy[74]. He generally favoured a naturalistic explanation of both human and nature phenomena. Though we cannot define his medical philosophy precisely, he definitely followed a different tradition than von Hoernick. Delmedigo is one of the central proponents of Jewish philosophical rationalism of the 17th century. He was also one of the foremost proponents of the Padovan tradition in both astronomy and medicine in the Frankurt of his day. He had a contract with the Jewish community of Frankfurt in which he himself took the position of Jewish town physician[75]. He had to sign a contract in which he promised to treat the poor people of the community free of charge, and the upper and middle class according to a pre-established rate[76]. In addition, he accepted the obligation to remain in the Judengasse and not treat patients out of town. He reported treating Swedish soldiers, but gave no description of the remedies he used[77].

In his „Judenartzt", von Hoernick said the following about

New York, 1975, pp.165-176.

[72] A description of these (intended?) writings is contained in Delmedigo's description of his own works in *Sefer Elim*, pp.l 77a-83a. See also Teller, Israel Baer, *Sefer Be'er Mayim Hayyim*, Prague, before 1655, republished with an introduction by Leibowitz, J., Jerusalem, 1968. The book contains a translation of Hippocrates' aphorisms „as translated from the Greek into Hebrew by his master Rabbi Yashar di Candia" and a popular medicine written in Yiddish by a student of Yashar. His students at Prague, unlike his son in law and his descendants in Frankfurt, were more involved in popular (Paracelsian?) medicine!

[73] Delmedigo, *Sefer Elim*, pp. 77a-80b, and 17, par.9.

[74] Delmedigo, *Sefer Elim*, 16a, par.8, and 82b-83a.

[75] *Pinkas Kehilat Frankfurt* (located at the archive for the history of the Jewish people, Jerusalem, The Hebrew University), ten days in the second Adar, 5391, and then 5393. Quoted by Graetz, *Geschichte, X 3*, p.149, and Horoviz, *Jüdische Ärzte in Frankfurt am Main*, pp.16-17.

[76] See Leibowitz, J.O., *Contracts of Physicians: Joseph Salomon Delmedigo and the Frankfurt community*, Harefuah, 41, No. 4, 1951; Barzilay, I., pp. 82-83. On the problem of doctor-patient relations and the tariffs charged by each medical category see Jutte, op.cit.

[77] See Delmedigo's letters to the Polish astronomer Brozek, Brozek (Broscius), Jan, *Wybor Pism*, I., ed. Henryk Barycz; II., ed. Jadwiga Dianni, Warszawa, 1956, I., pp.485-487, 490-494. A description of such remedies is however contained in von Hoernig's description of Delmedigo in his *Judenarzt*, p.240 ff.

Delmedigo: „He had to escape from Italy or Candia and has arrived here in Frankfurt. He understands Latin better than other Jewish physicians, or those who are registered as physicians, and that is because Latin is close to Italian. But in medical affairs he is extremely careless and lacks any style whatsoever. This is proven by the remedies he uses among the believers in nonsense and prejudice in his community. A young boy was treated by bloodletting, a dying person was hit on the back , and therefore both patients died. It is one thing to give therapy to an Italian and another thing to treat a German patient. It will take some time before this Jewish doctor understands that. If he were really an able professional, why wasn't he promoted in Italy or Candia? If he could have been promoted he wouldn't have come here. His prescriptions are riddled with mistakes, as can be proven from a number of them."[78]. Von Hoernick is evidently repeating his standard accusations against Jewish physicians, but one can see that here he is confronting a real rival.

To conclude, we have seen that throughout the first half of the 17th century major changes took place in medical life in Frankfurt am Main. They concerned the reorganization of medical professions and a redefinition of the role Jewish physicians would play in the medical life of the city. Opposition to Jewish presence in the medical system derived from two sources: social-economic and cultural. Local forces were interested in taking over the spaces traditionally held by Jews. The new emerging group of German physicians was educated in Germany and in Italy. Developments in medical teach-

[78] See v. Hoernig, *Judenarzt*, p.240-241, where he writes the following: „Der gar newlich auss Italien oder Candia entwichene und hier zu Franckfurt angelangte Judenarzt verstehet zwar etwas mehr als die gemeldte Judenaertzte Latein/ wie es dem Italianischen nahe verwandt/ aber in der Medicin ist er sehr unformlich und ungeschickt/ wie etliche seiner Curen/ so es bey seinen eygenen Aberglaubensgenossen gethan/ ausweisen/ da er gar jungen Kindern Ader gelassen/ Item einem/ so/ wie die in letzten Zuegen ligen zu thun pflegen/ gerhuechlet/ den Ruecken geklopfet etc. dass sie alle gestorben. Es ist ein anders / einen Italien zu curieren/ ein anders einen Teutschen/ und wird dieser Judenartzt in erlernung dess unterschieds noch ein gut weil zu thun haben. Hierher er keinen ordentlichen Beruf gehabt/ derowegen/ wann er viel genutzt hette/ were man vielleicht wol dedacht gewesen/ ihn in Italia oder Candia zu behalten/ oder were er daselbst also befordert worden/ dass er hieher nicht begert hette. So viel aber sein stattliches Latein betrifft/ schreibt er Cervisia fur Cerevisia, Agrimonii fur Agrimoniae, peonia fur poenia, Cetrach fur Ceterach, Snini Anisi fur feminis anisi, stechos fur stoechas, senna fur sena, hyera fur hiera etc."

ing in Germany necessitated a new definition of the curriculum of the various medical professions. In this context, a new definition of the Jewish physicians' curriculum was demanded and formulated. The social-economical conflict in the medical profession was regulated by the council in the same way as the commercial conflict was treated, i.e., by reformulating the regulations and implementing them in a way that would satisfy all parties. As for the cultural conflict documented by the City Archives, it was first raised by physicians connected with the Paracelsian circles. It reached its highest form of argumentation in the writings of the town physician Ludwig von Hoernick in the second and third decades of the 17th century. In his book *Medicaster Apella*, von Hoernick reformulated popular and learned attacks against both Jews and Paracelsians. Himself interested in Paracelsian ideas, he turned the critique of them against the Jews. The Jews, for their part, reacted by inviting a figure of high intellectual standards, internationally known and esteemed, to the city.

The rivalry between Delmedigo and von Hoernick exemplifies the alternative alliances between which an early 17th century intellectual figure had to choose. Delmedigo, while remaining traditional in his medical philosophy, allied himself with the new astronomers and the new mathematicians. He also approached the European hebraists and orientalists. Von Hoernick, on the other hand, joined the Catholic milieu, sought for imperial support for his legal reforms, and associated himself with the Paracelsians, identifying them as a reliable milieu in the German social system. In his eyes, Paracelsian ideas and their milieu better served the cause of a reformed medical order than the forces connected with the new astronomy and the new science of mathematics. The discourse chosen by Delmedigo was the discourse of Kabbalah, rationality and science. The discourse chosen by von Hoernick in trying to rebuild the medical profession was a legalistic one based on local political and cultural forces. Delmedigo wrote in Hebrew to his public, and von Hoernick in German to his public, and in this they both followed the humanist model. But their field of reference and their cultural alliances differed. Von Hoernick sought a synthesis between Humanistic medical culture, Christianity and Paracelsian rhetoric and tradition. Delmedigo sought a synthesis between Kabbalah, mathematics and pre-Aristotelian atomistic knowledge. Medicine as such was not an alternative philosophy. In doing so, the two figures represented the interests of their respective communities. But, as mentioned in the introductory remarks, by the end of the 17th century we already have a popular medical encyclopedia written in Hebrew[79]. Once the social conflict was resolved, the ideological postions on both sides could be attenuated.

---

79 See note 5 above.

AUBERT-DUCHESNE DANS LE DÉBAT PARACELSIEN

Ilana Zinguer

Dans le cadre du grand débat européen sur le paracelsisme tel qu'il fut divulgué par les disciples de Paracelse, une des plus fameuses controverses est celle qu'entretinrent les deux médecins français, Joseph Duchesne et Jacques Aubert. Il nous faut rappeler immédiatement que leur confrontation ne représente qu'un aspect d'un grand débat plus général auquel prirent part de nombreuses voix et qui ne fut pas exclusivement concerné par le paracelsisme, cependant elle a ceci de particulier qu'elle donne à voir d'une façon particulière la pierre angulaire de la problématique. Elle est partout rapportée anecdotiquement ou partiellement, nous avons essayé de la placer dans le contexte plus général de l'instauration de nouveaux concepts et du passage à une nouvelle médecine.

En réalité, ce débat remontait à une querelle beaucoup plus vaste et plus ancienne. L'académie se préoccupait depuis longtemps de définir la réalité de l'occulte ce qui eut pour conséquence de déboucher sur une question beaucoup plus pratique de thérapeutique par les drogues chimiques. Si la querelle fut qualifiée paracelsienne et qu'elle portait sur l'usage des métaux, il faut rappeler que les remèdes rejetés n'étaient pas seulement ceux préconisés par Paracelse mais toutes sortes de drogues traditionnelles considérées vaines et superstitieuses, donc occultes. Contrecarrer le défi paracelsien était un prétexte pour rejeter beaucoup des remèdes de la pharmacopée traditionnelle comme, entre beaucoup d'autres, le thériaque, le mithridate dans la préparation desquels entraient toutes sortes d'ingrédients organiques , du sang , des ossements, etc....[1]

C'est que les drogues métalliques connaissaient, dans la seconde moitié du XVIe siècle, sinon un grand succès du moins un grand usage. La Faculté de Paris s'opposa fermement à l'octroi des remèdes dits paracelsiens et en particulier à l'antimoine. Une guerre sans

---

[1] Les antidotes comme le thériaque; le mithridate composé d'ingrédients divers dont le sang de vipères. Voir l'attaque de René Moreau en 1617 dans Allen Debus, *The French Paracelsians,* Cambridge 1991, p.93 et p.96.

répit fut engagée, par la faculté et les médecins fernelliens contre les médecins paracelsiens qui se trouvaient à Paris, les obligeant bien souvent à renoncer à leur pratique et à s'exiler. Le cas de Duchesne et de Turquet de Mayerne est exemplaire; médecins royaux, ils furent tous deux éloignés (1609) ce qui fit le triomphe de Jean Riolan le Vieux, doyen de la Faculté de Médecine. Qu'il y eut une infiltration, l'année suivante (1610), dans la même Faculté de Paris, de néo-paracelsiens qui pronaîent l'utilisation de remèdes métalliques et l'expérimentation, que leur nombre alla grandissant et qu'en 1638 l'antimoine fît partie de la pharmacopée officielle, que les fernelliens se soient associés aux chimistes, voilà qui prouve non pas que le débat ait cessé mais un succès des paracelsistes auquel ont certainement contribué les multiples querelles souvent bien acrimonieuses [2].

Le terme paracelsisme mériterait d'être précisé pour chacun des moments de son histoire. Son acception est différente en France, en Allemagne, en Suisse. Les voies de transmission du texte de Paracelse, les différentes traductions, les commentaires, les interprétations ont produit des „paracelsismes particuliers" dont la querelle Aubert-Duchesne est un aspect. Nous ne pouvons en aucun cas parler d'un mouvement unique européen, cependant nous pourrions remarquer que dans le paracelsisme français, au moins deux courants sont reconnus, le courant français à partir de Gohory et de Dorn et celui des exilés calvinistes par exemple. Ces derniers qui témoignent quelque attache avec le paracelsisme allemand (qui eut des protecteurs) restent français à cause des enseignants exilés exerçant dans les facultés de Bâle ou de Genève. Nous sommes obligés de reconnaître cette imprécision et cette fluctuation de sens et d'accepter pour le moment le terme général de paracelsisme. Les années 1570-1575 semblent décisives pour l'adoption du paracelsisme en France, les *Opera* de Paracelse sont composées, traduites et les attaques sur la médecine de Paracelse lancées; le corps médical français adopte le paracelsisme et voit ses membres se former en confréries. L'apogée, semble-t-il, fut atteinte avec la parution du *Demosterion* de Roch Le Baillif en 1578.

Trois auteurs ont exercé une influence connue et ont formé deux, sinon trois écoles. Le paracelsiste Peter Severinus (Sorenson),

---

[2] Voir Aubert dans Allen Debus, *The French Paracelsians*, Cambridge, 1991, pp.33-35; Lynn Thorndike, *A History of magic and experimental science*, Columbia, 1941, vol. VI.p.247.

le galéniste Thomas Erastus (Eraste) et le chimico-galéniste Joannes Gonthier d' Andernach. Entre ces deux extrêmes l'on peut trouver un nombre d'auteurs qui cherchaient un compromis permettant l'accord des deux écoles et parmi eux Joseph Duchesne.

Duchesne

Joseph Duchesne, Sieur de la Violette, ou de son nom latin, Quercetanus, originaire de L'Esture en Armagnac, que l'on fait naître soit en 1521 soit en 1544, étudie la médecine à Montpellier (l'on dit qu'il fut l'élève de Guillaume Rondelet) mais il est diplômé à Bâle où, étant calviniste, il avait trouvé refuge et où il est fait médecin en 1573; il épouse la petite fille du célèbre humaniste Guillaume Budé. Il est fait citoyen de la ville de Genève en 1584 et élu au Conseil des 200; il fait partie d'une mission diplomatique concernant un traité de paix. Il a l'occasion de rencontrer en Allemagne beaucoup d'alchimistes qui étaient protégés et encouragés par des mécènes tels que le Duc Julius de Brunswick et son fils Moritz, eux-mêmes savants réputés. De retour en France en 1593, Duchesne est nommé, entre autres fonctions, médecin ordinaire d'Henri IV. Quant au caractère de Duchesne, les échos lui sont peu favorables; outre l'accusation d'avoir employé des plumes gages, il suscite des critiques nombreuses portant sur son mépris, sa pratique discriminante allant jusqu'à prescrire différents remèdes selon les classes sociales. Ceci est d'ailleurs infirmé par d'autres biographes.

Versificateur de talent en poésie scientifique[3], auteur de nombreux traités médicaux, Duchesne entra, après avoir écrit deux traités chimiques, dans le débat en question et publia un nombre de textes sur la théorie et la pratique de la iatrochimie. Il écrivit plusieurs ouvrages dans lesquels il défend la nouvelle médecine et le paracelsisme, sans toutefois abandonner Galien pour sa cure par les contraires[4] que Roch le Baillif rappelle dans son *Demosterion* (1578)

[3] A.M. Schmidt, *La poésie scientifique au XVIe siècle*, Lausanne, 1970, p. 359-69, p. 106, n.2.

[4] „.. mais diray-je avec ce docte Quercetanus que tous lesdits anciens Medecins et Philosophes bien entendus, ne sont autre chose que Paracelse, ne Paracelse, autre chose qu'eux. Les secrets sont et seront toujours secrets et les choses communes, vulgaires". Roch le Baillif, *Le Demosterion*, 1578, à Rennes; dans son „Au lecteur" il se réfère à Duchesne *Ad Jacobi Auberti Vindonis et l'Ode sur les misères de la France* dédiée à

comme étant la base réelle de la médecine spagyrique et la racine du désaccord entre galénistes et chimistes.

Le premier ouvrage que publie Duchesne en 1575, *De minerallium*, est justement une réponse à Jacques Aubert qui avait cette année-même publié un court traité, *De metallorum ortu et causis*, sur l'origine des métaux et sur les médicaments chimiques.

Aubert

Les sources biographiques ne sont généreuses ni pour Duchesne ni pour Jacques Aubert. Si pour le premier nous avons pu recueillir quelques renseignements, pour Aubert, les sources sont plus rares, de toutes les façons, il est toujours rattaché à son rival qui semble légitimer son existence. Ainsi sa date de naissance n'est pas connue, cependant toutes les sources sont d'accord pour le faire naître en Vendôme; comme beaucoup de protestants qui prenaient[5] le chemin de la frontière, Aubert passe de Genève à Lausanne où il rejoignit les médecins manceaux. Il était vraisemblablement déjà diplômé médecin lorsqu'il fut obligé à l'exil comme d'autres médecins, Le Paulmier ou Grevin[6] par exemple. On le retrouve à Berne à 1571, puis à Neufchâtel, puis de nouveau à Lausanne où il meurt en 1586[7]. Lors de la querelle, Duchesne puissamment appuyé par le Conseil de Genève, réussit à le faire expulser de la ville, ainsi que son ami Fenot qui s'était empressé de se mêler à la polémique, bien trop grande pour eux deux parce qu'elle était engagée contre un clan puissant, celui de Duchesne.

Aubert était docteur en philosophie et en médecine. On lui connait plusieurs travaux, sur la peste, sur la nature et complexion des hommes, des commentaires sur Fernel, sur Aristote[8]. Les écrits

Jacques de La Fin (dans le traité de la Cure).

5 P. Delaunay, *La vie médicale au XVIe, XVIIe et XVIIIe siècles*, Paris 1935, p. 357.

6 La Science Moderne (de 1450 à 1800), Paris 1958.

7 P. Delaunay, „Les médecins manceaux en Suisse au 16e siècle", *Ve congrès d'Histoire de la médecine*, Genève, 1926, p.55-56. J. Ferguson, „Jacques Aubert" in: *Bibliotheca Chemica*, Hildesheim-New York, George Olms Verlag 1974 (vol.1, p.54).

8 Jacques Aubert, *Des natures et complexions des hommes, et d'une chacune partie d'iceux, et aussi des signes, par lesquels on peut discerner la diversité d'icelles*, paru à Lausanne en 1571, puis à Paris, par la Veuve Pierre du Pré, 1572 (in 16vo) sur la description anatomique, pathologique. 128 pp. Préface: „le corps humain est la matière où le subject est comme un domicile, auquel consiste et demeure ceste forme et ame de l'homme. Mais pour ce

contre les paracelsiens et les alchimistes sont ceux justement qui furent dirigés contre Duchesne, le *De metallorum et Ortu Causis brevis et dilucida explicatio*, publié à Lyon en 1575 et le *Duae apologeticae Responsiones ad Josephum Quercetanum,* également publié à Lyon en 1576.

Ouvertement anti-paracelsien, Aubert condamnait dans ses *Institutiones Physicae,* les vertus de l'or potable et de la pierre philosophale et démontrait par l'autorité d'Aristote[9] que la chimie était vaine. Duchesne attaqua immédiatement par une *Responce à l'épitre diffamatoire d'Aubert par laquelle il tâche de renverser aucuns remedes de ceux qu'il appelle Paracelsistes.* Cette réponse à Aubert est brève, elle fait partie d'un guide pratique pour la préparation des composés de l'antimoine pour usages interne et externe en médecine. L'on peut voir brièvement son contenu, outre une opposition à l'aristotélisme, il propose que la chimie soit acceptée de tous comme une clé de la nature. Bien qu'il encourage l'usage des remèdes paracelsiens, il engage à s'inspirer de Galien et d'Hippocrates. Les Galenistes ne devraient pas accuser les chimistes d'utiliser les métaux et minéraux car les chimistes eux-mêmes reconnaissaient la valeur traditionnelle de la *materia medica.* En effet, dit-il, les produits chimiques ne sont pas violents s'ils sont proprement préparés. Ils sont au contraire doux et familiers à notre nature. Quelques lignes seulement de cette épître révéleraient son caractère:

„Quant à Paracelse, mon intention n'est pas d'entreprendre la defense de la theologie aussi n'ay je oncques pensé à la favoriser en toutes choses, comme si je m'estois obligé par serment à tenir et suivre tout ce qui peut avoir dict : Mais outre le témoignage qu'Erasme lui rend en quelques epistres, j'oseray bien dire et soustenir que plusieurs des remedes qu'il a prescrits, sont presque divins, et tels que la postérité non mescognoissante ne le pourra jamais assez admirer et publier, j'ay espérance d'en discourir ailleurs. Or quant a vous, Aubert, afin que chacun entende par quel jugement vous avez entrepris de les combattre, parlons de ces deux qu'avez entrepris d'exagiter en la preface de vostre petit livret... Vous croyez que l'un d'eux, le laudanum, est dangereux et l'autre qui est d'yeux d'écrevisses, ridicule.... Apprenez doncques de moy

---

que ce corps est l'instrument de ceste forme, duquel elle se sert pour faire les opérations, il est nécessaire qu'il soit composé de plusieurs autres corps simples..."

[9] *La Science Moderne,* [voir no.6], p.149.

que les Medecins chymiques appellent ainsi un remede vrayement louable qui correspondera pleinement à son nom, si on le nomme Laudanum. Mais (dictes-vous) il est composé de suc de pavot.... que direz-vous si je vous dis qu'on y ajoute de la vraye essence d'or, que plusieurs anciens philosophes et medecins fort scavants ont aussi recommandé en leurs escrits? ... Au reste combien que le laudamun soit opiatique, il ne merite pas pour cela d'estre descrié: car les paracelsistes qui ne laissent d'etre sectateurs de l'ancienne et vraye medecine, recognoissent bien que le suc de pavot est fort dangereux et pernicieux..."

En outre, Aubert, dans ses traités, attaquait l'alchimie, disant que celle-ci assumait que les métaux étaient engendrés par les étoiles sous influence astrale, une force que l'alchimiste ne pouvait pas reproduire. Duchesne réplique que la vraie cause et efficace de la génération des métaux „c'est la chaleur, car c'est elle qui dispose, digère et rend parfaits les métaux au centre de la terre". C'est un processus naturel que l'on peut reproduire au laboratoire, et qui semble annuler l'argument d'Aubert. L'essentiel de la querelle Duchesne-Aubert est là; tous les éléments y sont inclus. L'attaque que fit Duchesne à Aubert fut critiquée par Antoine Fenot[10], qui prit, comme déjà dit, le parti d'Aubert et certifia dans son livre *Alexi pharmacum*, (Bâle 1575) que l'or n'avait pas de vertu médicinale, que les yeux de crabes étaient inutiles pour les fièvres intermittentes et que le laudanum de Paracelse était sans danger plutôt que bénéfique. Fenot s'opposa également à l'alchimie. Aubert répliqua l'année suivante par le *Duae apologeticae responsiones.* En 1579 Germain Courtin, médecin parisien, publie une attaque contre Paracelse. Toussaint Ducret, galéniste, fit une autre attaque dirigée contre les paracelsiens et dédie son ouvrage à Eraste dont on connaissait déjà la fameuse défense de la médecine traditionnelle.

La querelle

Sur quoi portait donc l'essentiel de la querelle? Quel était ce système paracelsien si généralement attaqué ? Paracelse avait en effet

[10] Fenotti ou Joannes Antonins Fenotus, *Alexipharmacum sive antidotus Apologetica, ad virulentias Josephi cuiusdam Quercetani Armeniaci* ...Basel, 1575.

rejeté les éléments de Galien et les quatre humeurs; il les avait remplacées par trois autres éléments; le soufre (qui brûle), le mercure (qui fume), et les cendres (sel). Duchène rejetait cette théorie tout comme il rejetait ce que Paracelse avançait à propos de l'influence du ciel (le père), sur l'accroissement des métaux en terre (la mère) comparée à un foetus, tout comme il écartait l'idée de la préparation en laboratoire qui peut imiter ce processus. C'est cette position qui fit vraisemblablement de Joseph Duchesne une figure centrale dans le débat Paracelsien-Galéniste[11]. Il y ajouta, en effet, une nouvelle dimension, en le reprenant une fois de plus en 1587 lorsqu' il publia *Le Grand Miroir du Monde,* et en 1603 lorsqu'il publie son *De materia verae medicinae philosohorum priscorum,* dans lequel il maintint la vérité des trois principes: sel, soufre et mercure.

C'est à l'occasion de la publication de ce dernier ouvrage qu'un conflit plus sérieux que l'échange Duchesne-Aubert qui n'était qu'un prélude – vues ses dimensions – éclata un quart de siècle plus tard. Duchesne, enseignant à Paris, défendait les nouveaux remèdes et l'approche hermétique de la médecine. Il compare les serviles Galénistes aux chimistes qui placèrent leur foi non dans les livres mais dans la raison et l'expérience. Il alla jusqu'à dire que les chimistes rejetaient la traditionnelle cure des contraires et qu'à la place ils recherchaient des essences vraies et intérieures des corps. Son accent sur la chimie et son usage fréquent de l'analogie macrocosme-microcosme témoigne du paracelsisme de Duchesne, malgré ses déclarations galénistes. Il n'était pas paracelsien comme Crollius au Danemarque ou Bostocke en Angleterre[12] qui écrivirent des textes fondateurs sur la philosophie de la nature chimique. Pour lui, Paracelse était l'un des chimistes du passé. Pour son propre travail,

---

[11] Par la suite, la présence de plus en plus grande des néo-paracelsiens dans la Faculté de Paris donne à la querelle sur la réalité de l'occulte en science médicale un tournant thérapeutique nouveau. Durant la période 1600-1640 le débat était mené d'une façon correcte à l'intérieur des facultés; par contre l'agressivité émerge dans la correspondance de Gui Patin. La victime fut Le Paulmier exclu de la Faculté pour être trop proche du paracelsisme. En 1640, la Faculté de Montpellier, atteinte par la critique de Paris, avait depuis longtemps succombé aux chimistes métalliques; les étudiants de Montpellier n'étaient pas autorisés de pratiquer à Paris. Leurs porte-parole attaquèrent le front anti-paracelsien des parisiens: En résulta un pamphlet de Jean Riolan, Les *Curieuses Recherches,* qui n'est pas du tout une attaque des adversaires de Paris mais une diatribe contre les calomnies du doyen de Montpellier, Siméon Courtaud.

[12] Oswald Crollius, *Basilica Chymica,* Frankfurt 1623; R. Bostocke, *The difference betwene the ancient phisicke,* first *thaught by the godly forefathers, consisting inunity peace and concord...* London, 1585.

Duchesne voulait enrichir les vieilles cures „avec quelques ornements spagyriques qui avaient été trouvés utiles".

Ceci n'était pas fait pour satisfaire les collègues de Paris, plus conservateurs. La relation des trois principes avec la trinité, son usage répété de l'analogie macrocosme-microcosme et son accent sur la chimie comme base de médicaments offensèrent beaucoup. Le livre fut condamné et immédiatement Jean Riolan le Vieux, toujours à la tête de la Faculté, fit une réponse qui impliquait incorrectement que Duchesne avait totalement rejeté les travaux de Galien et d'Hippocrates. Andreas Libavius (1563-1631) qui soutenait Duchesne en sa qualité de médecin chimiste bien qu'étranger et luthérien, répondit d'ailleurs à Riolan (1606) dans son *Commentariorum Alchymiae*, oeuvre chimique dite remarquable[13], en une plaidoirie pour la chimie; celle-ci était pour lui science autonome dans le système du savoir. Il la libérait ainsi de la théologie paracelsienne qu'il appréciait grandement sans la suivre en tout.

En ce qui concerne l'usage des remèdes chimiques, l'on s'aperçoit que les reproches faits à Duchesne recouvraient en réalité les fondements de la pensée médicale et relevaient de trois ordres, du principe du macrocosme-microcosme, du sens de l'alchimie, deux objets d'une autre querelle déjà en cours lorsque le débat paracelsien éclata[14], et de la place de la chimie qui débuta en France

---

[13] Andreas Libavius, *Alchymia*, Frankfurt 1606. Voir Allen Debus, *The Chemical Philosophy*, New York 1977, p.169-173.

[14] Celle des fernelliens. Voir dans : *Medicine and the five senses*, edited by W.F. Bynum and Roy Porter; Cambridge University Press, 1993, l'article de Laurence Brockliss „Seing and believing".p.75. Dans la querelle des Fernelliens, les arguments sur la réalité de l'occulte avait cessé d'être académique, elle eut une signification thérapeutique pratique, lorsque Paracelse et plus tard ses disciples prescrivirent des drogues chimiques, spécialement les drogues métalliques. Au tournant du 17e siècle, la Faculté de Paris a été hostile à l'adoption de remèdes paracelsiens et en particulier l'antimoine. Déclarant que les nouvelles drogues étaient des poisons, la faculté engagea une guerre incessante contre les médecins paracelsiens de la capitale qui culmina dans la campagne contre les docteurs royaux Duchesne et Turquet de Mayerne. Ce fut une guerre dans laquelle des fernelliens convaincus, notamment, Jean Riolan le Vieux, jouèrent un rôle prédominant. Cependant en 1610, s'infiltrèrent à la Faculté de Paris un petit groupe de néo-paracelsiens qui soutenaient l'expérimentation et l'utilisation de remèdes métalliques. Leur influence grandit rapidement, au milieu des années 30; les néo-paracelsiens furent nombreux parmi les cent médecins de la faculté de Paris, car en 1638 l'antimoine faisait partie de la pharmacopée officielle de la faculté. L'apparition de sympathisants paracelsiens dans la faculté donna aux rationalistes une identité thérapeutique. Le "fernelianisme" devint associé aux chimistes qui acceptaient l'usage des métaux. Le rationalisme galénique s'opposait à leur usage.

avec un retard de près d'un demi-siècle par rapport aux pays voisins[15]. Le débat avait des dimensions philosophiques à savoir la définition de la finalité de l'utilisation des métaux? Les rationalistes, nous l'avons dit, ne rejetaient pas seulement les remèdes de Paracelse mais toutes sortes de drogues traditionnelles comme vaines et superstitieuses, toutefois acceptables par la première génération de rationalistes comme Bonaventure Hachette. Le seul moyen de contrecarrer le défi paracelsien c'était d'abandonner les remèdes expérimentalement justifiés de la pharmacopée tout entière remettant ainsi en question les fondements mêmes de la médecine de l'époque.

Réelle controverse: la chimie

Dans toutes ses manifestations, le paracelsisme qu'il soit français ou européen, repose sur les paradigmes constants, c'est à dire sur le dogme du macrocosme-microcosme, sur la symbolique de l'alchimie et sur la pratique de la chimie. Quand on s'aperçoit que les deux premières phases ont peu préoccupé Duchesne et qu'il a entièrement concentré ses efforts sur la chimie, l'on comprend aisément pourquoi il n'adhérait au paracelsisme que du bout des lèvres, sans les désavouer complètement, mettant en avant son galénisme et affirmait davantage une position professionnelle, celle du chimiste.

Duchesne retient de l'alchimie des paracelsiens, d'une part l'usage de l'acide sulfurique et surtout de l'antimoine dont les propriétés magnétiques et thérapeutiques étaient fort connues, d'autre part, l'idée de la palingénésie: Duchesne en est le fondateur pour les plantes. L'idée de résurrection du végétal, l'état passé et futur des choses vivantes, proche de l'idée de métempsychose, lui est chère et préoccupa apparemment beaucoup de contemporains[16].

Dans le *Livre Cinquième du Miroir du Monde*, Duchesne se définit tel un

---

[15] M.H. Durand, „Entre Paracelse et Lemery : la chimie française au début du XVIIe siècle", dans: *Sciences de la Renaissance*, Paris 1973, pp. 261-272.

[16] Partington consacre de nombreuses pages à ce phénomène de resurrection de plantes à partir de leurs cendres, J.R. Partington, *A History of Chemistry*, London 1961-1970, p.168 ff.

spagyrique subtil; il a foi en la chimiatrie; sa poésie par exemple, qui est le récit de son périple ésotérique est illustrée de détails tirés de son expérience scientifique et d'un renforcement aux références chrétiennes; en outre, il offrait de libérer l'esprit grâce à l'alchimie qui donne à l'homme les clés d'un monde cohérent. Son oeuvre qui proposait une réinterprétation de l'alchimie, influença la littérature alchimique et iatrochimique jusqu'au XVIIe siècle. Gabriel Naudé n'hésita pas cependant de l'inclure dans la liste des charlatans qui suivirent Paracelse [17].

Bien que leur attaque de Joseph Duchesne et de Turquet de Mayerne lui parût exagérée, Libavius donnait raison à la Faculté de Paris de condamner les paracelsiens et les chimistes sophistes. Il pensait qu'il était le seul vrai chimiste qui désirait appliquer les bénéfices réels de l'alchimie à l'art de la médecine sans rejeter la pensée de l'antiquité. Ainsi il est difficile de différencier bien souvent l'alchimie de la chimie sur des bases pratiques, bases sur lesquelles, après tout, se déroulait le débat en question.

L'on ne peut parler d'un débat général européen que trois décades après la mort de Paracelse lorsque ses textes, nouvellement publiés (car presque rien ne parut de son vivant) commencèrent à être sujets à critique. Jacques Gohory (Leo Suavius) et Peter Severinus préparèrent des synthèses élogieuses de Paracelse en 1568 et 1571. A l'opposé, Thomas Erastus (Liebler) réagit violemment à l'hérésie médicale dans ses *Disputationes de Medicina Nova Paracelsi* (4 volumes entre 1572 et 1574) alors que Johannes Gonthier d' Andernach cherchait à intégrer le travail de Paracelse avec ceux des Galénistes dans une publication de 1571.

Les chimistes paracelsiens prétendaient remplacer tout enseignement ancien par une nouvelle médecine basée sur une philosophie chimique de l'univers. Cependant, on devrait noter que la plupart des médecins chimistes du XVIe et XVIIe siècle ne considéraient pas leur travail tout à fait nouveau. Ils s'inspiraient ouvertement des écrits des médecins et des alchimistes arabes aussi bien que des scholastiques du Moyen Age qui avaient changé leurs opérations chimiques en un instrument de base pour la préparation des médicaments. C'est cette tradition moyenageuse de la chimie médicale (Robert Multhauf) qui porta ses fruits dans les livres de distillation

---

[17] *Alchimie et Philosophie à la Renaissance,* [voir no.15], p.413.

de la Renaissance (H. Brunschwig, Ph. Ulstadius, C. Gesner). D'importants travaux de codification furent entrepris par d'Andernach et par Severinus.

Gonthier d'Andernach (1505-1574), humaniste prolixe, peut-être le meilleur médecin du siècle, professeur de médecine à Paris, savait parfaitement le rôle important de la chimie. Dans son *De medicina veteri et nova*, 1571, il commence par admettre, dans son effort de concilier les sectes en querelle, que les textes de Paracelse ainsi que ceux des paracelsistes sont un mélange d'informations vraies et fausses. Il n'y avait aucun besoin de débattre des mérites de la philosophie chimique. Il était plutôt question des médicaments préparés chimiquement. Les premiers hommes étaient forts, ils n'avaient besoin que de remèdes simples et doux pour conserver leur santé, mais les maladies, durant les siècles, corrompent la santé de l'humanité. A cause de cela les médicaments sont différents, résines et substances aromatiques sont introduits par les textes de l'Islam et de l'Inde. C'était la fortune de Paracelse de les enrichir de nouvelles liqueurs, sels, huiles, etc... Dans de nombreux cas ces médicaments étaient prouvés meilleurs que les traditionnels. D'Andernach consacra des pages entières pour des listes de nouveaux remèdes, il est d'accord avec les nouveaux médecins que les propriétés poisonneuses des métaux et minéraux pouvaient être retirés par opération chimique. Rappelons à ce propos que Duchesne comme Paracelse répartissaient les métaux en deux classes , les parfaits (or, argent) et les imparfaits (fer, cuivre, étain, plomb et antimoine). Aubert dans sa querelle prétendait que cette distinction n'avait point de sens, qu'il n'y avait pas de métaux parfaits ou imparfaits, que chacun réalisait sa propre forme ou entéléchie ou encore perfection prescrite par Dieu seul.

Dans le camp des dogmatiques, Duchesne se distinguait pour ses recherches pharmaceutiques, il étudiait la correction des effets secondaires, le développement de l'aromatisation et la conservation des remèdes. Sa réputation était telle qu'il était sollicité par les cours étrangères. Deux de ses oeuvres sont trouvées dans les documents du Prince Moritz, *De Spagyrica et De Sclopetarius (sur les blessures de guerre)*. Toutes deux retracent la relation entre l'art chimique et la compréhension médicale. L'on sait que ce Prince ne put rencontrer Duchesne à Paris en 1602; il tenta de le faire venir à Kassel. Duchesne y arrive en 1604 où un laboratoire tout équipé l'attendait, loin de la cour. Plusieurs médecins y furent invités. L'on connaît l'intérêt, parmi les princes allemands, pour la médecine paracelsienne; cette attitude contraste avec les attaques contre Duchesne par l'Université de Paris et les médecins galéniques. Le Roi de Pologne, L'Archevêque de Cologne, le Duc de Saxonie, le Landgrave de Brandenburg, les Princes de Anhalt, Ferdinand de Bavière, Heinrich Julius de Braunschzweig, Moritz de Hessen, étaient tous patrons de paracelsiens. L'alchimie et par conséquent l'activité de laboratoire, était pour eux une activité noble, de gens éduqués, employée comme un language de médiation, non seulement entre les gens de différentes religions mais aussi entre les classes sociales et politiques, les nobles rapprochaient à eux les commerçants, les étrangers[18].

Plus que la bibliothèque qui contenait des écrits paracelsiens collectionnés par le Prince Moritz, Duchesne trouva impressionnant le magasin de médicaments et le matériel chimique qu'il décrit dans sa *Pharmacopoea*. Duchesne proposait au prince ses talents de spagyrique, une technique pharmaceutique. Il donna la liste de ses préparations, la description et l'usage de chacun des médicaments. Les rapports entre le Prince Moritz et Duchesne furent longs et fructueux[19].

La Faculté de Médecine de Paris ne pouvait pas rompre le cercle de médecins paracelsiens huguenots autour d'Henri IV qui, rendu au catholicisme, s'attachait à redonner de la puissance au régime réétabli. Les médecins ordinaires, pour ne citer que La Rivière, Duchesne, Mayerne, avaient des contacts et des correspondants avec l'étranger, particulièrement avec l'Allemagne protestante; Duchesne était considéré un agent secret auprès du Prince Moritz. Ainsi pour la faculté, ces médecins, dangereux par leurs contacts et leurs succès, devaient être éloignés à tout prix. Les procès se multiplient, de nouvelles lois interdisent aux médecins non titulaires de titres de la Faculté de Paris d'exercer dans la capitale[20]. Turquet de Mayerne,

---

[18] Pamela Smith, „Alchemy as a language of mediation at the Habsburg Court" in: *ISIS*, 1985, p. 1-25.

[19] Brice T. Moran, *The Alchemical world of the German court, occult philosophy and chemical medicine in the circle of Moritz of Hessen (1572-1632)*, Stuttgart 1991. Voir chap.8 „Paracelsus and Paracelsians at court: medical syncretism and the influence of Joseph Duchesne", pp. 115-129.

[20] H. R. Trevor-Roper, „The Paracelsian Movement", in: *Renaissance Essays*, Chicago 1985, p.149-199.

lorsqu'il fut interdit de consultation parce qu'il avait soutenu l'oeuvre de son ami Duchesne, fut invité à Londres comme médecin du roi James I. Il fut élu immédiatement membre du Collège Royal des Médecins et écrivit la première pharmacopée nationale des anglais, guide pour les médecins mais aussi pour les pharmaciens, *Pharmacopoeia Londinensis,* en 1618[21]. Ce fut également le verdict pour Duchesne qui repartit pour Genève où ils poursuivit ses travaux et d'où il continua de donner ses soins par correspondance.

Dans *Le Sclopetarius* (1576), Duchesne, ayant, comme Ambroise Paré, appris l'art de soigner sur les champs de bataille, donne une liste de remèdes nouveaux ou antidotaires spagyriques, remèdes pour les blessures par coups de feu et source de la première controverse à propos de l'antimoine; ce traité devenu plus tard le *Traitté de la Cure générale et particulière des Arquebusades*, est une première ébauche de la *Pharmacopée des Dogmatiques* (1607). Duchesne ne voit aucun inconvénient à présenter dans ces deux ouvrages des aspects pharmaceutiques paradoxaux: des remèdes divers des organes d'animaux, des pierres précieuses, le frottement des crânes, des momies, à côté de réflexions basées sur des observations: l'action du fer dans les anémies ferriprives, le soufre pour les affections respiratoires, une médication iodée pour le traitement des goîtres (sur ce dernier remède il y a hésitation sur la paternité entre Paracelse et Duchesne). Ainsi Duchesne s'attache-t-il, dans ses recherches pseudo-scientifiques et théologiques, à retrouver des remèdes pour la longue vie; ainsi dans *La Pharmacopée*, il propose des solutions chimiques, riches en ingrédients rares, pour un élixir de vie (57 constituants) qui chasserait les maladies invétérées, qui conserveraient la santé et prolongeraient la vie. Est-ce là sa foi en la nouvelle médecine ou un laxisme caractéristique du temps?

Déroulemement et conséquences

Il est clair que le corpus paracelsien sur la médecine, au XVIe siècle, apporta un profond clivage entre les chimistes et les galénis-

---

[21] Urdang Georges réédite en 1944 la *Pharmacopoeia Londinensis* de Turquet de Mayerne (Madison, Wisconsin). Y voir son introduction. Voir également Urdang Georges, „How Chemicals entered the Official Pharmacopoeias", in : *Archives Internationales d'Histoire des Sciences,* vol.XXXIII, 1954, p.303-314.

tes; les paracelsiens et les médecins chimistes allèrent loin dans une position orientée chimiquement. Ils devaient choisir l'application de la chimie à la médecine et renoncer de souscrire à une philosophie aux larges implications. Andernach, Libavius et Sennert[22] comme Duchesne encourageaient les bénéfices pratiques des nouvelles médecines. Ce débat médical-chimique, outre sa virulence due à l'adversité politique, est assez important pour la compréhension du développement de la iatrochimie au XVIIe siècle. Il devient, avec Von Helmont, plus large encore; avec lui, la nature des preuves scientifiques est reliée à la place de la révélation divine dans le savoir humain des phénomènes naturels.

La critique des paracelsiens et des hermétistes sophistes ne s'arrêtait ni à Libavius ni à Duchesne. En Angleterre un compromis fut établi, les médecins prenaient connaissance des théories de Paracelse mais appuyaient l'usage des médicaments chimiquement préparés. Daniel Sennert écrivit une importante comparaison entre chimistes, aristotéliciens et galénistes. Comme Libavius il insistait sur l'importance de la chimie dans la perfection de la médecine. Sennert commença par rejeter l'appel des chimistes pour des preuves analogiques, il maintint la théorie humorale des maladies et demande de réconcilier les principes chimiques avec les éléments; bien qu'il ait besoin de la traditionnelle *materia medica*, le médecin pouvait offrir de rejeter les médicaments chimiquement préparés seulement au péril de mettre en danger la santé des patients.

Quoiqu'il en soit, ce nouveau système de la nature et de l'homme, donné ici d'une façon brève, fit que les chimistes étaient considérés comme un groupe d'innovateurs dangereux dont le but était de renverser le corps entier d'un savoir respectable. Même s'il existe des différences entre les galénistes et les paracelsiens sur des points cruciaux, il faut se rappeler que la scène était dressée pour une confrontation entre le corps médical et le corps professoral (voire politique) d'une part et d'autre part, les philosophes chimiques. Bien que Duchesne ait loué Galien et Hippocrates, il est clair qu'il espérait réunir la philosophie naturelle et la médecine sur la base de la chimie. Ses collègues plus conservateurs pouvaient se sentir menacés. Ce qui fut le cas. Jean Riolan répondit aux livres de Duchesne. On vit paraître,

---

[22] Guinterius von Andernach [1505-1574], *De medicina veteri et nova tum cognoscenda*, 1571; Libavius Andreas [1540-1616], *Commentariorum Alchymiae*, 1606; Sennert Daniel [1572-1637], *De Chymicorum cum Aristolicis et Galenicis Consensu ac Dissensu* , 1619.

un grand nombre de pamphlets, de monographies, de commentaires et de volumes qui défendaient ou attaquaient la médecine galénique, paracelsienne ou chimique. En 1605, la dispute était connue au-delà des frontières de France et un nombre de tracts fut traduit en d'autres langues. Une version anglaise des livres de Duchesne parut en 1605, Andreas Libavius en Allemagne publie une réfutation de la censure des chimistes par l'école de médecine parisienne à laquelle le jeune Riolan écrivit une réponse de 900 pages. Joseph Duchesne mourut en 1609 mais le débat était loin d'être fini. Dans les années 30, la bataille, initiée plus de 50 ans plus tôt par Jacques Aubert, reprit avec la même intensité avec, comme acteurs principaux, Théophraste Renaudot et Gui Patin.

Textes :

Jacques Aubert, *De metallorum ortu et causis contra chemistas brevis et dilucida explicatio,* Lyon, I. Berion, 1575.

Jacques Aubert, *Duae apologeticae responsiones ad Josephus Quercetanum*, Lyon: I.Ausulti, 1576.

Joseph Duchesne, *Le Grand Miroir du Monde*, Paris, Pierre Mettayer, 1595.

Joseph Duchesne, *Traicte de la matiere, preparation et excellente vertu de la medecine balsamique des anciens philosophes auquel sont adjoustez deux traictez, l'un des signatures externes des choses, l'autre des internes et specifiques, conformèment la doctrine et pratique des hermetiques*, Paris: Morel 1626

Joseph Duchesne, *Traicte familier de l'exacte preparation spagyrique des medicaments, pris d'entre les mineraux, animaux et vegetaux avec une breve response au livret de Jacques Aubert, touchant la generation et les causes des métaux*, Paris: Morel, 1630. On y trouve le texte : „Combien que le petit livret d'Aubert ne merite pas beaucoup qu'on y face response, art approuvé par Hermes Trismegiste, Geber, Lulle, Arnault de Villeneuve, Avicenne...".

Jean Riolan le Vieux, *Apologia Pro-Hippocratis Galeni Medicinae, Paris 1630.*

Jean Riolan le Jeune, *Curieuses recherches sur les escholes en médecine de Paris et de Montpelier, necessaires d'estre sceues, pour la conservation de la vie.* Paris 1651.

LA FACULTÉ DE MÉDECINE DE PARIS EN ÉCHEC FACE AU PARACELSISME: ENJEUX ET DÉNOUEMENT RÉELS DU PROCÈS DE ROCH LE BAILLIF

Didier Kahn

Depuis que Ferdinand Brunot a, en 1906, exhumé pour son *Histoire de la langue française* les actes du procès mémorable intenté par la Faculté de médecine de l'Université de Paris au médecin normand Roch Le Baillif, sieur de La Rivière (c. 1540-1598)[1], plusieurs études pénétrantes ont paru sur ce paracelsien français, tant de la part d'historiens de la médecine que de la langue et de la littérature[2]. Tour à tour médecin du vicomte de Rohan et du duc de Mercœur, se prévalant du titre de médecin ordinaire des rois de France Henri III et Henri IV, passant avec agilité du camp des Politiques à celui des Ligueurs, puis au camp royaliste, ce personnage fut sommé de comparaître, le 30 avril 1579, devant le Parlement de Paris pour avoir ignoré l'arrêt prononcé contre lui, le 17 juin 1578, par les docteurs de la Faculté de médecine, lui interdisant de pratiquer ou d'enseigner son art dans l'enceinte de la capitale. Le résultat ne se fit guère attendre: dès le 2 juin 1579, Roch Le Baillif se voyait inter-

[1] Ferdinand Brunot, *Histoire de la langue française des origines à nos jours*, II: *Le XVIe siècle* ([1]1906), repr. Paris: Armand Colin, 1967, p. 10-11 (déjà dans son étude « La langue au XVIe siècle », chap. XII de L. Petit de Julleville, *Histoire de la langue et de la littérature française[s] des origines à 1900*, III: *Seizième siècle*, Paris: Armand Colin, 1897, p. 639-855, ici p. 647-649).

[2] Emmanuel Philipot, *La Vie et l'œuvre littéraire de Noël Du Fail, gentilhomme breton*, Paris: Champion, 1914, spéc. p. 345-373; Hugh Trevor-Roper: « The Sieur de la Rivière, Paracelsian Physician of Henri IV », dans: A.G. Debus (ed.), *Science, Medicine and Society in the Renaissance. Essays to honor Walter Pagel*, New York: Science History Publications, 1972, II, p. 227-250; Dietlinde Goltz: « Die Paracelsisten und die Sprache », *Sudhoffs Archiv*, 56 (1972), p. 337-352; Hervé Baudry, *Contribution à l'étude du paracelsisme en France au XVIe siècle (1560-1580) de la naissance du mouvement aux années de maturité: le* Demosterion *de Roch Le Baillif (1578), étude suivie d'une édition critique et annotée*, thèse dactylogr., Université de Paris-X, 1989; du même auteur: « Noël Du Fail préfacier du *Demosterion* de Roch Le Baillif (1578) », dans: C. Magnien-Simonin (éd.), *Noël Du Fail écrivain*, Paris: Vrin, 1991, p. 185-201. Ajoutons à cela qu'un manuscrit concernant un certain « Le Baillif, physicien » se trouve à la Bibl. munic. d'Avignon parmi les autographes de la coll. Esprit Requien (1ère série, n° 5716v°), mais il s'agit d'un personnage qui vécut au XVIIIe siècle.

dire par un arrêt du Parlement toute pratique médicale et intimer l'ordre de quitter la ville[3].

Telle est du moins la version des faits communément admise parmi les historiens. Le séjour parisien de Roch Le Baillif se serait avéré « bref et désastreux ». La Faculté aurait, en l'expulsant de Paris, remporté une victoire « significative », ayant su « contraindre un médecin du roi à retourner en province ». Il se trouve qu'en réalité, un examen attentif des faits aboutit à prendre exactement le contrepied de cette thèse[4].

L'histoire du procès de Roch Le Baillif n'a jamais été entièrement éclaircie. Emmanuel Philipot le reconnaissait dès 1914, soulignant la nécessité d'une enquête plus poussée qu'il renonçait lui-même à entreprendre[5]. Or ce sont ses recherches, avec celles de Brunot, qui ont fourni les bases sur lesquelles d'autres chercheurs ont, après lui, enrichi notre connaissance de la vie et de l'œuvre de Le Baillif. C'est sous son influence qu'on a considéré le paracelsien normand, selon ses propres termes, comme « le premier „martyr" du paracelsisme » en France[6]. C'est lui qui, abusé d'ailleurs par Du Boulay[7], a retenu la date du 2 juin 1579 comme celle de l'issue du

---

[3] Sur ce procès, outre F. Brunot, H. Trevor-Roper et H. Baudry, voir surtout E. Philipot (cf. n. 2), p. 357 et 361-362. Voir également François Secret: « Notes pour une histoire de l'alchimie en France », I: « André Thevet et l'alchimie », *Australian Journal of French Studies*, IX (1972), p. 217-236, ici p. 217-219.

[4] Soutenue notamment par H. Trevor-Roper (cf. n. 2), p. 233, elle a été suivie par Allen G. Debus: « Le Baillif's stay in Paris was short and disastrous » (*The French Paracelsians. The Chemical Challenge to Medical and Scientific Tradition in Early Modern France*, Cambridge-New York-Melbourne: Cambridge University Press, 1991, p. 39-40). *Ibid.*, p. 44: « But although the Medical Faculty of Paris was successful in its suit, forcing a royal physician to return to the provinces, the Paracelsian medical heresy was becoming more widespread [...]. » *Ibid.*, p. 99: « They forced Roch le Baillif to return to Brittany in 1579 [...]. » *Ibid.*, p. 185-186: « Le Baillif was brought to trial and ordered to leave Paris. It was a significant victory for the medical establishment on paper, but it seemed to have little effect on the growth of the number of alchemical and Paracelsian publications issuing from the French presses [...]. » Voir déjà F. Brunot (cf. n. 1), p. 11, n. 1: « [...] Roch Baillif de la Rivière fut condamné à être banni du ressort du Parlement. » En revanche H. Baudry, qui connaît bien Roch Le Baillif (cf. n. 2), précise p. 85-86 que le procès n'assura pas plus la renommée du paracelsien normand qu'il ne ruina son existence, compte tenu des publications de son cru qui suivirent ce procès. Voir de même Paul Bouteiller, p. 61 de son article de 1990 (cf. *infra*, n. 52). Malheureusement, Debus n'a pu prendre à temps connaissance de la thèse de Baudry (*The French Paracelsians*, p. 210).

[5] Philipot (cf. n. 2), p. 357.

[6] Ibid., p. 347, n. 1.

[7] C. E. Du Boulay, *Historia Universitatis Parisiensis*, VI: *Ab Anno 1500. ad an. 1600.*, Paris: Pierre de Bresche et Jacques de Laize-de Bresche, 1673 (repr. Francfort/Main:

procès[8]. C'est lui qui, après Brunot, a conclu à une totale défaite de Le Baillif[9]. Nul après lui n'ayant rectifié ces données[10], ni les enjeux réels du procès, ni ses péripéties, ni son dénouement n'ont été correctement vus et interprétés. Je me propose d'y remédier ici, sur la base des sources les plus directes: les *Commentaires* manuscrits de la Faculté de médecine et les registres du Parlement de Paris, où l'on peut suivre, parfois presque jour par jour, le déroulement continu du procès[11].

Historique du procès

Tout commence peu après l'arrivée à Paris de Roch Le Baillif. Celui-ci, à la suite d'une affaire obscure qui semble l'avoir opposé à quelques serviteurs de Henri de Rohan-Gié, prince de Léon, son ancien protecteur, arrive dans la capitale vers le mois de février[12].

Minerva, 1966), p. 768-769. Du Boulay présente une mosaïque de textes dont on retire plus de confusion que de clarté. Cf. n. 48, 59, 61 et 77.

[8] Philipot (cf. n. 2), p. 357: « Enfin le procès solennel a lieu le 30 avril 1579; la veille, le doyen de la Faculté de médecine invite le recteur et toutes les classes de l'Académie à prendre part à des prières extraordinaires où l'on suppliera Dieu d'éclairer la conscience du Parlement [...]. Les prières, dites dans l'Église Saint-Victor, coûtèrent 4 livres 6 sols tournois au budget de la Faculté. Mais elles furent efficaces: en effet, après de longs débats, un arrêt du Parlement du 2 juin 1579 interdisait à Roch Le Baillif, sieur de la Rivière, de pratiquer la médecine dans la ville de Paris, „etiam inter volentes". »

[9] *Ibid.*, p. 358: « Exilé de Paris, Le Baillif n'avait plus qu'à rentrer en Bretagne. » Voir déjà Brunot (cf. n. 1), p. 11, n. 1: « René Chopin parla deux jours pour Hippocrate et Galien, et Roch Baillif de la Rivière fut condamné à être banni du ressort du Parlement. »

[10] Sur le procès lui-même, Baudry (cf. n. 2) ne s'étend guère dans sa thèse (« L'aventure parisienne », p. 82-86).

[11] Que Sylvain Matton *v. cr.* trouve ici, une fois de plus, l'expression de toute ma reconnaissance pour ses précieux avis. Compte tenu de la difficulté des recherches dans les archives du Parlement de Paris, je ne saurais prétendre avoir exhumé toutes les pièces du procès. Mes dépouillements – rarement exhaustifs, hélas – ont porté sur les documents suivants: X^{1A} 5078 à 5088 (Parlement civil, registres des Plaidoiries, du 15 mai 1578 au 15 janv. 1580) et X^{1A} 8283 (omissions, 1575-1604); X^{1A} 1660 à 1666 (registres du Conseil, du 17 juin 1578 au 9 fév. 1580) et X^{1A} 4780 (omissions, 1546-1601); X^{1B} 626 et 627 (minutes du Conseil, 1571-1579 et janv.-déc. 1580); X^{1A} 234 à 237 (registres des Jugés, du 26 avr. 1578 au 29 mars 1580), X^{1A} 1467 et 1468 (omissions, 1547-1609 et 1571-1618); X^{1B} 3 (minutes des Jugés, 1576-1582).

[12] Sur cette affaire obscure, voir Le Baillif, *Sommaire Defence* (cf. n. 96), fol. ã3r°, qui déclare se trouver à Paris « à la suitte de mes affaires, par de grans parties accusé, & aux despens d'eux, & de la vie de quelques serviteurs, justifié »; voir aussi la réplique à ce passage dans le *Vray Discours* (cf. n. 109), p. 90 (résumé sans références par Trevor-Roper [cf. n. 2], p. 232-233); voir enfin Philipot (cf. n. 2), p. 350, n. 2. Sur son arrivée à Paris,

PLANCHES 1–5

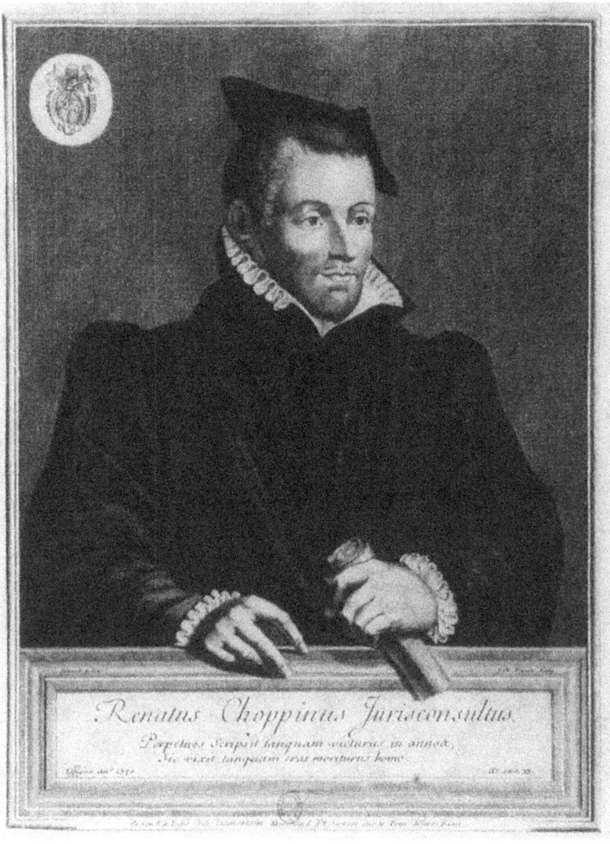

Pl. 1. *Portrait de René Choppin*

(BNF, Dép[t] des Estampes, cote N2, cliché 70.C.44725)

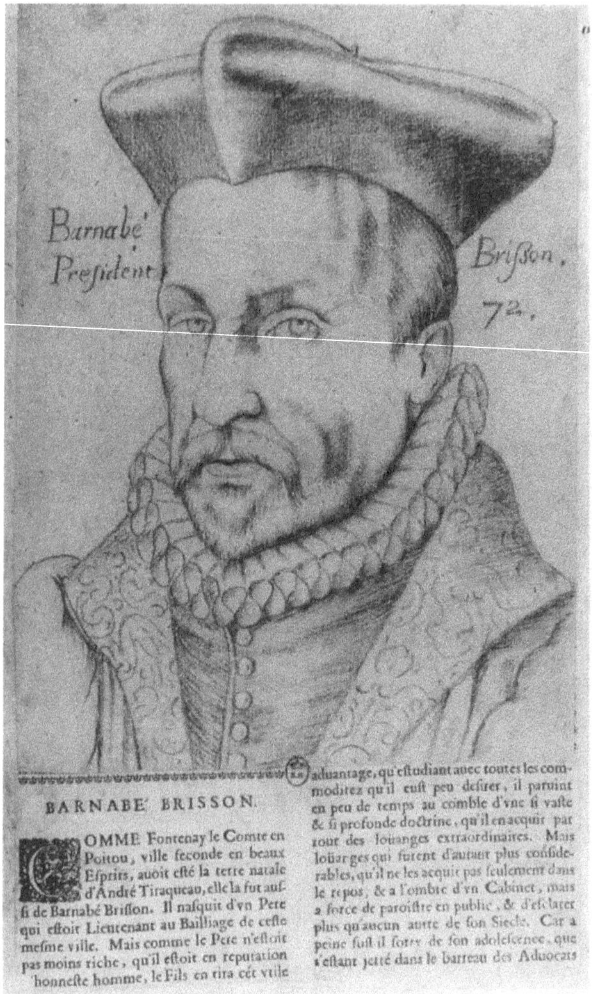
Barnabé President
Briſson.
72.
BARNABE BRISSON.
COMME Fontenay le Comte en Poitou, ville feconde en beaux Eſprits, auoit eſté la terre natale d'André Tiraqueau, elle la fut auſſi de Barnabé Briſſon. Il naſquit d'vn Pere qui eſtoit Lieutenant au Bailliage de ceſte meſme ville. Mais comme le Pere n'eſtoit pas moins riche, qu'il eſtoit en reputation honneſte homme, le Fils en tira cét vtile
aduantage, qu'eſtudiant auec toutes les commoditez qu'il euſt peu deſirer, il paruint en peu de temps au comble d'vne ſi vaſte & ſi profonde doctrine, qu'il en acquit par tout des loüanges extraordinaires. Mais loüanges qui furent d'autant plus conſiderables, qu'il ne les acquit pas ſeulement dans le repos, & a l'ombre d'vn Cabinet, mais a force de paroiſtre en public, & d'eſclater plus qu'aucun autre de ſon Siecle. Car a peine fuſt-il ſorty de ſon adoleſcence, que s'eſtant jetté dans le barreau des Aduocats

Pl. 2. *Portrait de Barnabé Brisson*

(BNF, Dép[t] des Estampes, cote Ne 14 [coll. Lallemant de Betz, série des portraits], p. 83)

Exécuté d'après le portrait n° 72 du placard de Léonard Gaultier: *Pourtraictz de plusieurs hommes illustres qui ont flory en France depuis l'an 1500 jusques a present*, daté de 1601 par Pierre de L'Estoile (BNF, Dép[t] des Estampes, cote Ed. 12a. rés.). Cf. G. Brunet, A. Champollion *et al.* (éd.), *Les Belles figures et drolleries de la Ligue (1589-1600) recueillies par Pierre de L'Estoile*, Paris : Paul Daffis, 1877, p. 351-381. L'exemplaire de ce placard conservé à la Réserve des Imprimés de la BNF (*Les Belles figures*..., cote Rés. La[25]. 6, pièce 42) ne comporte pas de numéros, contrairement à celui des Estampes.

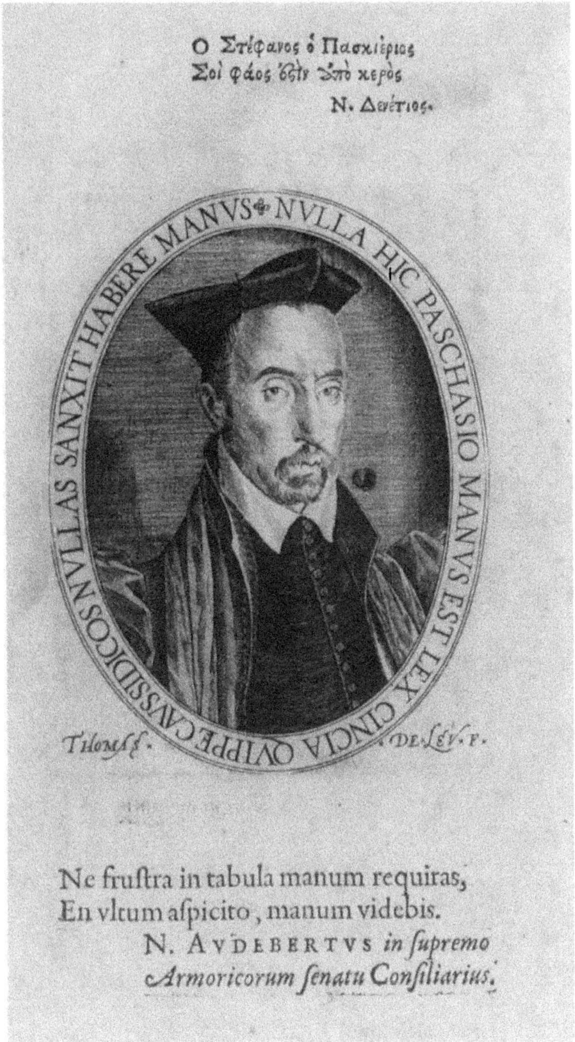
NVLLA HIC PASCHASIO MANVS EST LEX CINCIA QVIPPE CAVSSIDICOS NVLLAS SANXIT HABERE MANVS
Ne fruſtra in tabula manum requiras,
En vltum aſpicito, manum videbis.
N. AVDEBERTVS in ſupremo
Armoricorum ſenatu Conſiliarius.

Pl. 3. *Portrait d'Étienne Pasquier (1583)*

(Étienne Pasquier, *Les Recherches de la France*, Paris : Laurent Sonnius, 1607, après la Table des chapitres. Cliché BNF)

Ce portrait signé par Thomas de Leu reproduit un tableau exécuté à Troyes par Jean de Hoey en 1583 (cf. Dorothy Thickett: « Supplément de la Bibliographie des œuvres d'Estienne Pasquier », *Bibliothèque d'Humanisme et Renaissance*, 37 [1975], p. 251-263, ici p. 263). C'est au cours de sa réalisation que Pasquier composa les vers qui l'entourent. Voir son *Apologie de la main* (*Les Lettres d'Estienne Pasquier*, Paris: Laurent Sonnius, 1619, I, p. 476-477).

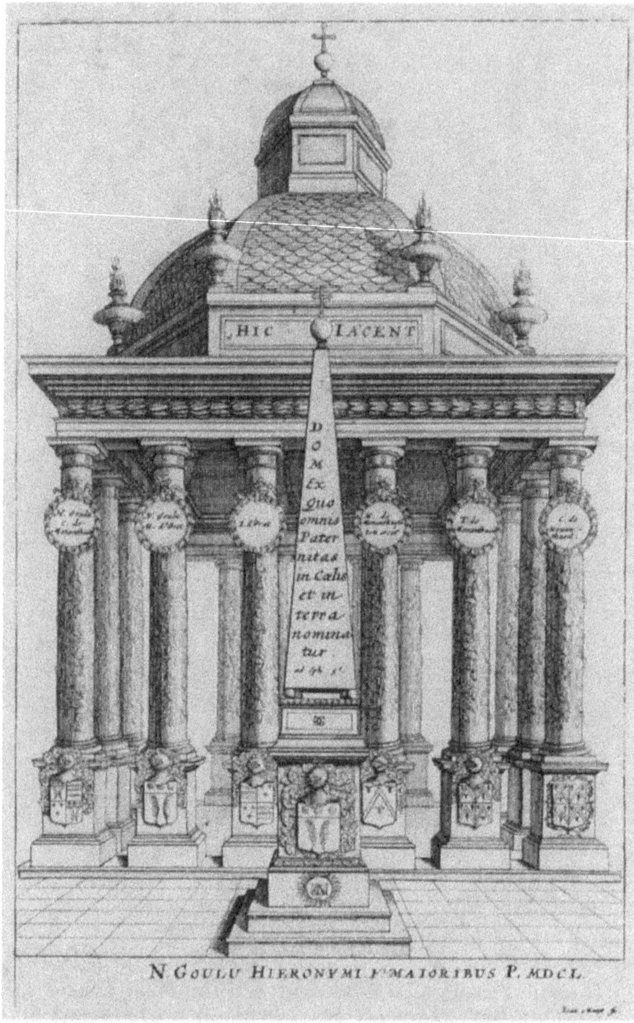
HIC IACENT
D
O
M
Ex
Quo
omnis
Pater
nitas
in Cælis
et in
terra
nomina
tur
N GOULU HIERONYMI F MAIORIBUS P. MDCL.

Pl. 4. *Frontispice de l'*Epitaphium *de Nicolas II Goulu*

(s.l. [Paris ?], s.n.e., 1650. Cliché BNF)

Le premier pilier à droite de l'obélisque est celui d'Henri de Monantheuil, dont aucun portrait ne semble avoir subsisté.

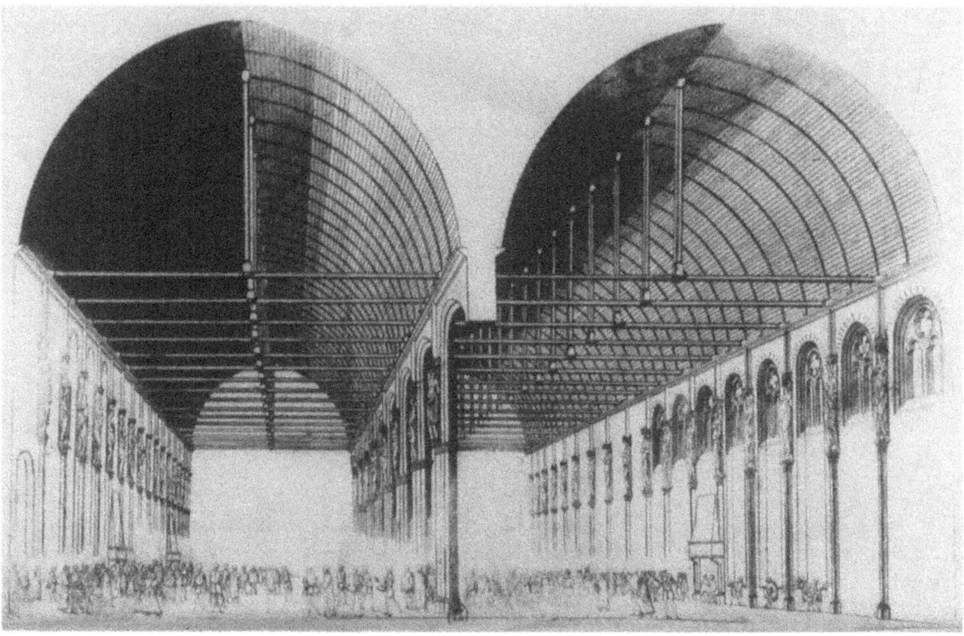

Pl. 5. *La grande salle du Palais de Justice*, par J. Androuet Du Cerceau (BNF, Dép[t] des Estampes, cote Vx 15 [coll. Lallemant de Betz], p. 269)

Trois mois plus tard, le mardi 17 juin 1578, Claude Rousselet, le doyen de la Faculté de médecine, tonne contre Roch Le Baillif et fait approuver et confirmer le décret édicté par la Faculté treize ans auparavant, le 28 septembre 1565, contre les empiriques[13].

Pourquoi s'en prendre à Le Baillif ? La Faculté fut-elle, comme on l'a écrit, trop heureuse de saisir cette occasion de stopper l'hérésie médicale du paracelsisme[14] ? Ce serait la créditer de l'ourdissement d'un plan réfléchi et prémédité que rien, à cette date, n'atteste dans les documents manuscrits qui consignent, année après année, la totalité de ses délibérations. Tout au contraire, E. Philipot a insisté de son côté sur la nouveauté que représente alors, aux yeux du doyen Rousselet, la doctrine qu'il s'agit de combat-

voir H. Baudry (cf. n. 2), p. 82-83 et p. 469, n. 45: le 19 juin 1579, Roch Le Baillif affirmera « qu'il y a quatorze mois qu'il est à Paris empesché à ses affaires » (*Vray Discours* [cf. n. 109], p. 20). En fait, l'auteur du *Vray Discours* signale ailleurs (p. 100-101) qu'il fut mis à l'amende pour avoir mangé un pâté de veau au début du carême 1578, lequel, cette année-là, commença le dimanche 16 février. Le Baillif habitait alors « sur le pont sainct Michel à l'enseigne de l'escriptoire » (*Vray Discours*, p. 66).

[13] Paris, Bibl. Interuniversitaire de Médecine (ci-après: BIUM), ms. 8 = microfiche 1288 (*Commentaires de la Faculté de Médecine de Paris, 1572-1597*), fol. 102r°-v° (voir le texte ci-dessous). Je remercie vivement Alain Mothu *med. visq.* (CNRS, Paris) de m'avoir initié au déchiffrement de ces *Commentaires*. Claude Rousselet, ami de Jacques Grévin, fut immatriculé à la Faculté de médecine de Montpellier en 1557; il est mentionné dès 1559 dans les *Commentaires* de la Faculté de Paris (Lucien Pinvert, *Jacques Grévin (1538-1570). Étude biographique et littéraire*, Paris: Albert Fontemoing, 1899, p. 67 et 341; Marie-Louise Concasty, *Commentaires de la Faculté de médecine de l'Université de Paris (1516-1560)*, Paris: Imprimerie Nationale, 1964 [*Collection de documents inédits sur l'Histoire de France*, série in-4°], p. 639a). Le décret de 1565 renvoie en dernier lieu à l'arrêt prononcé par la Faculté contre les empiriques le 2 mars 1536, dans l'affaire Jean Thibault. Cet arrêt constitue pour ainsi dire l'assise juridique des nombreuses luttes de la Faculté contre les empiriques de tout poil (il y est d'ailleurs fait référence explicite dans le *Vray Discours* [cf. n. 109], p. 11-12; cf. *infra*, citation de la n. 113). Voir le texte dans Du Boulay (cf. n. 7), VI, p. 264-267, spéc. p. 267, mais surtout dans: Denis Puylon (éd.), *Statuts de la Faculté de medecine en l'Université de Paris, Avec les pieces justificatives de ses Privileges & des droits & soûmissions à elle deubs par les Apothicaires & Chirurgiens*, Paris: François Muguet, 1672, 3e pagination (*Arrests et sentences contre les empiriques & les Medecins non approuvez par la Faculté de Medecine de Paris*), p. 1-10 (cote à Paris, BNF, Réserve des Imprimés: 4° Z. Le Senne 2551); cf. M.-L. Concasty, *Commentaires*..., p. 255b et *passim*. Sur Jean Thibault, cf. La Croix Du Maine (éd. Rigoley de Juvigny: *Les Bibliothéques Françoises de La Croix du Maine et de Du Verdier*, Paris: Saillant & Nyon, 1772, I, p. 592-593); Lynn Thorndike, *A History of Magic and Experimental Science*, V, New York: Columbia Univ. Press, 1941, p. 286.

[14] Trevor-Roper (cf. n. 2), p. 233: « It seems that the Medical Faculty of Paris, the guardian alike of orthodoxy and monopoly, was looking for an opportunity to strike a blow at this dangerous new heresy of Paracelsianism and that le Baillif presented himself as a convenient victim. » Debus (cf. n. 4), p. 39, avec moins de prudence: « The Galenists hoped to use his case to put an end to this medical heresy. »

tre[15]. De fait, au-delà d'une évidente querelle d'empiètement de territoire, les termes utilisés par le doyen Rousselet ne laissent pas place au doute; voici son propre résumé des actions entreprises par ses soins contre Roch Le Baillif:

«J'ai enfin exposé, suivant les arrêtés publics de notre École, qu'il avait été édicté à l'instar d'une loi par un décret de tout l'Ordre, le 28 septembre 1565, sous le décanat du sieur Piètre, que si quelqu'un du nombre des docteurs pratiquait la médecine avec des empiriques, il serait puni tout d'abord d'une amende de dix écus d'or au soleil, et s'il récidivait ensuite, il serait privé de tous les honneurs de l'École et de ses avantages, et serait considéré comme entièrement exclu. J'ai en effet compris d'après de nombreux discours que certains docteurs, entièrement oublieux d'eux-mêmes et de leur parole, pour ne pas dire déserteurs de l'École, ont très familièrement frayé, chez des malades, avec un homme non pas empirique (car il ne mérite pas même ce nom), mais contempteur de la science et de l'art d'Hippocrate, adversaire de la philosophie naturelle et de toute l'Antiquité, nommé de la Rivière; et que ces docteurs sont sectateurs et partisans d'une certaine imposture, ou plutôt impiété paracelsine qu'il ose professer publiquement. Ce forfait certes indigne et téméraire, je dirai même impudent, et digne du fouet, j'en ai supporté le poids et la charge plus que je ne le devais, eu égard à mon zèle pour l'École de médecine, et au respect envers l'art d'Hippocrate et son antique majesté. C'est pourquoi, par le divin nom du divin Hippocrate, par la foi publique de toute l'École jadis donnée et si souvent confirmée, j'ai instamment exhorté tous les docteurs de notre Ordre à prévenir avec diligence ce mal naissant, à maintenir le plus fermement l'ancienne forme et la dignité de la doctrine d'Hippocrate, et à interdire à des hommes aussi insensés, aux déserteurs de la cause d'Hippocrate, le meilleur chef de l'art de la médecine, à d'authentiques transfuges et à des traîtres, de figurer dans leur Ordre et parmi les leurs; je les ai exhortés plutôt à confirmer aujourd'hui de nouveau par l'autorité de l'École la sentence portée contre de tels traîtres par toute l'École au cours des années précédentes, à ne pas souffrir que cette sentence soit enfreinte, d'aucune façon ni par qui que ce soit, et à se persuader que, quant

[15] Philipot (cf. n. 2), p. 347, n. 1.

à l'autre [*i.e.* Le Baillif], j'intenterais un procès à ce misérable dans le plus strict exercice de mon droit, et que je ne négligerais absolument rien, ni de mon devoir, ni de mes soins, pour stopper ses entreprises criminelles et rendre la liberté à l'art hippocratique, et pour préserver la supériorité et l'intégrité de toute notre École. La sentence autrefois portée contre les sectateurs et partisans des empiriques et des imposteurs de cette sorte a donc été, sur mon conseil, ratifiée et confirmée par le jugement unanime et l'autorité de tout l'Ordre, étant apparu qu'il était nécessaire de s'appuyer continuellement sur elle.[16]»

De cette véritable déclaration de guerre, il ressort très clairement que la Faculté de médecine, loin d'avoir patiemment guetté l'occasion favorable pour écraser l'hérésie paracelsienne, s'est au contraire laissé surprendre par le pouvoir de séduction de ses doctrines, si bien que plusieurs de ses médecins menacent d'y être gagnés

[16] BIUM, ms. 8, fol. 102v° (mardi 17 juin 1578): « Postremo cum exposuissem ex publicis nostræ Scholæ monimentis, die 28. Septembris 1564 [*surchargé et récrit en marge:* 1565] D. Petreo Decanatu fungente, totius Ordinis decreto, veluti lege sancitum fuisse, ut si quis e doctorum numero cum empiricis medicinam faceret, mulcta decem aureorum solatorum primum quidem mulctaretur, tum si in posterum denuo id faceret, omnibus Scholæ honoribus careret atque emolumentis, planeque ἀσυνάγωγος haberetur: intellexissem vero ex multorum sermonibus, Doctores nonnullos, sui prorsus oblitos, ac suæ fidei immemores, ne dicam Scholæ defectores, cum homine non empirico (neque enim id nominis promeretur) sed Hippocraticæ doctrinæ & artis contemptore, ac naturalis philosophiæ, omnisque antiquitatis oppugnatore, (nomine de la Riviere) apud ægros familiarissime versari, esseque Paracelsinæ cujusdam, quam ille palam profiteri audet, imposturæ vel potius impietatis sectatores atque fautores: equidem indignum hoc facinus atque audax, [ne *biffé*] dicam impudens, & flagris dignum, pro meo in iatricem Scholam singulari studio, & artis Hippocraticæ, ac priscæ majestatis veneratione perquam ac debui, graviter, molesteque tuli. Itaque universos nostri Ordinis doctores per Divini Hippocrati divinum nomen, perque datam olim ac sæpius confirmatam toti Scholæ publicam fidem vehementer sum cohortatus, ut huic nascenti malo diligenter occurrerent, veterem Hippocraticæ doctrinæ formam dignitatemque constantissime retinerent, nec istiusmodi male sanos homines, Hippocratis iatricæ artis ducis optimi defectores, planeque transfugas, & perfidos, in suum ordinem ac numerum posthac ascribi sinerent: quin potius latam ab universa Schola superioribus annis adversus eos sententiam, nunc ejusdem authoritate Scholæ denuo confirmarent, nec a quoquam ullo modo infringi paterentur: ac de cætero id sibi persuaderent, me cum isto nebulone summo jure acturum, & in cohibendis nefariis istius conatibus ac vindicanda Hippocraticæ artis libertate, & totius nostræ Scholæ præstantia atque integritate servanda, nihil omnino vel officii vel diligentiæ prætermissurum. Est igitur totius Ordinis consensu & authoritate rata & confirmata, me suadente, lata olim adversus empiricorum atque istiusmodi impostorum sectatores & fautores sententia: in qua perpetuo visum est esse conquiescendum. »

grâce au prosélytisme de Le Baillif. Si la Faculté décide donc d'intenter à ce dernier un procès, c'est pour parer à un danger non pas externe – la présence d'un paracelsien sur son propre territoire –, mais à un péril interne au corps médical, ce qui révèle que le paracelsisme s'était alors propagé avec plus d'ampleur que ce qu'on a cru jusqu'à présent. En ce sens, on ne saurait voir en Roch Le Baillif « un paracelsiste isolé »[17]: tout au contraire, à peine quelques semaines après son installation dans la capitale, il compte déjà plusieurs appuis secrets au sein même de l'institution médicale. Aussi le doyen de la Faculté doit-il se montrer extrêmement menaçant pour tenter d'endiguer la dangereuse contagion.

Qui étaient les médecins de la Faculté partisans de la nouvelle doctrine ? On est bien en peine de le dire, ceux-ci s'étant sans doute soigneusement gardés d'afficher publiquement leur sympathie en la matière. Tout au plus peut-on se demander si l'un de ces partisans ne fut pas Nicolas Marchant, d'origine normande comme Roch Le Baillif, et également connu comme alchimiste[18].

Toujours est-il qu'après le discours du doyen Rousselet, les événements se précipitent. Ce discours avait été prononcé le mardi 17 juin 1578. La semaine suivante, le mardi 24 juin, la Faculté adresse au Parlement de Paris une requête à l'encontre de Roch Le Baillif dont elle reçoit réponse, sans nul doute favorable[19]. Un mois plus tard, le vendredi 25 juillet, le doyen compte à René Choppin, avocat au Parlement de Paris, 3 livres tournois « pour examiner les arrêts transmis par mes soins et pour plaider notre cause au Parlement contre Roch Le Baillif, dit La Rivière »[20]. Le lendemain, à un

---

[17] Baudry (cf. n. 2), p. 30-33: « Roch Le Baillif: un paracelsiste isolé ? ».

[18] Sur ce personnage, cf. D. Kahn: « Le fonds Caprara de manuscrits alchimiques de la Bibliothèque universitaire de Bologne », *Scriptorium*, 48 (1994), p. 62-110, ici p. 92. Nicolas Marchant, qui fut recteur de l'Université de Paris en 1564 (Du Boulay [cf. n. 7], VI, p. 979), figure le 21 novembre 1577 sur la liste des docteurs de la Faculté (BIUM, ms. 8, fol. 95r°, n° 75). Faut-il inclure parmi les médecins partisans du paracelsisme les quatre ou cinq personnes dont parle l'auteur du *Vray Discours* (cf. n. 109), p. 21 (« Alors les assistans se prenent à rire, excepté quatre ou cinq, tous estourdis encore de la fumee du charbon »)? La formulation est ici ambiguë.

[19] Arch. Nat., X^{1A} 5084, fol. 468r° (cf. n. 38) et BIUM, ms. 8, fol. 136r° (voir plus bas, Annexe 1, § 2): « A l'huissier de la Cour, pour [nous] avoir transmis la réponse à notre requête présentée à la Cour contre ledit La Rivière, 2 sols 3 deniers. »

[20] BIUM, ms. 8, fol. 113v° (vendredi 25 juillet 1578): « Numeravi D. Chopin in Senatu Patrono, pro examinandis arrestis a me illi traditis, & causa pro nobis in Senatu agenda contra Rodocheum Le Baillif, dictum La Riviere...... 3 livres tournois. » Sur René Choppin (1537-1606), grand jurisconsulte et ligueur « très zélé » (selon Pierre de

huissier de la Cour nommé lui aussi « Chopin », il est compté 14 sols 6 deniers tournois pour avoir montré une double requête au même Roch Le Baillif[21]. Deux mois plus tard, le 23 septembre, le doyen s'acquitte d' « un demi-teston d'argent » en faveur du « clerc du sieur Marteau, trésorier de la Maison du roi, pour son billet attestant que Roch Le Baillif ne compte nullement au nombre des médecins du roi (afin qu'il ne s'en saisisse désormais comme excuse dans la cause qui doit être plaidée) »[22]. Enfin, le mardi 7 octobre, un pas de plus est franchi: au cours d'une assemblée plénière de l'Université de Paris, cette dernière se voit priée de faire cause commune avec la Faculté de médecine contre Roch Le Baillif, ce qui est accordé à l'unanimité. En outre, il est demandé à la Faculté de théologie de l'Université de censurer plusieurs impiétés de Paracelse recueillies à partir des manuels anti-paracelsiens d'Éraste et de Dessenius, ce que promet de grand cœur le doyen de cette Faculté au nom de tout son Ordre[23]. Le même jour, le doyen Rousselet

---

L'Estoile, sa femme serait, de dépit, devenue folle le jour de l'entrée d'Henri IV à Paris), cf. Papire Masson, *Renati Choppini* [...] *vita*, Paris: Michel Sonnius, 1606; Robert Descimon, *Qui étaient les Seize ? Mythes et réalités de la Ligue parisienne (1585-1594)*, Paris: Klincksieck, 1983 (*Mémoires publiés par la Fédération des Sociétés historiques et archéologiques de Paris et de l'Ile-de-France*, 34), p. 119; *Index bio-bibliographicus notorum hominum*, t. 36 (Osnabrück: Biblio Verlag, 1985), p. 669-670 et t. 47 (1990), p. 177. Voir aussi François Secret, *Les Kabbalistes chrétiens de la Renaissance* ([1]1965), rééd. augm., Milan/Neuilly-sur-Seine: Archè/Arma Artis, 1985, p. 320.

[21] BIUM, ms. 8, fol. 114r° (samedi 26 juillet 1578): « Domino Chopin, Curiæ Ostiario, qui geminum supplicem libellum eidem Rodocheo Le Baillif significavit...... 14 sols 6 deniers tournois. » Sur les huissiers du Parlement, cf. Félix Aubert: « Recherches sur l'organisation du Parlement de Paris au XVIe siècle (1515-1589) », *Nouvelle revue historique de droit français et étranger*, 36 [1912], p. 52-132, 178-242, 309-369 et 473-547, ici p. 537-547. Le mot „requête" est celui par lequel l'auteur du *Vray Discours* (cf. n. 109), p. 54, traduit *libellum supplicem*.

[22] *Ibid.* (23 septembre 1578): « Persolvi clerico Domini Marteau Domus Regiæ Quæstoris, pro illius syngrapha, qua Rodocheum Le Baillif, in Regiorum Medicorum numero minime comprehendi (ne forte id in agenda causa excusationis posthac arriperet) testificatus est, dimidium capitatum argenteum...... 7 sols 3 den. trns. »

[23] *Ibid.*, fol. 108v° (mardi 7 octobre 1578): « Eo in conventu [Academiæ] rogavi Academiam, ut in nostram causam descenderet, susceptam a me contra Rodocheum Le Baillif, dictum La Riviere, veteris Philosophiæ Naturalis, & iatricæ Artis insolentissimum perturbatorem, & novæ cujusdam atque antea inauditæ Paracelsicæ κακοτεχνίας impudentissimum assertorem. Quod equidem uno singulorum Ordinum Academiæ consensu merito sum assequutus. Postulavi insuper a sacratissima Theologiæ facultate, ut plurimas istius Paracelsi impietates ex Thomæ Erasti & Dessennii adversus illum editis scriptis collectas nota censoria condemnaret. Hoc Theologiæ Decanus totius Ordini sui nomine pollicitus est, se ultro libenterque facturum. » J'ignore qui était alors le doyen de la Faculté de théologie. Le prieur, élu pour un an parmi les bacheliers, était le Parisien Nicolas de Bonvilliers, sur lequel on verra Henri Omont: « Le „Livre" ou

compte 7 sols 6 deniers tournois à un élève de l'Université pour lui avoir apporté l'acte par lequel l'Université se joint à la Faculté de médecine dans le procès mené au Parlement contre Roch Le Baillif[24]. Et le surlendemain 9 octobre, le doyen compte à l'appariteur de la Faculté de théologie deux testons d'argent d'une valeur de 29 sols tournois pour lui avoir montré la censure des impiétés de Paracelse prononcée par la Faculté de théologie, avant de l'apporter au Parlement afin de la verser au dossier du procès[25]. Avec cette censure émanant de la Sorbonne, c'est-à-dire de la plus haute autorité morale européenne, après Rome, en matière de théologie, l'affaire paraît ainsi prendre une tournure encore plus néfaste pour Roch Le Baillif que ce que l'on croyait jusqu'à présent. Mais il s'agit aussi de la toute première condamnation de l'œuvre de Paracelse par une autorité ecclésiastique, cinq ans avant sa première mise à l'Index[26] – même s'il est vrai qu'en matière de censure, la Sorbonne ne détenait aucun pouvoir autre que consultatif[27]. Ajoutons que la Faculté

„Cartulaire" de la nation de France de l'Université de Paris », *Mémoires de la Société de l'histoire de Paris et de l'Ile-de-France*, XLI (1914), p. 1-130, ici p. 57-58. A partir d'avril 1579, ce fut Nicolas Roguenant, Parisien de la paroisse de Saint-Séverin (Arch. Nat., MM 268 [conclusions des prieurs prononcées dans les assemblées], p. 248-250 pour l'année 1578, p. 251-254 pour l'année 1579). Sur ce Roguenant, voir Du Boulay (cf. n. 7), VI, *Index Rerum & Verborum*, *s.v.* „Nicolaus Roguenant".

[24] BIUM, ms. 8, fol. 114r° (7 octobre 1578): « Academiæ Amanuensi qui nobis Academiæ dedit adjunctionem (ut vulgo dicunt) in lite adversus Rodocheum Le Baillif in Senatu suscepta, numeravi...... 7 s. 6 d. t. »

[25] *Ibid.* (9 octobre 1578): « Sacri Theologorum Ordinis Apparitori, qui nobis impietatum Paracelsi ex Erasto & Dessennio collectarum censuram Theologicam exhibuit, in Senatu posthac in persequenda lite proferendam, numeravi duo capitata argentea...... 29 sols t. » (pour le texte de cette censure, voir D. Kahn: « Cinquante-neuf propositions de Paracelse condamnées par la Faculté de théologie de Paris, le 9 octobre 1578 », à paraître dans les *Mélanges François Secret*). On lit encore à la même date: « Domino Crozon in Senatu Cognitori, pro pluribus impensis ab eo factis in lite adversus Rodocheum Le Baillif suscepta, ut est ex prolata illius acceptilatione perspicuum, numeravi...... 9 l. 10 s. t. »

[26] Paracelse apparaît pour la première fois en 1583/1584 dans l'Index du Grand Inquisiteur espagnol Quiroga. Cf. Ralf Georg Bogner: « Paracelsus auf dem Index. Zur kirchlichen Kommunikationskontrolle in der frühen Neuzeit », dans: J. Telle (Hrsg.), *Analecta Paracelsica. Studien zum Nachleben Theophrast von Hohenheims im deutschen Kulturgebiet der frühen Neuzeit*, Stuttgart: Franz Steiner Verlag, 1994 (*Heidelberger Studien zur Naturkunde der frühen Neuzeit*, Bd. 4), p. 489-530.

[27] Je dois cette importante précision à l'amabilité et à l'érudition de Pierre-François Burger (CNRS): en 1656, un docteur de Sorbonne, Jean Rousse, au cours d'un ouvrage visant à défendre Antoine Arnauld, en vient à faire observer ceci à la Faculté de théologie: « En troisieme lieu: que, sur les propositions bonnes & mauvaises, qui sont déférées & mises en délibération, la Faculté n'ayant qu'un jugement nuement doctrinal, non décisif, ni coercitif; & ne pouvant ni les décider de foi, ni de vérité infaillible, ni

s'efforça vainement d'obtenir l'application de cette censure par le Parlement: l'auteur du *Vray Discours* rapporte comment l'un des docteurs chargés d'examiner la doctrine de Roch Le Baillif, ayant contraint ce dernier à se désolidariser de propos trop compromettants de Paracelse, s'adressa ainsi aux membres du Parlement:

« Puisque l'avocat et disciple de Paracelse lui-même condamne l'impiété de son maître, nous vous demandons et vous supplions instamment, Sénateurs, que les livres de Paracelse soient supprimés par une censure publique[28]. »

Pour en revenir à l'offensive du doyen Rousselet, celle-ci porta également sur la discipline interne à la profession. En effet, quelques jours plus tard, le 18 octobre, en séance plénière de la Faculté de médecine, il est donné lecture de deux nouveaux statuts, dont le premier stipule l'interdiction de rencontrer des empiriques chez les malades[29].

C'est le dernier acte officiel de Rousselet en tant que doyen de la Faculté: à partir du 8 novembre 1578, le nouveau doyen est Henri de Monantheuil, de Reims, professeur de mathématiques au Collège royal[30]. Le 27 du même mois, parmi six objectifs qu'il se

---

commander de les tenir, ni y obliger sous aucunes Censures [...] au contraire, même après les Conclusions de la Faculté, les Propositions demeurant problématiques & libres à un chacun: décider & contraindre de tenir quelque proposition pour hérétique, n'appartenant qu'aux Conciles, aux Papes & aux Evêques en leurs Dioceses, il s'ensuit, que la Faculté ne peut, de droit, ni juridiquement, contraindre de signer l'affirmative, ni la négative des propositions qui lui sont déférées [...] » (*Les Avis de M. Jean Rousse* [...] *sur la seconde lettre de M. Arnauld* [1656], reproduit dans: A. Arnauld, *Œuvres*, XX, Paris-Lausanne: Sigismond d'Arnay & Compagnie, 1778, p. 508). Sur ce point, voir Bruno Neveu, *L'Erreur et son juge. Remarques sur les censures doctrinales à l'époque moderne*, Naples: Bibliopolis, 1993 (*Istituto Italiano per gli studi filosofici, Serie Studi*, XII).

28 *Vray Discours* (cf. n. 109), p. 54: « Si quidem patronus & discipulus Paracelsi, præceptorem impietatis condemnat, petimus a vobis, multis & supplicibus verbis (Patres conscripti) ut libri Paracelsi publica censura e medio tollantur. » La scène se déroule le 19 juin 1579, lors du premier examen subi par Le Baillif.

29 BIUM, ms. 8, fol. 103v° (18 octobre 1578): « Lectum fuit præterea duplex aliud statutum, alterum de prohibito cum Empiricis apud ægrotos congressu, alterum de servanda inter nos mutua animorum consensione, fugiendaque omni malevolentia, & maledicendi procacitate. »

30 *Ibid.*, fol. 123r° (8 novembre 1578). Sur Henri de Monantheuil (1536-1606), voir N. Goulu, *Epitaphium* (cf. n. 71 et 72); Pierre Bayle, *Dictionnaire historique et critique*, *s.v.* „Monantheuil" (6e éd., Bâle: Jean Louis Brandmuller, 1741, III, p. 409); Claude-Pierre Goujet, *Memoire historique & litteraire sur le College Royal de France*, II, Paris: A.-M. Lottin, 1758, p. 29-33; Henri Danton: « Biographie rémoise », *Reims. Revue historique et littéraire*

propose d'atteindre durant son décanat, Henri de Monantheuil mentionne sans ambages: *Empiricorum expulsio*[31]. Quelques jours plus tard, le 4 décembre 1578, on lit que la Faculté se propose « d'obtenir du roi et du Parlement *qu'il ne soit permis de pratiquer la médecine qu'aux seuls médecins agréés.* Sont agréés: les docteurs en médecine et ceux qui ont été licenciés en médecine dans une Université notoire, ainsi que les médecins ordinaires des rois et des princes »[32].

Cependant la procédure suit son cours. Bien que sa prochaine étape, à en croire Du Boulay, Brunot et Philipot, se situe seulement le 29 ou le 30 avril 1579, un examen attentif des sources manuscrites permet de constater que plusieurs événements de quelque conséquence prirent place dans ce long intervalle de cinq mois apparemment calme. En effet, la liste des dépenses et recettes dressée à la fin du premier décanat de Monantheuil, le 14 novembre 1579, laisse entendre à plusieurs reprises que Le Baillif se serait dérobé aux débats du procès:

« Au dit René Choppin, notre avocat, pour s'être très souvent préparé à plaider et, de ce fait, s'être trouvé en vain à de nombreuses audiences, l'adversaire s'étant dérobé au procès, et pour avoir enfin élégamment, savamment et abondamment plaidé notre cause durant trois jours, [...] 60 livres tournois.

[...]

A notre procureur J. Crozon, pour s'être trouvé présent à tant d'audiences et avoir transcrit la liste destinée à être présentée au conseiller auquel avait été confiée la charge du procès devant être jugé en l'absence de l'adversaire, lequel, convoqué par trois fois trois jours distincts, ne s'était pas présenté, 9 livres tournois 7 sols 6 deniers[33]. »

Il semble ainsi que Roch Le Baillif, avant de se rendre enfin au Par-

---

de la Champagne, II, n° 11-12 (nov.-déc. 1854), p. 75 (sans grand intérêt); F. Hoefer (dir.), *Nouvelle biographie générale*, 35 (1861), col. 934-935; Abel Lefranc, *Histoire du Collège de France depuis ses origines jusqu'à la fin du Premier Empire*, Paris: Hachette, 1893, p. 223-224, 231-233 et 352; Radouant (cf. n. 209), spéc. p. 236-245.

[31] BIUM, ms. 8, fol. 127v° (27 novembre 1578).

[32] *Ibid.*, fol. 125v° (4 décembre 1578): « A Rege et Senatu impetrandum ut *solis medicis approbatis medicinam facere liceat.* Approbati sunt: doctores medicinæ et in ea licentiati in celebri Academia; Regii et principum ordinarii medici. »

[33] Voir ci-après, Annexe 1, § 6 et § 8.

lement, ait d'abord cherché à se soustraire par trois fois au procès qui le menaçait, courant le risque d'être jugé *in absentia*. Que s'est-il donc passé au juste? Les archives du Parlement nous l'apprennent avec force détails. On y lit, à la date du jeudi 2 avril 1579:

« Entre les doien et docteurs de la Faculté de medecine en l'Université de Paris.

Apres que Chopin pour les demandeurs a demandé default contre le defendeur, present M. Courtin son procureur qui a dict que Chauvelin est son advocat et que ledict Chauvelin a dict que sa partye a envoyé homme expres en sa maison pour recouvrer pieces necessaires en la cause et sans lesquelles il ne peult plaider.

La Court a donné et donne default aulx demandeurs contre le defendeur sauf lundy [*i.e.* d'ici lundi][34]. »

Ces lignes s'expliquent par une affirmation de R. Delachenal, selon lequel « l'avocat ne représente pas valablement son client; il faut que celui-ci comparaisse en personne, ou par procureur, sinon la cour donne défaut, faute de comparaître ». Cette infraction entraînait une amende[35]. On voit cependant qu'ici, la présence effective du procureur de Roch Le Baillif, « M. Courtin », ne suffit pas à éviter le défaut, ce qui implique que la présence du médecin normand était obligatoire[36]. On découvre par ailleurs grâce à cet acte que l'avocat de Roch Le Baillif était alors François Chauvelin, et non Étienne Pasquier comme ce sera bientôt le cas[37].

---

34 Arch. Nat., X^{1A} 5084 (Parlement civil, registres des Plaidoiries), fol. 386v° (jeudi 2 avril 1579).

35 Roland Delachenal, *Histoire des avocats au Parlement de Paris, 1300-1600*, Paris: Plon, Nourrit et Cie, 1885, p. 94. La procédure du défaut de comparaître est très précisément décrite par Philibert Boyer, *Le Stile de la Cour de Parlement, & forme de proceder en toutes les Cours souveraines du Royaume de France, auctorisé de plusieurs beaux Arrests, & divisé en quatre livres*, Paris: Pierre Pautonier, 1606, p. 203-207. Sur le sens de l'expression « sauf lundy », voir *ibid.*, p. 300.

36 Cet avocat dont le nom se rencontre assez souvent dans les registres du Parlement était peut-être Charles Courtin, frère du médecin Germain Courtin, que nous retrouverons plus loin. Leur père Étienne († av. 1575) était lui-même procureur au Parlement de Paris. Cf. BIUM, mss. 2133-2134 (238-239) (*Différents Melanges concernant les Medecins* [par Nicolas Gobet?], XVIIIe s.): ms. 2133, p. 55; ms. 2134, p. 607 et p. 715-718.

37 Cf. n. 52. Sur François Chauvelin, avocat au Parlement de Paris, maître des requêtes de Catherine de Médicis, voir Antoine Loisel, *Pasquier, ou Dialogue des advocats du Parlement de Paris*, éd. Claude Joly, dans: *Divers opuscules tirez des Memoires de M. Antoine Loisel Advocat en Parlement*, Paris: Veuve J. Guillemot et J. Guignard, 1652, p. 583; *Dictionnaire de biographie française*, VIII (1959), col. 904 (art. de M. Prévost).

Une semaine plus tard, jour pour jour, le jeudi 9 avril 1579, un nouvel épisode de ce procès a lieu:

« Entre les doien [et] docteurs de la Faculté de medecine en l'Université de Paris demandeurs en requeste du XXIIIIe jour de juing M V^c LXXVIII d'une part, et m^e Roch Le Bailly sieur de La Riviere deffendeur d'autre. Apres que Chopin pour les demandeurs a demandé deffauct contre le deffendeur, actandu les deux injonctions d'en venir signiffiees en dacte des XXe fevrier et VIIe mars dernier passé. Et que Courtin pour ledict deffendeur a dict que F. Chauvelin est son advocat et ledict Chauvelin [,] que sa partie a envoyé au pays pour recouvrer quelques pieces necessaires sans lesquelles il ne peult plaider.

A quoy a dict

De Thou pour le procureur general du roy qu'il est cependant raisonnable de faire deffences au deffendeur d'exercer la medecine sur paine de punition corporelle, ce qu'ils requierent comme aussi a faict ledict Choppin pour les demandeurs.

La Court a donné et donne default aulx demandeurs contre le deffendeur, present son procureur, apres sa declaration qui sera inseree[38]. »

Cet acte nous apprend que: 1° Roch Le Baillif a déjà fait l'objet de deux injonctions à comparaître devant la Cour, le vendredi 20 février et le samedi 7 mars 1579[39]. 2° La seconde de ces injonctions devait faire suite à la toute première dérobade de Le Baillif, s'il faut s'en tenir au chiffre de trois dérobades, formellement attesté par les *Commentaires* de la Faculté[40]. 3° Son avocat, à la date du 9 avril, est toujours François Chauvelin. 4° Augustin de Thou, qui est ici l'avocat du roi[41], et à sa suite la Cour tout entière, semble-t-il, envi-

---

[38] Arch. Nat., X^{1A} 5084, fol. 468r° (jeudi 9 avril 1579).

[39] Je n'en ai pas retrouvé trace dans les registres et minutes du Parlement, mais l'acte que je viens de citer atteste clairement leur existence.

[40] Cf. n. 33. Je n'ai pas trouvé trace d'autres dérobades avant le 2 avril, mais je n'ai rien découvert non plus entre le 9 et le 30 avril dans les registres des Plaidoiries.

[41] C'est donc lui qui tranche, au nom du procureur général du roi, dans les affaires qui intéressent le roi ou l'ordre public. Sa décision doit être ensuite entérinée par le procureur général du roi. On observera plus loin ce processus, n. 59 et 61. Sur les fonctions des avocats du roi, voir Aubert (cf. n. 21), p. 190-193. Augustin II de Thou († 1595), frère de Christophe de Thou, fut premier avocat de 1567 à 1585. Voir Aubert, p. 131 et n. 4, et p. 198.

sagent d'interdire à Roch Le Baillif la pratique de la médecine. Cette perspective funeste pour Le Baillif explique dans une certaine mesure que celui-ci se soit jusqu'à présent abstenu de comparaître: il évitait ainsi de tomber sous le coup d'une telle interdiction et pouvait continuer à pratiquer sans crainte, se bornant à régler les amendes entraînées par ses absences répétées. Mais la situation est désormais critique: nous savons par les *Commentaires* de la Faculté, mais aussi par les règles de ce type de procédure, que Roch Le Baillif, après tant de défauts de comparaître, se trouve maintenant sur le point d'être jugé *in absentia.* C'est dans cette perspective qu'Augustin de Thou indique la ligne à suivre[42]. Un conseiller du Parlement a déjà été commis pour s'en charger, et la Faculté de médecine, on l'a vu, fait même transcrire la liste de griefs à lui remettre, ce qui, joint aux fêtes de Pâques, explique sans doute que les registres des Plaidoiries restent muets entre le 9 et le 30 avril. La Faculté n'avait pourtant rien négligé pour que l'affaire fût examinée prioritairement devant la Cour:

« Pour le premier huissier, afin qu'il appelle notre cause en premier lieu et avant les autres, 29 sols[43]. »

On peut s'interroger sur le bien-fondé de cette dépense. En effet, selon Delachenal, « le Parlement avait [...] statué, le 9 novembre 1437, qu'à l'avenir, on plaiderait le lundi et le mardi, en suivant „le tour du rôle": le jeudi était réservé aux affaires extraordinaires, qui devaient être jugées dans l'ordre où il plairait au président de les appeler. Défense était faite aux avocats et aux procureurs, „sous peine d'amende arbitraire", de contrevenir à ce réglement, et de solliciter, par quelque moyen que ce fût, une audience de faveur »[44]. Or toutes les audiences du procès de Le Baillif se tinrent précisément le jeudi, ce qui devait ôter au premier huissier payé par la Faculté toute possibilité de manœuvre, puisque c'est au président

[42] Cf. n. 33. Voir Boyer (cf. n. 35), p. 165 (*Des defaux, et contumaces*), exposant ce qu'il convient de faire après trois défauts de comparaître: « Si c'est contre un defendeur en requeste, faut conclure ausdits fins de la requeste. » C'est exactement le cas ici. La Faculté ayant demandé qu'on interdise à Le Baillif la pratique de la médecine, l'avocat du roi Augustin de Thou indique qu'il faudra conclure en ce sens, le procès devant être jugé *in absentia.*

[43] Cf. Annexe 1, § 11.

[44] Delachenal (cf. n. 35), p. 90.

qu'il revenait alors d'appeler les affaires successives[45].

Enfin le grand procès a lieu. La veille de ce jour, le 29 avril, « le doyen de la Faculté de médecine invite le recteur et toutes les classes de l'Académie à prendre part à des prières extraordinaires où l'on suppliera Dieu d'éclairer la conscience du Parlement »[46]:

« Le 28, on en vint au procès de la Faculté de Médecine contre La Rivière, et au cours de la discussion, le recteur [de l'Université] promit qu'il y assisterait[47]. [...] Le 29, [...] le doyen de la Faculté de médecine pria Monsieur le Recteur et tous les Ordres de l'Université que, outre les affaires mentionnées par le recteur, des prières extraordinaires fussent encore adressées à Dieu, Notre Seigneur, afin qu'il Lui plût d'éclairer, le lendemain, l'esprit des juges du Parlement au moment de rendre le jugement du procès intenté par notre Ordre à l'imposteur La Rivière, non pas tant au nom du doyen que dans l'intérêt public de toute l'Université, car ce La Rivière ne renversait pas seulement les fondements de la médecine, mais aussi les fondements de la philosophie antique et de celle d'Aristote. Et de même que l'Allemagne avait produit Luther, ce monstre dont ensuite la semence avait infecté tout d'abord l'Allemagne, puis le monde chrétien quant au salut de l'âme, de même elle produisit Paracelse, cet impie, ignare et athée, dont les disciples causèrent d'abord sa perte quant à ce qui touche au corps. D'entre ces disciples, voici La Rivière se ruant en France, qui en causera la ruine s'il n'y est pas étouffé sur le seuil. Que Dieu – disait le doyen – illumine donc l'esprit des juges, afin que par cette connaissance qui est simple et vraie, ils chassent ce mauvais homme et le renvoient chez nos ennemis les Turcs, hostiles au nom de chrétien, qu'il pourra détruire impunément. »[48]

---

[45] On notera que dans l'audience du 30 avril 1579, la cause de la Faculté fut appelée en seconde et dernière position; les 7 et 14 mai, ce fut la seule cause plaidée; le 21 mai, elle vint en première position, avant même celle du duc de Nevers. Cf. n. 54, 55, 57 et 59.

[46] Cf. n. 8.

[47] Le recteur de l'Université de Paris, du 24 mars au 22 juin 1579, était Michel Guiteau, Angevin, sur lequel on verra Du Boulay (cf. n. 7), VI, p. 980a, et H. Omont (cf. n. 23), p. 84.

[48] BIUM, ms. 8, fol. 130v° (28 avril 1579), dans la section intitulée *De comitiis Universitatis et supplicationibus rectoris* (repris plus ou moins fidèlement par Du Boulay [cf. n. 7], VI, p. 768; passage allusivement résumé par Brunot [cf. n. 1], p. 10, n. 2, et déjà par Philipot [cf. n. 8]): « Die vicesimo octavo [...] descensum est in causam Facultatis

Le lendemain matin, jeudi 30 avril, jour réservé aux affaires extraordinaires, commencent les plaidoiries au Parlement de Paris[49]. Pour l'occasion, les différentes parties ont fait peau neuve. L'avocat de la Faculté de médecine est toujours René Choppin; celui de l'Université de Paris, laquelle apparaît ici pour la première fois, est Jacques Chouart[50]. En revanche, l'avocat du roi n'est plus Augustin de Thou, mais l'illustre Barnabé Brisson[51]. Quant à Roch Le Baillif,

medicinæ adversus Riverium susceptam et eidem dum disceptabitur interfuturum rector pollicitus est. [...] Die vicesimo nono [...] Decanus Facultatis medicinæ oravit dominum rectorem et omnes Academiæ ordines ut præter causas a rectore commemoratas [,] extraordinariæ supplicationis funderentur etiam preces Domino Deo nostro quo vellet illustrare mentes judicum supremæ Curiæ crastino die in disceptatione litis susceptæ a nostro ordine adversus impostorem Riverium [,] non tam nomine suo quam totius Academiæ publico [,] quandoquidem ille non medicinæ solum sed et veteris et Aristoteleæ philosophiæ fundamenta everteret. Et ut Germania Lutherum monstrum pepererat cujus postea semen Germaniam primum [,] deinde totum christianum orbem infecerat quod ad animæ salutem [,] sic eadem Paracelsum hominem impium [,] ignarum [,] atheum peperit cujus discipuli primum eandem quod ad corpus attinet perdidit [*sic*] e quibus ecce Riverius prosiliens in Galliam [,] nisi in ipso limine opprimatur ipsam labefactabit. Deus igitur sic illustret mentes judicum (dicebat decanus) ut percepto [*Du Boulay écrit:* præcepto] eo quod simplex verumque est [,] hominem istum malum abigant et ad infensos nominis Christiani hostes Turcas quos impune perimat relegent. »

49 Le procès eut bien lieu en matinée: cf. n. 76. On plaidait traditionnellement le matin, trois heures par jour, de 7 h à 10 h, les lundi, mardi et jeudi. On plaidait également en après-dînée le mardi et le vendredi, de 4 h à 6 h, mais seulement entre Pâques et les vacations d'automne du Parlement. Voir Delachenal (cf. n. 35), p. 90.

50 Bien que les *Commentaires* de la Faculté l'appellent *Jean* Chouart, il s'agit de toute évidence de Jacques Chouart (1530-1614), l'un des avocats attitrés de l'Université dès 1564 (Du Boulay, VI, p. 593; *Commentaires* de la Faculté, *passim*), oublié des dictionnaires biographiques, sur lequel voir Étienne Pasquier, *Les Recherches de la France*, IX, 31 (Paris: Laurent Sonnius, 1621, p. 872 C), et A. Loisel (cf. n. 37), p. 581-582. On ne saurait le confondre avec celui dont parle Pierre de L'Estoile, *Registres-Journaux*, éd. Michaud-Poujoulat, II, Paris, 1837, p. 385b (signalé par les *Fiches Picot*, BNF, Dép[t] des Mss., microfiche 18 [16], *s.v.* „Chouart"): « Le mardy 28 de ce mois [28 juin 1605], mourut à Paris M. Duret, avocat en la cour, mon bon voisin et ami, regretté de tous ceux du Palais pour son bel esprit et éloquence. Peu de jours auparavant étoit mort aussi à Paris le jeune Chouart, avocat, fort regretté aussi-bien que l'autre, ayant été tous deux inopinément et violemment emportés en la fleur de leur âge. »

51 Il n'était alors que deuxième avocat (Aubert [cf. n. 21], p. 199). On sait que Blaise de Vigenère, lui dédiant l'année précédente ses *Images, ou Tableaux de platte peinture de Philostrate Lemnien* (Paris: Abel L'Angelier, 1578, 2e éd. 1597, fol. ã2r°), lui adressait ces mots: « Car rien vous peut il estre caché de toutes les plus occultes sciences & disciplines où l'entendement humain puisse atteindre? » Il faut, semble-t-il, se garder de voir ici plus qu'une belle hyperbole sur celui à qui ses contemporains reconnaissaient unanimement l'alliance d'une prodigieuse mémoire et d'une profonde érudition. Sur Brisson, né entre 1525 et 1530, assassiné par la Ligue parisienne en 1591, voir Élie Barnavi et Robert Descimon, *La Sainte Ligue, le juge et la potence: l'assassinat du président Brisson: 15 novembre 1591*, Paris: Hachette, 1985; et ci-dessous, Annexe II, témoignages de

désormais son avocat n'est autre qu'Étienne Pasquier[52]. Les plaidoiries se succèdent quatre semaines de suite, de jeudi en jeudi, jusqu'au 21 mai[53].

La parole, en cette première matinée, est d'abord aux plaignants: Choppin parle donc au nom de la Faculté de médecine, suivi de Chouart pour l'Université. Étienne Pasquier prend alors la parole, mais l'heure ayant sonné, il s'interrompt au milieu de sa défense:

« Entre les doien et docteurs de la Faculté de medecine en l'Université de Paris.
Choppin pour les demandeurs.
Choart pour les recteur et supposts de l'Université de Paris.
Pasquier pour le defendeur.
Icy l'heure a sonné[54]. »

Le jeudi suivant (le 7 mai), Pasquier poursuit, comme de juste, sa défense. Choppin entreprend d'y répondre, mais lui aussi doit s'interrompre au milieu de son discours:

« En la cause d'entre les doien et docteurs de la Faculté de medecine de ceste ville de Paris.
Pasquier pour le defendeur continuant ses defenses.
Choppin pour repplicques.
Icy a sonné l'heure[55]. »

Thevet et Du Vair.

52 Sur Pasquier, voir notamment Dorothy Thickett, *Estienne Pasquier (1529-1615), The Versatile Barrister of 16th-century France*, Londres-New York: Regency Press, 1979; Suzanne Trocmé Sweany, *Estienne Pasquier (1529-1615) et [le] nationalisme littéraire*, Paris-Genève: Champion-Slatkine, 1985; Paul Bouteiller, *Recherches sur la vie et la carrière d'Étienne Pasquier historien et humaniste du XVIe siècle*, Paris: ISI, 1989; du même: « Étienne Pasquier avocat au Parlement de Paris (1549-1585) », *Bulletin de la Société de l'histoire de Paris et de l'Ile-de-France*, 117 (1990), Paris, 1992, p. 45-65; et le volume collectif *Étienne Pasquier et ses „Recherches de la France"*, Paris: Presses de l'École Normale Supérieure, 1991 (*Cahiers V.-L. Saulnier*, 8). Sur Pasquier et le paracelsisme, voir ma thèse en cours de rédaction, *Paracelsisme et alchimie en France à la fin de la Renaissance (1567-1625). Les milieux, les réseaux, les querelles*.

53 Sur le peu qu'on sache du contenu des plaidoiries, voir D. Kahn (cf. n. 52).

54 Arch. Nat., X^{1A} 5085 (Parlement civil, registres des Plaidoiries), fol. 41v° (jeudi 30 avril 1579). Sur cette interruption quasi rituelle, voir Delachenal (cf. n. 35), p. 101. Le texte des plaidoiries, on le voit, ne figure pas dans les registres du Parlement.

55 Arch. Nat., X^{1A} 5085, fol. 100r° (jeudi 7 mai 1579).

C'est sans doute alors que Barnabé Brisson demande aux docteurs de la Faculté de médecine de lui procurer les œuvres d'Éraste (les *Disputationes de medicina nova Paracelsi*, parues à Bâle en 1572-1573), « afin de se munir contre ce qu'a dit Pasquier pour son client »; la Faculté se hâte d'obtempérer, ce qui lui coûte 4 livres tournois[56].

Le jeudi suivant (14 mai), Choppin achève de répondre à la plaidoirie de Pasquier. Henri de Monantheuil, doyen de la Faculté, est ensuite entendu. Puis Roch Le Baillif lui répond, et c'est ainsi que prend fin cette troisième audience:

« En la cause d'entre les doien et docteurs de la Faculté de medecine de ceste ville de Paris.

Choppin continuant ses repplicques.

Monanteul doyen de la Faculté de medecine oÿ.

Le Bailly s^r de la Riviere respondant.

L'heure a sonné[57]. »

Le jeudi 21, en présence de grands personnages dont le greffier du Parlement juge bon de noter les noms[58] – entre autres Louis de Guise, cardinal de Lorraine et archevêque de Reims (1555-1588), plusieurs évêques dont Nicolas Fumée, évêque de Beauvais († 1593), neveu du président au Parlement de Paris Antoine Fumée (1511-1587), et Claude d'Angennes, président de la Cinquième Chambre des Enquêtes (1538-1601), qui venait d'être sacré évêque de Noyon par l'évêque de Paris Pierre de Gondi, auxquels s'ajoutaient encore Charles de Lorraine, duc d'Aumale (1553-1631) et Jacques de Crussol, second duc d'Uzès (1540-1586 ou 1594), – l'avocat du roi Barnabé Brisson, conformément à ses fonctions, prend la parole au nom du procureur général du roi et propose, comme c'est le cas en ces sortes d'affaires, un « arrêt interlocutoire »[59]:

---

56 Voir plus bas, Annexe 1, § 12.

57 Arch. Nat., X^1A 5085, fol. 147r° (jeudi 14 mai 1579).

58 Cf. n. 60. J'utilise surtout ici P.B. Gams (éd.), *Series episcoporum ecclesiæ catholicæ*, Regensburg: G.J. Manz, 1873, ainsi que le *Dictionnaire de biographie française*.

59 Arch. Nat., X^1A 5085, fol. 238r° (jeudi 21 mai 1579), repris par Du Boulay (cf. n. 7), VI, p. 768, fort soigneusement d'ailleurs, mais hélas non sans quelques bourdes, ne fût-ce que sur la date: 29 mai selon Du Boulay. Je cite ici l'édition de ce dernier, mais en restituant chaque fois que nécessaire le texte des archives manuscrites du Parlement. – Sur le terme d'*arrêt interlocutoire*, employé par l'auteur du *Vray Discours* (cf. n. 109), p. 4 et *passim*, très courant alors dans les archives du Parlement, et encore employé de nos jours, voir par ex. Jean Nicot, *Thresor de la Langue Francoyse, tant Ancienne que Moderne*,

« En la Cause d'entre les Doyen & Docteurs de la Faculté de Medecine[60], Brisson pour le Procureur general du Roy a requis conformément aux Arrests donnez en pareil cas, que le defendeur soit oüy & interrogé, & son Livre [*i.e.* le *Demosterion*] veu & examiné par les Docteurs de la Faculté de Medecine en cette ville de Paris, tels qu'il plaira à la Cour ordonner en la presence de deux des Conseillers d'icelle, & jusques à ce [,] que inhibitions & defenses soient faites audit defendeur d'exercer & pratiquer la Medecine. »

Le même jour, cette requête de Brisson est entérinée par le procureur général, Jean La Guesle († 1588)[61]:

« La Cour avant que faire droit sur la Requeste presentée par les Doyen & Docteurs de la Faculté de Medecine, ausquels ont adheré les Recteur & Supposts de l'Université, ensemble sur les Conclusions du Procureur general du Roy: A ordonné & ordonne que par devant l'un des Presidens & deux des Conseillers d'icelle qu'elle commettra quant à ce; ensemble de cinq Medecins de cette ville de Paris, dont les Parties conviendront dedans trois jours, & à faute d'en convenir en sera par elle pris, le defendeur sera oüy & interrogé tant sur son Livre, duquel on demande la suppression, que sur sa Doctrine & experience, dont sera fait Procez verbal [pour,][62] iceluy rapporté par devers ladite Cour & communiqué audit Procureur General [,] faire droit aux Parties, ainsi qu'il appartiendra par raison [.] Cependant[63] & jusques à ce qu'autrement en soit ordonné [,] fait[64] inhibitions & defenses au defendeur de pratiquer la Medecine en cettedite Ville, encore qu'il fust appellé, *etiam inter volentes.* »

Paris: David Douceur, 1606 (repr. Paris: Le Temps, 1979), p. 353a, mais surtout Lazare Du Crot, *Le Vray Stil de la Cour de Parlement*, Paris: Jean Richer, 1623, p. 299-321.

60 On lit ici en marge dans les registres du Parlement des mots partiellement illisibles, cette page étant à cet endroit assez endommagée: « Ce jour l'archevesque duc de Reyms [...] les evesques [...] de [Bea]uvais, Noyon [...] le duc d'Aummalle [...] duc d'Uzès [...]. »

61 Arch. Nat., X^{1A} 5085, fol. 238r° (jeudi 21 mai 1579), repris par Du Boulay (cf. n. 7), VI, p. 768. Je suis toujours le texte de Du Boulay. Sur Jean La Guesle, voir Aubert (cf. n. 21), p. 195, p. 74-75, n. 4 et p. 181, n. 4.

62 Du Boulay donne « par ». Je restitue la leçon des Arch. et j'ajoute deux virgules par souci de clarté.

63 Du Boulay donne: « par raison cependant ». Je restitue la ponctuation conformément à la calligraphie des Arch. Nat.

64 Du Boulay donne: « ordonné. Fait ». Je restitue la ponctuation conformément à la calligraphie des Arch. Nat.

Ainsi, avant de se prononcer, la Cour souhaite que Roch Le Baillif soit interrogé sur ses théories et sur son ouvrage par cinq médecins de la Faculté, en présence d'un des présidents du Parlement et de deux conseillers. En attendant cet interrogatoire, il est interdit à Roch Le Baillif de pratiquer la médecine à Paris, même si ses malades lui en font la demande expresse.

Cette décision purement provisoire a été considérée à tort, d'abord par Brunot, puis par Philipot, Trevor-Roper, Allen Debus et même Paul Bouteiller, comme un jugement définitif[65] – erreur facilitée, il est vrai, par la ponctuation fautive de Du Boulay –. On en a conclu que le Parlement de Paris interdisait purement et simplement à Le Baillif d'exercer la médecine à Paris, alors que cette interdiction n'était valable que jusqu'à l'interrogatoire ordonné par la Cour, et dans l'attente d'un jugement définitif. Bien plus: parce que le nouveau doyen de la Faculté de médecine, Henri de Monantheuil, s'était juré au moment de prendre ses fonctions qu'il obtiendrait le bannissement de Roch Le Baillif (*empiricorum expulsio*)[66], on a cru que ce bannissement avait été obtenu, et que Roch Le Baillif avait été contraint de quitter la ville. C'est ce qu'écrit, après Philipot, Trevor-Roper en 1972:

« [...] the Parlement issued an *arrêt* forbidding le Baillif to practise „etiam inter volentes" and ordering him to leave the city under pain of corporal punishment. The dean of the Faculty, Henri de Monanteuil, was so pleased with his achievement in ridding the city of this charlatan that he afterwards caused it to be recorded on his own tomb[67]. »

Malgré l'inexactitude de son résumé de l'arrêt du Parlement, Trevor-Roper avance ici un argument de poids à l'appui de sa thèse, argument inconnu de Philipot lui-même: il est vrai, en effet, que l'épitaphe de Henri de Monantheuil mentionne l'expulsion de Roch Le Baillif. Dans la notice qui lui est consacrée par l'abbé Goujet dans son *Mémoire* sur le Collège de France, on remarque ces lignes au milieu de la biographie de Monantheuil:

---

[65] Cf. n. 4, 8 et 9, et Bouteiller 1990 (cf. n. 52), p. 61, qui suit manifestement F. Brunot.

[66] Cf. plus haut la citation de la n. 31.

[67] Trevor-Roper (cf. n. 2), p. 233.

« Les dates que l'on vient de rapporter sont constatées par les Registres de la Faculté de Paris. On y lit aussi qu'il fut un des plus ardens à s'opposer à un certain empyrique, fort connu alors, nommé *Riviere*, & surnommé [*sic*] *Roch le Bailly*; il le traduisit même au Parlement devant lequel il harangua contre ce Charlatan; & il y fit une telle impression, que Bailly fut chassé de Paris, par un Arrêt du même Tribunal. On a encore cette espece de Plaidoyer de Monantheuil; mais il n'a pas été imprimé[68]. »

Goujet, comme on le verra, s'avançait beaucoup dans cette dernière assertion, faute d'avoir lu assez attentivement la source à laquelle il puisait. Cette source, il la révèle après avoir transcrit très fidèlement les termes de l'épitaphe de Henri de Monantheuil:

« [H. de Monantheuil] mourut presque subitement à Paris, en 1606, âgé de soixante-dix ans; il fut inhumé à saint Benoît, où on lit son Epitaphe, en ces termes: „*Henricus Monantholius Hieronymi Gulonii socer; jam inde ex longa clarissimorum Majorum serie, avoque ipso Domino Monantholii, oppidi gentilis, & non ignobilis apud Veromanduos, oriundus; Mathematicarum Artium Professor Regius; Medicæ Scholæ Parisiensis Doctor, Ex-Decanus, defensorque vigilantissimus; qui probatam tot sæculorum usu ejusdem percelebris Scholæ disciplinam ac methodum constantissime asseruit, gravissimis Orationibus frequenti Senatu invectus in Riverii famosissimi tunc lethiferæ nescio cujus empirices inventoris errores & contumelias; difficillimis temporibus, fatali tempestate, sæculi infelicis jactatus procellis, nunquam demersus* [...]."
Cet éloge est de Nicolas Goulu[69]. »

Ainsi l'auteur de l'épitaphe n'est pas Henri de Monantheuil, comme le croyait Trevor-Roper, mais un des membres de la famille Goulu: non pas l'ami de Monantheuil, Nicolas Goulu (1530-1601), gendre de Jean Dorat et dont le fils cadet, Jérôme Goulu, docteur en médecine (1620), devait lui-même devenir le gendre de Monantheuil[70], mais le propre fils de Jérôme, Nicolas II Goulu (c. 1605-1668), trop jeune pour avoir connu les faits dont il s'agit, et dont on ne connaît que l'*Epitaphium in Æde San-Benedictina Parisiis appenden-*

---

68 Goujet (cf. n. 30), p. 30.

69 *Ibid.*, p. 32-33.

70 *Ibid.*, p. 32 (sur Jérôme Goulu). Sur N. Goulu, gendre de Dorat, cf. Michaud, *Biographie universelle*, 2e éd., t. XVII, Paris, 1857, p. 242a-b (art. de Weiss).

dum. Nicolaus Gulonius mortalitatis majorumque memor piis illorum Manibus designabat, Anno 1650, source de l'abbé Goujet[71].

Pourtant, Nicolas II Goulu n'écrivit pas cette épitaphe à la légère: il s'appuyait sur la fameuse plaidoirie de Monantheuil contre Roch Le Baillif, ou plus exactement, sur la description qu'en avait donnée Monantheuil lui-même dans la liste de ses œuvres imprimées et manuscrites, retranscrite par Goulu en 1653 dans un appendice à l'*Epitaphium*[72]. Cette description est la suivante:

« Oratio in Senatu habita anno 1579. adversus famosum Empiricum Rivierum dictum *Roch le Bailly*, qua decreto Senatus expulsus est urbe[73]. »

Ainsi Monantheuil fut, semble-t-il, le premier à affirmer que Roch Le Baillif avait été, grâce à sa plaidoirie, banni de la capitale par un arrêt du Parlement. On aimerait d'autant plus lire le texte de cette plaidoirie; malheureusement, Goulu précise plus bas – détail qui a échappé à Goujet – que ce manuscrit, comme tant d'autres de Monantheuil, est perdu:

« Ex tot manuscriptis Operibus nihil non misere amissum est præ-

---

71 Cf. Michaud, *Biographie universelle*, t. XVII, p. 243a-b (art. de Weiss): « Ce volume, qui est fort rare, contient les éloges de Jean et de Madelène Dorat; de Henri Monantheuil, mathématicien, beau-père de Dorat [*sic*]; et de Catherine et Charlotte Monantheuil, ses filles; et enfin de Nicolas, Jérôme, Jean et Philippe Goulu. » Pour la date de la mort de Nicolas II Goulu, cf. n. 72. Sur les Goulu, voir encore Bayle (cf. n. 30), *s.v.* „Goulu". Un exemplaire de l'*Epitaphium* est conservé à la Bibl. Mazarine (Paris), recueil factice 2652 U[4], pièce 12. L'épitaphe de Monantheuil s'y trouve p. 8-9. On lit p. 10: « *Ob*[*iit*] 1606. *Æt*[*ate*] 70. » Monantheuil naquit donc *en* 1536 et non pas *vers* 1536, comme le veulent ses plus récents biographes.

72 Cet appendice de 1653 se trouve à la fin de l'exemplaire de l'*Epitaphium* conservé à la BNF (cote: Fol. Lm[3] 460); je remercie Jean Letrouit *gr. satr.* de me l'avoir signalé. Cet exemplaire contient, p. 13 de l'*Epitaphium*, en marge, une note manuscrite qui fournit la date de la mort de Nicolas II Goulu: « Obiit Parisiis an. 1668. die 17. Aprilis, sepultus die sequenti in æde D. Benedicti in sepulchro Guloniorum majorum suorum. Sit illi terra levis. » L'appendice, long de 12 pages, commence par ces mots: « Quæ sequuntur, superioribus deinceps addidi, anno 1653. » La liste des œuvres de Monantheuil (« ab ipsoque Monantholio scriptus ») y figure p. 1-3. On y remarque p. 3 la mention d'une « Apologie contre ce qui est écrit de luy au livre du *Manant & du Maheutre* », allusion au *Dialogue d'entre le Maheustre & le Manant* (s.l., 1593, repr. Paris: EDHIS, 1977) où Monantheuil est mis par le Maheustre au nombre des comploteurs parisiens « qui ont juré la ruine des Seize » (*Maheustre*, p. 219-220), ce à quoi le Manant réplique en le traitant de « Medecin atheiste » (p. 220).

73 *Epitaphium*, appendice (BNF, Fol. Lm[3] 460), p. 3.

ter sola in Hippocratis Jusjurandum Commentaria[74]. »

Il ressort donc avant tout de cette brève enquête que c'est à Monantheuil lui-même – s'il faut en croire Goulu – que l'on doit l'idée que Roch Le Baillif aurait été proprement expulsé de Paris. Les faits corroborent-ils une telle affirmation? Pour le savoir, il faut reconstituer les événements postérieurs à l'arrêt du 21 mai.

L'« expulsion » de Roch Le Baillif

Dès le lendemain de l'arrêt interlocutoire, le 22 mai 1579, se tient la séance plénière de la Faculté de médecine. Le premier point qu'on y traite est la nomination des cinq docteurs chargés d'examiner la doctrine et l'expérience de Roch Le Baillif. Ces docteurs sont Nicolas Jacquart († av. 1595), Gérard Denisot, l'ami de la Pléiade (av. 1515-1595), Louis Duret (1527-1586), Jean Rochon, Michel Marescot (1539-1605) et Jean Riolan (1539-1605)[75]. Puis on décide des gratifications à accorder aux trois magistrats qui ont servi la cause de la Faculté:

« Au sieur René Choppin, notre avocat dans le procès contre ledit

[74] *Ibid.* Alexandre Cioranesco recense néanmoins le plaidoyer de Monantheuil, sous ce même titre, sous le n° 12892 de sa *Bibliographie de la littérature française du XVIe siècle* (Paris: Klincksieck, 1959, repr. Genève: Slatkine, 1975, p. 414a). Jean-Pierre Niceron avait mieux lu que l'abbé Goujet l'appendice à l'*Epitaphium* de Nicolas II Goulu; il écrit en effet à la fin de sa notice sur H. de Monantheuil: « *Monantheuil* a donné aussi la liste de ses Ouvrages, tant imprimez que manuscrits, & elle se trouve à la suite de son éloge par *Nicolas Goulu.* On voit entr'autres parmi ces derniers. [§] *Oratio in Senatu habita anno 1579. adversus famosum Empiricum Rivierum dictum Roch Le Bailly, qui decreti Senatus expulsus est urbe.* [...] Tous ces Manuscrits se sont perdus [...] » (*Memoires pour servir à l'histoire des hommes illustres dans la République des Lettres*, XV, Paris: Briasson, 1731, repr. Genève: Slatkine, 1971, p. 45-50, ici p. 49-50). En fait, les *Commentaires* de la Faculté, ainsi que Du Boulay, nous ont conservé ce qu'on peut sans doute considérer comme un avant-goût de ce discours (cf. n. 48).

[75] BIUM, ms. 8, fol. 129r° (22 mai 1579): « Die vicesimo secundo Maii comitia sunt celebrata in quibus primum nominati sunt quinque examinatores futuri examinis de doctrina et experimente Rochi Baillifvi Riverii, nempe M. Nicolaus Jacquart, M. Girardus Denisot, M. Lodoicus Duret, M. Joannes Rochon, M. Michael Marescot, M. Joannes Riolland. » [*en marge*: « Juxta decretum Senatus adversus dictum Riverium quo ei interdicta est factura medicina etiam inter volentes. »] Sur la date approximative de la mort de Nicolas Jacquart, cf. BIUM, ms. 2134 (cf. n. 36), p. 789. Sur Marescot, cf. n. 141.

La Rivière, pour avoir discouru deux jours et s'être trouvé présent chaque matin durant les quatre jours, ont été attribuées en présent vingt pièces d'or.

Au sieur Jean Chouart, pour avoir plaidé la cause de notre Université dans ce procès et nous avoir toujours soutenu, ont été attribuées six pièces d'or.

En faveur du sieur Barnabé Brisson, avocat du roi, pour avoir prononcé un discours remarquable sur la médecine ancienne et son père Hippocrate, la décision suivante a été prise:

S'il messied à quiconque de perdre le souvenir d'un bienfait reçu, c'est d'autant plus indigne de la part des collèges d'arts très libéraux. Aussi le collège des médecins parisiens, reconnaissant quel excellent et remarquable discours a prononcé au Parlement l'avocat du roi Barnabé Brisson sur la médecine ancienne et son père Hippocrate, lui a-t-il voté une reconnaissance éternelle, voulant – décision certifiée et attestée par ce décret – que, quoi qu'il lui arrivât, à lui, à sa femme, à ses enfants et aux enfants de ses enfants, des maux qui atteignent l'homme, quel que fût celui des docteurs qu'il appellerait, quel que fût le nombre de ceux qu'il manderait, lui ou les siens, ils fussent soignés avec diligence, bienveillance, et gratuitement[76]. »

Non contents de cela, les médecins de la Faculté achètent encore au libraire Jacques Du Puis deux mappemondes qu'ils désirent offrir à Barnabé Brisson, ce dernier ayant, semble-t-il, refusé de recevoir de l'argent (cf. *infra*, Annexe 1, § 14).

---

[76] *Ibid.*, fol. 129r°-v° (j'ajoute parfois une ponctuation minimale): « Domino Renato Chopin advocato in nostra causa adversus dictum Riverium qui duos dies oraverat et totis quatuor diebus mane adfuerat decreti sunt pro munere viginti aurei. [§] Domino Johanni Chouart qui nostræ Academiæ in ista causa causam egit et semper nobis adfuit decreti sunt sex aurei. [§] Domino Barnabæ Brisson advocato regio quod luculentam orationem de antiqua medicina et medicinæ parente Hippocrate orationem habuit factum est quod sequitur decretum. [§] Si unumquemque accepti beneficii immemorem esse dedecet, multo magis artium liberalissimarum collegia. Quare cum Parisiensium medicorum collegium intelligat quam pro sui defensione eximiam et luculentam, de antiqua medicina et medicinæ parente Hippocrate in suprema Curia Barnabas Brissonius Regius advocatus habuerit orationem, decrevit ei immortales gratias et hoc monumento affirmatum testatumque voluit, si quid ei, uxori, liberis, liberorumque filiis humanitus contingat, quemcumque et quotcumque accersi jusserit vel jusserint, diligenter, benevole et gratuito medicinam esse facturos. » Cette dernière décision a été résumée par Brunot (cf. n. 1), p. 11, n. 1 *in fine*, et par Trevor-Roper (cf. n. 2), p. 233. J'ai repris pour la dernière phrase la traduction de Brunot en la modifiant quelque peu.

Peu après cette éclatante marque de gratitude envers l'avocat du roi, preuve que la Faculté se réjouissait grandement de ce premier jugement, le Parlement nomme à son tour, dès le 2 juin, un président et deux conseillers pour compléter l'aréopage destiné à entendre Roch Le Baillif[77]:

« Ce jour la Cour ayant veu l'Arrest par elle donné dès le 21. jour de May dernier entre les Docteurs de la Faculté de Medecine en l'Université de Paris d'une part, & M. Roch le Bailly sieur de la Riviere d'autre, par lequel entre autres choses auroit esté ordonné que par devant l'un des Presidens & deux des Conseillers d'icelle ledit Baillif seroit interrogé au fait & experience de la Medecine & d'un Livre par luy composé & fait imprimer, par cinq Docteurs en Medecine pour sur le Procez verbal & rapport dudit Interrogatoire & examen estre fait droit aux Parties, oüy sur ce le Procureur general du Roy, a commis, nommé & deputé M. Bertrand [*sic* pour *Bernard*] Prevost President & Jacques Viole, & Nicolas Perrot Conseillers du Roy en icelle pour executer l'Arrest susdit, & ce qui sera par eux ordonné, sera executé nonobstant oppositions ou appellations quelconques & sans prejudice d'icelles. Le 2 juin 1579. »

Tout est prêt pour l'application de la décision du Parlement. Comment celle-ci fut-elle exécutée? Le mieux est de céder ici la parole aux médecins de la Faculté, qui résumèrent ces événements dans un pamphlet paru deux mois et demi plus tard, le *Vray Discours des interrogatoires* [...], déjà mentionné ci-dessus à plusieurs reprises:

« En premier lieu, incontinent apres le premier Arrest il [*i.e.* Roch Le Baillif] poursuit par Requestes pour estre interrogé, disant qu'il estoit tout prest, & quasi nous surprint: & le fut, comme il le demandoit, par deux fois: la premiere, en la maison de Monseigneur le President de Morsan le XIX Juin: l'autre à sa requeste [*en marge:* Du xxiiii May] en plein Parlement devant tous Messieurs de la Cour[78]. »

---

[77] Arch. Nat., X^{1A} 1664 (Parlement civil, registres du Conseil), fol. 225v° (sous la manchette: « faict le second jour de juin »), repris par Du Boulay (cf. n. 7), VI, p. 768-769. Je donne le texte de Du Boulay, identique à l'original.

[78] *Vray Discours* (cf. n. 109), p. 17-18.

L'ensemble de ce pamphlet regorgeant de coquilles[79], ce texte doit, semble-t-il, être quelque peu corrigé. Il contredit en effet un autre passage, dix pages plus loin, que l'on va lire ci-dessous, où l'on apprend que la requête de Le Baillif fut présentée à la Cour après le premier *interrogatoire* et non après le premier *arrêt*, ce qui paraît d'autant plus logique qu'on ne voit guère pourquoi il serait ici question d'un *premier arrêt* alors qu'on n'en connaît en tout et pour tout qu'un seul, celui du 21 mai. Quant à la date alléguée pour la requête de Le Baillif, le 24 mai, elle doit en bonne logique, me semble-t-il, être retardée d'un mois et se placer *après* le premier interrogatoire, soit le 24 juin (le premier interrogatoire ayant eu lieu le 19 juin)[80]. On peut ainsi reconstituer les faits suivants: Roch Le Baillif subit un premier examen, conformément à l'arrêt interlocutoire, le 19 juin, « en la maison de Monseigneur le President de Morsan ». Ce dernier n'était autre que Bernard Prévost, sieur de Morsan, l'un des trois conseillers du roi désignés par le Parlement pour assister à l'interrogatoire[81]. C'est ce premier interrogatoire, moliéresque avant la lettre, qu'a épinglé Ferdinand Brunot dans son *Histoire de la langue française*, les médecins de la Faculté s'efforçant de prouver l'incompétence en médecine de leur adversaire par son incompétence en latin et en scolastique, et Le Baillif protestant « que les maladies ne se guerissent ny en Latin ny en Grec »[82]. Laissons une nouvelle fois la parole à la Faculté:

« Le premier examen faict selon l'Arrest interlocutoire de la Cour, les Medecins attendoyent l'Arrest definitif. Mais ledit la Riviere se doutant de sa cause pour son incroyable ignorance, autant fin & ruzé qu'ignorant, presente Requeste à la Cour, par laquelle il donne à entendre qu'il n'a peu respondre de sa doctrine & de ses grands secrets, d'autant qu'il a esté interrompu par l'impatience des Medecins, & qu'il n'a esté interrogé que sur des choses de neant

---

79 Cf. n. 117.

80 Le 24 et le 25 juin étaient, il est vrai, fériés (Arch. Nat., X^{1A} 5086, fol. 16v°: c'étaient la Saint-Jean-Baptiste et l'octave de la Fête-Dieu). Mais la date du 24 mai n'est pas plus satisfaisante, car elle tombe un dimanche.

81 Sur Bernard Prévost de Morsan, président au Parlement de Paris (1517-1585), cf. François Blanchard, *Les Presidens au mortier du Parlement de Paris*, Paris: Cardin Besongne, 1647, p. 251-239 [*recte*: 254]. Ami d'Étienne Pasquier, Bernard Prévost de Morsan fut le dédicataire de *La Main ou Œuvres poetiques faits sur la Main d'E. Pasquier aux Grands Jours de Troye 1583*.

82 *Vray Discours* (cf. n. 109), p. 18-29, ici p. 18.

comme, *Quid est Dialectica? Quid est Definitio?* Et pour ce, qu'il supplie d'estre interrogé en pleine Cour. Ce qui luy est accordé avec un contentement des Medecins qui estoyent bien aises que ledit la Riviere ne se contentoit point que son ignorance & impudence fust cognue privément, mais la voulut descouvrir en la face de toute une Cour[83]. »

Si cette requête de Le Baillif, qui dut être présentée en un très bref délai, ne semble pas nous être parvenue, on sait du moins de façon indirecte que Le Baillif s'y plaignait entre autres « qu'au premier examen à luy fait l'on n'avoit aucunement conferé de medecine », qu'on n'y avait « aucunement disputé avec luy des maladies invisibles », et que les médecins de la Faculté semblaient n'avoir jamais entendu « que les Anciens eussent nommé les maladies par le nom de leurs remèdes »[84].

Toujours est-il qu'avant le second examen, une patiente de Roch Le Baillif atteinte, semble-t-il, d'un cancer au sein, nommée Mme Couppé, « femme d'un Auditeur des Comptes », ayant elle-même demandé par requête au Parlement, en dépit de l'interdiction du 21 mai, que Le Baillif fût exceptionnellement autorisé à la soigner, essuie un refus pur et simple de la Cour, « car qui veut mourir ne sera pas écouté » (*quia non auditur perire volens*). Le Baillif, enfreignant alors l'interdiction, soigne sa patiente contre vents et marées; malheureusement elle meurt, malgré le curieux traitement qu'il lui administre[85]. Les médecins de la Faculté, appelés alors que la femme agonise, avertissent le doyen Henri de Monantheuil, qui instruit aussitôt des faits le président de Morsan « & supplie qu'il luy soit permis d'informer. Nonobstant il ne peut impetrer pour plusieurs & grands empeschemens, & quelques jours de festes »[86]. Vient alors

[83] *Ibid.*, p. 29-30.

[84] *Ibid.*, p. 50, 52, 54. Je n'ai pas retrouvé trace de cette requête dans les archives du Parlement.

[85] *Ibid.*, p. 43-44: « [...] la Riviere la va veoir. Il luy ouvre un Cancer fait & formé en sa mammelle avec poivre & levain (je suis certain qu'il y avoit des Cantharides, & le sçay d'un familier de la Riviere, qui a esté en Bretagne avec luy) & d'avantage luy veut provoquer ses mois, & pour ce, luy fait recevoir des parfums violents en la matrice. Le Cancer estant ouvert, & un enfant qu'elle avoit en matrice mort par les parfums, la pauvre femme tend à la fin. » On ne dispose d'aucun témoignage susceptible de contrebalancer la partialité de ce texte. Voir en revanche ci-après, Annexe 2, les pièces de vers copiées par François Rasse Des Neux.

[86] *Ibid.*, p. 44.

le jour du second examen, vraisemblablement le vendredi 26 juin[87].

Une nouvelle équipe de cinq médecins examinateurs rejoint Roch Le Baillif « au Palais par le commandement de Messieurs de la Cour »[88]. On y trouve à nouveau Nicolas Jacquart et Michel Marescot, mais aussi Jérôme de Varade, « Docteur & Doyen ancien de la faculté de Medecine, & Medecin du Roy y a quarante six ans », Vincent Mustel, « homme de bon jugement, fort versé aux bonnes lettres », et Pierre de La Bistrate[89]. La Cour, dont une partie n'est sans doute pas hostile à Roch Le Baillif, paraît s'être divertie de ce nouvel épisode[90], tandis que les médecins de la Faculté se plaignent devant elle à plusieurs reprises de l'ignorance crasse de leur adversaire[91]. Roch Le Baillif n'est, il est vrai, ni un Severinus ni un Joseph Du Chesne. L'affaire du cancer de Mme Couppé étant portée devant la Cour, les magistrats promettent de faire droit aux parties[92]. On peut penser que, puisque cette affaire ne connut apparemment pas d'autre suite, aucune plainte ne dut être finalement

---

87 *Ibid.*, p. 44 (à la suite du passage précédent): « Cependant le jour de l'examen, qui fut le Vendredy d'apres, vient, auquel ceste histoire fut proposee en la face de la cour. » On a vu plus haut que les 24 et 25 juin étaient fériés (cf. n. 80): le premier examen ayant eu lieu le 19, on peut supposer que les 24 et 25 sont les jours de fêtes auxquels il est fait ici allusion.

88 *Ibid.*, p. 30.

89 *Ibid.*, p. 30, 32, 34, 37-38 et 49-50. Jérôme de Varade apparaît pour la première fois dans les *Commentaires* de la Faculté en 1523, Vincent Mustel quatre ans plus tard; ce dernier sera élu doyen de la Faculté de 1544 à 1546; voir Concasty (cf. n. 14), *passim.* Alexandre Tuetey apporte ces précisions: « Jérôme de Varade, reçu docteur en 1530, fut médecin de François Ier, de Henri II, de François II et de Charles IX, et devint médecin de l'Hôtel-Dieu en 1573 [...]. Son frère Jacques fut conseiller au Parlement » (*Registres des délibérations du Bureau de la Ville de Paris*, V: *1558-1567*, Paris: Imprimerie Nationale, 1892, p. 264, n. 1). Il figurait encore en 1584 sur l'état de la maison d' Henri III (Arch. Nat., KK 139, fol. 16v°). Je n'ai rien su trouver sur Pierre de La Bistrate, docteur régent de la Faculté (BIUM, ms. 8, fol. 133v° [18 novembre 1578]; *ibid.*, fol. 143r° [19 novembre 1579], etc.).

90 *Vray Discours* (cf. n. 109), p. 32: « [...] si le moindre apprentif & barbier avoit dit cela, il seroit chassé de l'eschole des barbiers. Et nonobstant la Cour debonnaire prestant l'oreille aux parties tant qu'elles veulent, commande qu'on poursuyve l'examen. »

91 *Ibid.*, p. 37-38: « Le quatriesme examinateur, nommé maistre Michel Marescot, commence, & dit: *Utinam, Patres conscripti, daretur nunc mihi doctus Paracelsicus, si modo aliquis est, cum quo per quatuor horas disputare coram vobis liceret.* [...] *Quoniam vero nobis res est cum hoc homine plane ignaro, mihique vix quadrantis horæ usura conceditur, agam brevibus.* » Cf. aussi *ibid.*, p. 50 et 59. Déjà noté par Philipot (cf. n. 2), p. 358, et par Trevor-Roper (cf. n. 2), p. 236.

92 *Ibid.*, p. 47: « Voila l'histoire au vray, laquelle messieurs de la Cour ayans ouye, bien proposans selon leur equité & justice accoustumee de faire droict, dirent que c'estoit assez de ce point, & que l'autre examinateur parlast. »

déposée contre Roch Le Baillif. Mais le sort de Mme Couppé n'en fit pas moins couler de l'encre au moment du procès, comme l'attestent des vers qui circulèrent alors, que nous a conservés le chirurgien François Rasse Des Neux, et qu'on trouvera ci-après en annexe.

L'examen dure sans doute près d'une heure et demie[93]. Le Baillif y est souvent interrogé sur divers extraits de son *Demosterion*, la Faculté souhaitant, comme on l'a vu, obtenir la suppression de ce livre[94]. Une fois achevé le tour de La Bistrate, Marescot, qui en a, au préalable, sollicité de la Cour l'autorisation, présente à Le Baillif « une salade composee de quarante ou cinquante herbes: d'autant qu'iceluy la Riviere avoit dit en pleine Cour, qu'il en avoit cinq cens à monstrer aux Medecins, qu'ils ne cognoissoyent pas ». Cette ultime épreuve semble tourner à la confusion de Le Baillif, mais on ne saurait naturellement se fier aux seules affirmations des médecins de la Faculté[95].

En effet, que se passe-t-il ensuite? Le Parlement rend-il enfin un arrêt concluant au bannissement de Roch Le Baillif? Nullement. Si le procès à proprement parler semble désormais achevé, malgré d'ultimes rebondissements mineurs qui le prolongent à plaisir, une véritable guerre de pamphlets lui succède. En retracer les étapes permettra non seulement de comprendre l'ensemble du dossier, mais aussi de replacer dans le contexte de cette lutte plusieurs ouvrages épars que l'on n'a pas su rattacher au procès.

Le second interrogatoire a sans doute eu lieu, on l'a vu, le 26 juin. Roch Le Baillif, qui ne se tient toujours pas pour battu, riposte aussitôt par une nouvelle requête, arguant probablement de l'inanité des interrogatoires pour demander à être enfin admis à exercer

---

93 Cf. n. 91: « *Quoniam* [...] *mihique vix quadrantis horæ usura conceditur, agam brevibus.* » Cinq examinateurs, à raison d'un quart d'heure chacun, n'ont pas dû parler moins d'une heure et quart.

94 Cf. la citation de la n. 61. La BIUM possède, – outre un exemplaire du *Petit traité de l'antiquité et singularités de Bretagne Armorique* qui, paginé de 161 à 190, fait suite au *Demosterion* (cote: 35162), – deux exemplaires complets du *Demosterion* (cotes: 6114 et 7357). On notera cependant que le fonds ancien de la BIUM ne correspond nullement à la bibliothèque de la Faculté de médecine telle qu'elle se présentait au XVIe s.; cf. Régis Rivet: « La Bibliothèque interuniversitaire de médecine de Paris et son fonds ancien », *Mélanges de la Bibliothèque de la Sorbonne*, 11 (1991), p. 121-129. Un certain nombre d'exemplaires du *Demosterion* ont été localisés par Baudry (cf. n. 2), p. 73-75, qui remarque à juste titre que le procès explique sans doute l'assez grande diffusion de ce livre pourtant imprimé en province.

95 *Vray Discours* (cf. n. 109), p. 49 et 56-59.

la médecine. Cette nouvelle requête une fois enregistrée, Le Baillif redouble publiquement sa démarche dès la seconde moitié de juillet, dans une brochure intitulée *Sommaire Defence de Roc Le Baillif Sieur de la Riviere Conseiller & Medecin ordinaire du Roy & de Monseigneur Duc de Mercœur, aux demandes des docteurs, & faculté de medecine de Paris.* Deux éditions en sont faites, l'une destinée peut-être aux magistrats, l'autre au public[96]. Mais laissons une fois de plus la parole à la Faculté, qui résuma les faits en tête du *Vray Discours*, dès l'épître dédicatoire « A Nos Seigneurs de Parlement »:

« Nos Seigneurs Lors que l'on plaidoit si solennellement la cause d'entre les Doyen & Docteurs de la faculté de Medecine, les Recteur & Université de Paris, jointz avec eux contre Roc le Baillyf surnommé la Riviere, soy disant Medecin Spagiric & disciple de Paracelse, fut dressé un petit factum Latin, comme extraict ou memoire de la doctrine Paracelsique par l'un desdits Docteurs, lequel avoit autrefois perdu temps à la lecture d'icelle: & il vous en presenta les principaux poincts imprimez: Et quant aux impietez abhominables contenuës és livres d'icelle doctrine condamnees au feu par les Theologiens de la Sorbone, avec prohibition de ne les point publier, il les feit escrire à la main au derriere dudit factum, par ce qu'elles ne devoient ny pouvoient estre leuës tout du long en au-

[96] *Sommaire Defence* [...], Paris, s.n.e. [Abel L'Angelier?], 1579, dédiée « A Nosseigneurs de la Court de Parlement à Paris » (fol. ã2r°). La dédicace est datée *in fine* du 15 juillet 1579 (fol. ã4r°). L'édition que je cite contient 64 pages; elle est représentée entre autres par les exemplaires de la BNF (cote: 8° T^{6}. 736), de la BIUM (cote: 39580, pièce 3) et par ceux de la Bibl. Mazarine cotés 29121, pièce 3 et 28802, pièce 3. L'autre édition, imprimée en plus petits caractères et en lignes plus serrées, ne contient que 40 pages (Bibl. Mazarine, cote: 34613^{6}, pièce 12). A première vue, seules la typographie et la mise en page diffèrent. La première de ces deux éditions présente des bandeaux qu'on retrouve exactement dans le *Premier Traicté de l'Homme* de Le Baillif, paru chez L'Angelier l'année suivante, d'où ma suggestion pour identifier l'éditeur (déjà suggéré par Baudry [cf. n. 2], p. 437, n. 92). L'exemplaire de la Bibl. Mazarine coté 28802, pièce 3, porte sur la page de titre cette mention manuscrite: « Donné par l'autheur. Bergeron. » Il doit s'agir du jurisconsulte et historien Nicolas Bergeron († c. 1584-1587), l'un des exécuteurs testamentaires de Ramus, avocat au Parlement de Paris, « homme docte et expert aux mathématiques » selon Bernard Palissy dont Bergeron fut l'un des auditeurs en 1575 (Palissy, *Discours admirables*, dans ses *Œuvres*, éd. A. France, Paris, 1880, repr. Genève: Slatkine, 1969, p. 330), mais qui, selon Loisel, « ne brilla pas dans la plaidoirie, quoiqu'il fût docte aux bonnes lettres et en droit » (cité par J. Lamoureux dans *Nouvelle biographie générale*, V [1861], col. 506; voir aussi son ami intime La Croix du Maine [cf. n. 13], II, p. 146-148; *Dictionnaire de biographie française*, VI [1954], col. 2-3). Les n° 12886 et 12887 de Cioranesco (cf. n. 74), p. 414, décrivent en réalité un seul et même ouvrage, respectivement d'après les pages de faux-titre et de titre.

dience. Or estant la Riviere condemné par arrest interlocutoire d'estre interrogué par cinq de nous sur sa pretendue doctrine & experience, & ce pendant defences à luy de ne les exercer, il n'a aucunement obey ausdites defences, ains publiquement & plusieurs fois commis homicide volontaire à vostre sceu. Toutefois ayant esté interrogué deux fois devant vous, a autant de fois donné plaisir de sa science infuse, plustost de la cave que du Ciel. Mais estimant estre peu de chose de la marque d'ignorance devant un tel Senat, presente requeste pour estre receu à traiter des malades: soubs laquelle estant mis, *Ponatur in sacco*: derechef il publie un livret intitulé, Deffence aux demandes des Docteurs de la faculté de Medecine, qui est grandement contrevenir à vostre Arrest. Car s'il est defendu, d'exercer selon une doctrine, à plus forte raison de la publier & semer[97]. »

L'affaire se trouve donc désormais portée sur la place publique. L'épître dédicatoire de Le Baillif, peut-être inspirée par Étienne Pasquier, frappe par sa volonté de s'élever au-dessus des mesquineries de la procédure. Après avoir esquissé un classement des hommes en quatre catégories, ayant placé dans la dernière – celle des bêtes sauvages – ceux dont le plaisir « seulement est tourmenter & voir souffrir les autres », et dans la première – la plus proche de Dieu, celle des amateurs de spéculations « hautes & secrettes » – « ceux qui sont naiz philosophes, & de là medecins », Le Baillif présente son cas personnel en le réinsérant dans un vaste contexte, celui d'une crise européenne de la médecine qui n'est autre que la lame de fond soulevée par le mouvement paracelsien:

« Il s'est meu de ce temps un controverse en la medecine par toute l'Europe, pour la cognoissance de la cause & cure des maladies. Les uns assignans cause (qui semble nouvelle) disent que plusieurs meurent pour n'estre cognu le mal, les autres respondent que le mal est assez cognu: mais qu'il en faut passer par là. L'experience qui est la preuve de la science doit estre juge entre eux. Aussi a elle enfanté grand nombre de doctes, en la reformation de la medecine mise en jeu par le tres-docte Paracelse: pour lequel avoir suivy en ce que j'ay trouvé bon, plusieurs crient apres moy, & à ceste occasion suis

97 *Vray Discours* (cf. n. 109), p. 3-5.

poursuivy par devant vous (Messeigneurs) sous pretexte d'un privilege afin d'estre empesché de tel exercice en ceste ville [...][98]. »

Après cette entrée en matière, Le Baillif supplie les membres du Parlement de croire « qu'il est tres-difficile, aux argumens si cruds, faicts sur une doctrine de tel poix, de contenter ceux qui en jugent, que preallablement le subject d'icelle ne soit entendu: Ce qui ne se peut sans premier en discourir: chose qui m'a esté impossible à cause des interruptions qui m'ont esté faictes ». Aussi a-t-il écrit le présent traité, d'autant qu'il lui sera loisible de mieux s'exprimer par écrit, à tête reposée, car, ajoute-t-il, « vostre presence estonne les plus asseurez »[99]. Puis il en vient à l'essentiel de sa requête:

« [...] qu'il me soit permis monstrer en public, ou par raison, ou effect, ou tous deux ensemble: que la Goutte, Hydropisie, Epilepsie, Paralisie, Phthisie, gravelle & fiebvre quarte sont curables, n'ayant que le mal à combatre[100]. »

Et il achève ironiquement son épître en ces termes[101]:

« Je pry Dieu messeigneurs vous preserver de la Jurisdiction medicinale de Paris ce quinziesme Juillet. 1579. »

Quoique Roch Le Baillif se soit ici borné – non sans talent – à réitérer des griefs déjà allégués dans une précédente requête, ses arguments sont vraisemblablement jugés recevables par la Cour, comme va le prouver la suite des événements. Dans le reste de la brochure, Le Baillif commence par montrer que, de tout temps, la médecine a bénéficié d'innovations fructueuses[102]. Puis il développe un certain nombre de thèmes paracelsiens, « la preuve de ce que dessus est

98 *Sommaire Defence*, éd. cit., fol. ã2v°-ã3r°.
99 *Ibid.*, fol. ã3r°-v°.
100 *Ibid.*, fol. ã3v°-ã4r°.
101 *Ibid.*, fol. ã4r°.
102 *Ibid.*, fol. a1r°-[a5]v°. Cf. fol. [a5]r°: « S'il me falloyt rapporter à ce subject, tout ce que la nouveauté apporte a ceste science: il me conviendroit terminer ma vie sur ce discours encor' n'en atteindrois-je la moindre partie. Combien qu'il n'y ait rien de nouveau soubz le Ciel, attendu que tout y est, Ainsi qu'en toute pierre ou tronc de bois, sont tels portraictz & images qui se peuvent imaginer, ne reste seulement que à les elaborer. »

l'experience »[103], et achève son ouvrage par une réplique à un premier pamphlet rédigé par la Faculté de médecine. On a vu en effet que déjà lors du procès lui-même, le mercredi 6 mai 1579, un des médecins de la Faculté avait, à l'intention des membres du Parlement, résumé les théories de Paracelse dans un libelle latin[104]. Ce libelle anonyme, aujourd'hui perdu, contenait des propos injurieux contre Roch Le Baillif (le contraire, à vrai dire, eût été étonnant). C'est contre lui que Le Baillif, à la fin de sa *Sommaire Defence*, riposte sous ce titre: *Responce aux allegations, (& non aux injures) portees en un certain escrit sans nom adressé contre moy à Messeigneurs de la Court*, affichant clairement l'intention d'en dédaigner les insultes pour ne s'attacher qu'aux arguments de fond[105].

Par cette publication, Roch Le Baillif s'attira coup sur coup trois répliques. La première, anonyme et sans date, mais dont le privilège est du 22 août 1579, n'est autre que le *Vray Discours des interrogatoires faicts en la presence de Messieurs de la Cour de Parlement, par les docteurs Regents en la faculté de Medecine en l'Université de Paris, à Roc le Baillif, surnommé la Riviere, sur certains poincts de sa doctrine.* Son auteur, on va le voir, est aussi celui du factum latin du 6 mai 1579. C'est donc lui qui « avoit autrefois perdu temps à la lecture » de la « doctrine Paracelsique »[106]. On ne saurait l'identifier à Henri de Monantheuil, car outre le caractère généralement assez plat et mesquin de l'ouvrage, l'auteur affirme lui-même avoir fait ses études à Padoue, sous G. B. Montano († 1551) et Falloppe († 1562)[107]: or Henri de Monantheuil, né en 1536, était âgé de 15 ans quand mourut Montano, et c'est, selon Goujet, à Paris et non à Padoue qu'il aurait étudié la médecine[108].

---

[103] *Ibid.*, fol. [a5]v°-c4r°.

[104] Cf. n. 97: « Nos Seigneurs Lors que l'on plaidoit [...] fut dressé un petit factum Latin, comme extraict ou memoire de la doctrine Paracelsique par l'un desdits Docteurs, lequel avoit autrefois perdu temps à la lecture d'icelle: & il vous en presenta les principaux poincts imprimez. » Je n'ai pas retrouvé trace de ce premier factum. Sa date est donnée par le *Vray Discours*, p. 89: *Replique à la response de la Riviere contre un factum presenté à Messieurs de la Cour. Le 6. May 1579.*

[105] *Sommaire Defence*, fol. c4v°-d1v°.

[106] Cf. la citation de la n. 97.

[107] *Vray Discours*, p. 135: « Ce que souloit aussi dire de mon temps & en chaize Jean Baptiste Montan à Padoue, en detestant publiquement la bizarrerie d'Alchymie en laquelle toutefois il estoit fort experimenté; comme aussi j'ay ouy le tant aymé Faloppé en pleine leçon & mesme chaire, demander pardon à Dieu de ce qu'il avoit autresfois en ses jeunes ans donné du precipité par la bouche encores qu'il n'en fut point mal avenu, ce qu'il a laissé aussi par escrit.»

[108] Goujet (cf. n. 30), p. 30. Le *Premier Traicté de l'Homme* de Le Baillif (1580)

Quoi qu'il en soit, on peut s'étonner de l'assez long délai qui sépare la publication de la *Sommaire Defence* de Le Baillif de celle du *Vray Discours*: près d'un mois, à en croire le privilège de ce dernier ouvrage. Ce long délai s'explique sans doute par la taille du pamphlet–pas moins de 160 pages–, car on ne saurait douter de la hâte avec laquelle les médecins de la Faculté tinrent à répondre à la brochure de Le Baillif.

L'auteur du *Vray Discours* ouvre son épître dédicatoire sur un rapide historique du procès[109]. Scandalisé de l'audace de Le Baillif, il se plaint amèrement aux membres du Parlement de la publication de la *Sommaire Defence*[110]:

« Et toutefois puis qu'il vous l'ose presenter, & que plusieurs personnes n'estans pas bien informees de la verité, pourroient avoir une sinistre opinion de ceux qui ne diroient point le contraire: Il a semblé à quelques gens sages, qu'il falloit mettre en avant le fait nud, & l'histoire simple desdits deux Examens & demandes, pour voir comme il y respond: qui sera le vray sac & saz de sa cause. Et par ce qu'en tout sondit livre il s'essaye d'establir la doctrine

---

comporte, entre autres pièces liminaires, un poème signé « D. M. » dont un passage (fol. 8v°) semble évoquer, quoique de façon voilée, l'auteur du *Vray Discours*:

« Mais trois jeunes qui t'ont leurs escriptz addressez
Auront de la vergongne, & de la honte assez.
Celuy qui se feist presbtre en despit de son frere,
Homme en despit de toy jamais ne guerira.
Le second regenter honteux retournera:
Le Lymosin manger la chastaigne a son pere. »

Le dernier de ces auteurs est aisément reconnaissable: Marc-Antoine Prébonneaux « Limosin » (cf. n. 131). Le premier, en revanche, reste assez mystérieux; faut-il y reconnaître Germain Courtin (cf. n. 124), et voir dans l'hémistiche « en despit de son frere » une allusion à son prénom? Mais le reste des deux vers qui le concernent ne s'explique guère. Le deuxième personnage, docteur « régent » de la Faculté, pourrait être l'auteur du *Vray Discours*. Mais l'auteur du poème qualifie ses trois personnages de « jeunes »: or si l'épithète convient à Prébonneaux, encore étudiant, et à Courtin, qui vient d'être reçu médecin, il n'en est rien, on l'a vu, pour l'auteur du *Vray Discours*. Ce docteur serait-il alors Du Breil, « Docteur régent en la Faculté de médecine de Paris » (cf. n. 132)? Autant de questions qui demeurent sans réponse.

[109] *Vray Discours des interrogatoires* [...], Paris: Pierre L'Huillier, s.d. [1579], p. 3-5 (cf. la citation de la n. 97). On lit en tête de l'exemplaire de la BIUM (cote: 39580, pièce 1), inscrit à l'encre rouge sur la page de titre, d'une écriture du temps: « frere Estienne Pazot [?] ». Cet exemplaire présente parfois, de la même encre, des passages soulignés; il s'agit toujours de passages défendant la philosophie d'Aristote ou s'efforçant de mettre en évidence des traits d'impiété de Roch Le Baillif.

[110] *Vray Discours*, p. 6-7.

Paracelsique, c'est à dire, renverser toute autre ancienne & authorisee, & à la fin il adjouste une response audit factum: J'ay prins la peine de transcrire lesdits Examens, tels qu'ils m'ont esté baillez au vray, par ceulx qui les ont proposez, & desquels ne fault autres tesmoins que vous Nos Seigneurs, & ay mis quelques petites notes contre sa responce à mon factum à ce que par la conference desdites apostiles la verité soit esclarcie. Vous suppliant, Nos Seigneurs, de ne lire point un livret sans l'autre, ou garder une oreille à l'autre partie [...]. »

Cette inquiétude suffit à montrer combien la *Sommaire Defence* est jugée dangereuse par la Faculté, et à quel point l'issue de la querelle semble encore indécise, à ce stade pourtant fort avancé des débats. L'auteur du *Vray Discours* résume ceux-ci en une série de dix-sept points qui révèlent l'étendue de la polémique[111]:

« 1. De l'origine & antiquité de la vraye Medecine. 2. De la preference de l'experience à la raison. 3. Des trois principes faulsement, supposez, Sel, Soulphre, & vif-argent, & du nombre des 4. Elemens & humeurs. 4. Des nouvelles maladies & remedes, & si les Spagiriques sont nouveaux ou de quand. 5. Si toutes maladies sont guarissables. 6. De la necessité en Medecine de Spagirie, ou plus artificielle sublimation. 7. Si les maladies sont guaries par leur semblable. 8. De la cognoissance & necessité d'Astronomie, & des jours critiques & quel esgard l'on y doit avoir. 9. Comme c'est que l'on doit entendre que les corps inferieurs sont regis des superieurs. 10. Des passages d'Hippocrate, Galien & Dioscoride, ou faulsement, ou ignoramment alleguez par Severinus & la Riviere sur cette matiere. 11. De la cause materielle & efficiente, & transmutation des metaux. 12. De l'or potable ou exalté, sçavoir s'il nous engraisse, & puisse estre arcane à toutes maladies. 13. De la Magie & de ses branches, sçavoir si l'on peult & doibt en user en nostre art. 14. De la Chiromance, si elle luy est formellement necessaire. 15. Du raport des sept Planetes aux sept metaux, & sept parties nobles du corps. 16. De l'art signé pour cognoistre les proprietez de toutes herbes, mesmes à la seule veuë. 17. De la division des maladies minerales, & des remedes mineraux: Et quelques autres qui en dependent. »

---

111 *Ibid.*, p. 7-9.

Comme le souligne aussitôt l'auteur avec raison, nombre d'ouvrages se publient alors quotidiennement sur ces sujets, ce qui montre naturellement combien ils sont matière à discussion. Nul doute que la *Sommaire Defence* de Le Baillif n'ait grandement embarrassé la Faculté, laquelle ne peut que confirmer l'inscription des débats dans le cadre européen de la querelle du paracelsisme, conformément à ce que proclamait Le Baillif. Aussi l'auteur du *Vray Discours* s'efforce-t-il de recentrer la polémique sur la personne de Le Baillif et sur la jurisprudence relative aux empiriques, cherchant à regagner le terrain plus fructueux de l'attaque *ad hominem*[112]:

« Pour le regard des discours politiques, & de la manutention [*i.e.* du maintien] des privileges anciens [de la médecine] [...] Et des marques pour discerner la bonne & faulse doctrine: [...] il se pourra bien tost commodément sçavoir du tres fameux plaidoyer du Scevole Parisien Monsieur l'Advocat Brisson, & de celuy de feu Monsieur Cappel en mesme faict & parquet contre Maistre Jean Thibault[113]. Sur lesquels sont intervenus les Arrests, en la paisible possession desquels nous desirons estre maintenus: & sur lesquels (chose ennuyeuse & dangereuse) nous sommes contraints d'attendre un autre second iteratif & souverain jugement, & le moyen de l'entretenir par le bannissement (puis qu'autrement l'on n'en peult venir à bout) & le rechassement du sanglier hors la forest, en laquelle il pense tousjours froisser & brosser à couvert. Et ainsi fauldroit faire tous les ans, si par vostre sagesse & bonté n'y est pourveu. »

Ici réapparaît le vœu de la Faculté, formulé pour la première fois à la fin de l'année précédente par Henri de Monantheuil, d'obtenir l'expulsion pure et simple de Roch Le Baillif. Lorsque paraît le *Vray Discours*, à la fin du mois d'août 1579, ce vœu est encore loin, on le voit, d'être exaucé.

Après quelques pièces liminaires, la première partie du *Vray Dis-*

---

[112] *Ibid.*, p. 11-12.

[113] Jacques Cappel, dit l'ancien, était mort en 1541. Sur lui, voir Aubert (cf. n. 21), p. 197. Ni sa plaidoirie, ni celle de Barnabé Brisson ne semblent avoir été imprimées. La BNF conserve un *Plaidoyez de feu maistre Jacques Cappel, Advocat du Roy, en la Court de Parlement à Paris* (Paris: Charles Langelier, 1561) sans rapport avec l'affaire Jean Thibault, sur laquelle voir *supra*, n. 13. Sur la plaidoirie de Brisson, voir encore ci-dessous, Annexe 2, les témoignages d'André Thevet et de Guillaume Du Vair.

cours consiste à relater par le menu les deux examens subis par Le Baillif[114]. Puis on passe à l'objet de la nouvelle requête du médecin normand auprès du Parlement, autre sujet d'inquiétude majeur pour les médecins de la Faculté[115]:

« Or puis qu'il ne s'estime digne d'estre escarté par ces deux interrogatoires, & qu'il veut venir aux prises, & que pour ce faire il en a presenté requeste à Messieurs de la Cour, & le seme par tout. Et maintenant il semble nous y provocquer par son livre en forme de Cartel: Combien qu'il n'y aye celuy de nous qui ne soit tres-aise d'entrer en concert, & honeste disquisition & resolution avec les plus dignes & approuvez Medecins de la France, pour faire reluire l'excellence de la Methode à cognoistre & juger des plus griefves maladies, & scavoir si elles sont curables ou non, & y employer temps & labeur pour en venir à bout. Si est-ce que nous ne devons ny pouvons venir aux mains avec luy (comme il appelle) ny en public ny en particulier. »

Suivent une quinzaine de raisons de refuser ce défi de Le Baillif, jugé à l'évidence trop dangereux pour la Faculté, puis une violente diatribe contre le paracelsien. Enfin l'auteur, – qui tout au long de l'ouvrage ne manque pas de stigmatiser « quelques sentences cornues extraictes de l'Alcoran de Paracelse, ou plus tost du grimoire des enchanteurs », ou bien « le Pantagruelisme de l'impie Paracelse », ou encore les « erreurs & absurditez Parastultiques », et ne craint pas de se servir paradoxalement contre Roch Le Baillif d'un autre ouvrage ouvertement paracelsien, celui d'Alexandre de La Tourrette, – entreprend de réfuter longuement, presque point par point, la réplique de Le Baillif au factum latin du 6 mai dirigé contre lui[116].

---

[114] *Vray Discours*, p. 15-60: *Recueil des deux examens faicts par cinq de Messieurs de la faculté de Medicine, contre Roc Baillyf, surnommé la Riviere.*

[115] *Ibid.*, p. 60-89, ici p. 60-61.

[116] *Ibid.*, p. 89-156 (citations p. 85, 89 et 100). Sur La Tourrette (cité *ibid.*, p. 129), qu'une affaire de peu d'intérêt amène devant le Parlement de Paris au mois de septembre 1579 (Arch. Nat., X[1A] 1665, fol. 584v°), voir D. Kahn: « Le paracelsisme de Jacques Gohory », dans: *Paracelse et les siens*, Paris: la Table d'Émeraude, 1996 (*ARIES* n° 19), p. 81-130, ici p. 129-130. Ajouter aux références celle du ms. fr. 26296 de la BNF (pièce orig. de 1570 concernant un Antoine de La Tourrette) et celles des mss. fr. 18505, fol. 1-28 (original) et 5524, fol. 1-28 (copie), qui montrent que dès 1560, La Tourrette était président à la Cour des monnaies. Il existe encore plusieurs autres copies

L'inquiétude de l'auteur, sa hâte à répliquer au libelle de Roch Le Baillif[117], sa volonté de s'exprimer en langue vulgaire plutôt qu'en latin[118], s'expliquent mieux lorsqu'on sait quel retentissement le procès avait connu dans la capitale. Aux dires d'Étienne Pasquier, qui se souvenait de cette cause comme de l'une des plus belles qu'il eût plaidées[119], le procès s'était déroulé « en presence d'une infinité de peuple »[120]; selon le *Vray discours*, devant quatre mille personnes[121], ce qui est en effet considérable si l'on songe que Paris ne comptait alors qu'environ 350 000 habitants[122]. Si des personnages comme Jean Brouaut, médecin normand lui aussi paracelsien, ou François Rasse Des Neux, chirurgien parisien, ne nous surprennent guère en s'en faisant l'écho, d'autres de bien plus de poids en

manuscrites de cette évaluation des monnaies étrangères d'or et d'argent, par exemple BNF, mss. fr. 4534 et 5523; Bibl. Apost. Vatic., cod. reg. lat. 953.

117 *Vray Discours*, p. 153: « Et n'ay pas deliberé de refuter icy mot pour mot toutes les erreurs & absurditez contenues en son livre, d'autant que je suis pressé tant de l'impression que de la cherté du temps. » De fait, le *Vray Discours* est criblé de coquilles: la longue liste des fautes d'impression, p. 158, n'en donne qu'un mince échantillon.

118 Dietlinde Goltz (cf. n. 2), p. 339, s'étonne à juste titre de cette contradiction. Voir le *Vray Discours*, p. 18: « Au premier Examen, la plus grand part de l'apres-disnee fut consommee en ce different, qu'iceluy proteste qu'il ne peut parler Latin. Les Medecins au contraire disent, qu'ils ne doivent ny ne peuvent examiner de la Medecine en langue vulgaire. »

119 *Les Lettres d'Estienne Pasquier Conseiller & Advocat general du Roy à Paris*, Paris: Laurent Sonnius, 1619, I, p. 455 (éd. D. Thickett: *Lettres familières*, Paris-Genève: Droz, 1974, p. 127-128), lettre à Pierre Pithou (1583): « Ni pour toutes ces estudes particulieres, je n'ay laissé de m'employer aux plus belles causes, quand les occasions s'y sont presentees. [*En marge*: „Quelques causes solennelles & toutes publiques plaidees par Pasquier."] Tesmoin celle des Jesuites, que je plaiday pour l'Université de Paris: tesmoin celle d'Arconville: tesmoin celle de Martigue: tesmoin celle d'Angoulesme de l'an cinq cens septante six. Et encores celle que nous plaidasmes par quatre divers jours pour les Paracelsites, encontre la faculté de Medecine. A fin que je vous en laisse plusieurs autres que je ne me suis icy proposé de vous bailler par inventaire. » Pour un commentaire de ce passage, voir D. Kahn (cf. n. 52).

120 *Les Lettres* (cf. n. 119), II, p. 786 (lettre à Cossard, conseiller du roi et auditeur à la Chambre des Comptes): « & sans nous esloigner de nostre siecle, ne voyez en quel credit est la doctrine de Theophraste Paracelse aux Allemaignes, & neantmoins condamnee par nostre faculté de medecine de Paris. Chose dont je vous puis parler comme celuy qui plaiday contre elle en l'an 1579. la cause des Paracelsites traictee par trois Jeudis en presence d'une infinité de peuple. »

121 *Vray Discours*, p. 48: « Marescot alors poursuit: N'avez-vous pas dit, La Riviere, en pleine Cour, quatre mille hommes oyans, entre une infinité d'impostures, que vous guarissiez les fievres quartes estans aux rains par la saignee, non de la veine du bras, ou de la main, mais d'une petite veine tortue (ce sont les paroles de cest ignorant) que nous avons sur les reins? »

122 Jean-Pierre Babelon, *Nouvelle histoire de Paris. Paris au XVIe siècle*, Paris: Hachette, 1986, p. 166.

portent témoignage: Guillaume Du Vair, peut-être suivant les dires de Henri de Monantheuil, s'y réfère dans le cours de son traité *De l'Eloquence françoise* (1590); Gilbert Genebrard, André Thevet, Pierre Le Loyer en parlent en témoins oculaires, confirmant qu'il y eut alors foule au Parlement de Paris[123]. L'un des enjeux de cette guerre de pamphlets semble donc n'avoir été rien de moins que la conquête de „l'opinion publique", si l'on peut employer ce terme par anticipation.

Mais „l'opinion publique" n'était pas le seul auditoire qu'ambitionnait de convaincre la Faculté de médecine. Le second traité dirigé contre Roch Le Baillif fut, en faveur des doctes, rédigé en latin. Il s'agissait de la brillante dissertation de Germain Courtin visant à réfuter les trois principes de Paracelse[124]. Le lien entre ce texte et le *Vray Discours* est irréfutable: le privilège accordé à l'éditeur Pierre L'Huillier le 22 août 1579 porte sur les deux ouvrages[125], et l'auteur du *Vray Discours* précisait au début de son livre:

« Cecy se propose, afin qu'un chacun entende, pourquoy nous avons fait publier ces traittez Latins & François contre l'arrogance de Roc Baillif, le premier qui a semé des livres contumelieux & accusations contre nous: qui est, afin que la verité de la pure Medecine ne fust estouffee en l'esprit leger de quelques uns, ne pouvans facilement discerner le bon d'avec le mauvais [...][126]. »

Grâce aux comptes de Henri de Monantheuil consignés dans les *Commentaires* de la Faculté de médecine, on est d'ailleurs à même de

---

123 Voir ci-après, Annexe 2.

124 *Germani Courtin, Medici Parisiensis, adversus Paracelsi, de tribus principiis, auro potabili totaque pyrotechnia, portentosas opiniones, disputatio*, Paris: Pierre L'Huillier, 1579. Cet ouvrage manque à la BNF, mais se trouve à la Bibl. Mazarine, à la BIUM (cote: 5027) et à la Bibl. de l'Arsenal (signalé par Baudry [cf. n. 2], p. 471, n. 57). Sur Germain Courtin (ap. 1541-1597), qui devint un anatomiste réputé de la Faculté, cf. N.F.J. Éloy, *Dictionnaire historique de la médecine ancienne et moderne*, Mons: H. Hoyois, 1778, I, p. 722-723; Roman d'Amat, art. dans: *Dictionnaire de biographie française*, IX, Paris: Letouzey, 1961, col. 1030; et ci-dessus, n. 36. Contrairement à Baudry, Allen Debus (cf. n. 4), p. 35, n'a pas vu le lien entre cet ouvrage et le procès de Roch Le Baillif.

125 *Vray Discours*, p. 157: « Par grace & privilege du Roy donné à Paris le XXII. d'Aoust M. D. LXXIX. est permis à Pierre l'Hullier [*sic*], marchand libraire juré en l'université de Paris, de faire imprimer & exposer en vente deux livres, l'un intitulé *Germanus Courtin in Paracelsum* & l'autre *Vray Discours des interrogatoires faits à Roch Bailly surnommé la Riviere.* »

126 *Ibid.*, p. 16.

saisir la première destination de l'ouvrage de Courtin:

« Au libraire Pierre L'Huillier, pour m'avoir donné 25 volumes de la dissertation sur Paracelse de maître Germain Courtin, offerts aux présidents du Parlement, aux avocats et avocats du roi, afin qu'ils fussent plus enclins à porter l'ultime arrêt, 12 livres tournois 10 sols[127]. »

De fait, le traité de Courtin, trop riche au demeurant pour pouvoir être analysé ici de façon détaillée, s'adresse directement aux juges:

« J'ignore par quel malheur il se fait, ô juges, que ce qui fut durant tant d'années l'école de médecins la plus florissante, toujours tenue dans le plus grand honneur, se fane à présent devant vous, réduite en un état de négligence pitoyable, et dépérissant presque sous l'éclat obscurci de sa dignité d'antan. En effet, cette école inventée par les Dieux, perfectionnée par les rois, constituée en une science par les enseignements des philosophes, la plus salutaire qui fût pour tout le genre humain, accompagnée d'un concert unanime de louanges, est maintenant pitoyablement tournée en ridicule, presque défigurée dans son apparence et dans son état, par les boîtes à parfums des charlatans, l'art pyrotechnique des paracelsistes et les tromperies des imposteurs, et exposée à la risée par les importunes et impudentes criailleries des charlatans, en sorte qu'elle semble être un Télèphe en guenilles sous les yeux de la foule[128]. »

Il est donc manifeste que la publication des deux livres avait été concertée par la Faculté. Il en fut de même pour le troisième pam-

---

[127] Voir plus bas, Annexe 1, § 16.

[128] G. Courtin (cf. n. 124), fol. 4r°: « Nescio quo fato fieri dicam, Judices, ut quæ per tot annos florentissima, summo semper in honore medicorum familia fuit, nunc obscurato pristinæ dignitatis splendore quasi consenescens, squalore miserabilis apud vos emarcescat. Nam quæ a Diis inventa, Regibus exculta, & præceptionibus a Philosophis in artem conformata, ut hominum universo generi maxime salutaris, omnium commendationibus celebrabatur, nunc quasi deformato vultu & statu, circumforaneorum myrotechiis, Paracelsistarum pyrotechniis, & sycophantarum versutiis ita misere ludificatur, & importunis procacibusque circulatorum convitiis traducitur, ut pannosus Telephus in vulgi scena esse videatur. » Sur Télèphe, voir Henri Estienne, *Thesaurus Græcæ Linguæ* (1572-1573), *s.v.* Τήλεφος. Je remercie Jean-Marc Mandosio *c.m.* de son concours.

phlet[129]. Rédigé par un étudiant en médecine, Marc-Antoine Prébonneaux, Limousin, vraisemblablement à l'instigation de son maître Cappel, « Docteur et Regent en Medecine en l'Université de Paris » et dédicataire de l'œuvre[130], il s'agit d'une réfutation de la doctrine des signatures exposée par Roch Le Baillif dans sa *Sommaire Defence*, assortie d'une traduction sélective de la lettre de Johannes Oporinus sur la vie de Paracelse. L'ouvrage est postérieur d'à peine quelques jours aux deux autres, comme nous l'apprend Prébonneaux dans sa dédicace:

« Et bien que tres-doctement on ayt ces jours passez refuté les absurdes responces, qu'a faictes cest abuseur à son examen, tellement qu'il n'y a homme qui puisse doubter de la verité, si est-ce, que j'ay pensé ne faire rien desplaisant à vous ou à Messieurs de vostre compagnie d'esplucher l'erreur de l'adversaire commun à toutes sciences & disciplines, introduisant un art signé & physiognomie herbaire pour abolir plutost l'usaige fructueux des plantes qu'en rapporter quelque connoissance [...][131]. »

Un quatrième ouvrage suivit cette triple salve: le 13 novembre 1579, André Du Breil, Angevin, docteur régent en la Faculté de médecine

---

[129] L'auteur du *Vray Discours* le révèle sans détour sur le mode prophétique (p. 153): « Et n'ay pas deliberé de refuter icy mot pour mot toutes les erreurs & absurditez contenues en son livre, d'autant que je suis pressé tant de l'impression que de la cherté du temps. Aussi qu'il en viendra d'autres apres moy, qui revanneront mieux la grosse ordure, & luy respousseront aux yeux. »

[130] Il s'agit de Guillaume Cappel, sieur de Pugny (1530-1586), le fils aîné de Jacques Cappel l'ancien (cf. n. 113), traducteur de Machiavel, éditeur de plusieurs œuvres de Jean Fernel et, plus tard, « ligueur déclaré » (*Nouvelle biographie générale*, dir. F. Hoefer, VIII, Paris: Firmin Didot, 1854, col. 613; voir aussi La Croix du Maine [cf. n. 13], I, p. 318-319 et 397-398).

[131] *Traicté sur la refutation des abus mis en avant par Roc le Baillif surnommé la Riviere, sur l'art signé & physiognomie herbaire. Par lequel est monstré, combien est grande l'erreur qu'il introduict à la cognoissance des Plantes, & de leurs facultez. Auquel est adjousté un petit extraict de ce qu'on trouve de la vie de Paracelse. Par Marc Antoyne Prebonneaux Limosin*, Paris: Gilles Gorbin, 1579, fol. ã2v°. Les deux exemplaires conservés à la BIUM (cotes: 39580, pièce 2 et 90958, t. 126, pièce 3) ne présentent rien qui les distingue des exemplaires conservés à la BNF ou à la Bibl. Mazarine (sur les fonds conservés à la BIUM, voir d'ailleurs plus haut, n. 94). Je n'ai rien trouvé sur ce Prébonneaux, « Medicinæ Candidatus » (fol. [ã4]v°), sinon qu'il fut reçu bachelier le 28 avril 1580 (BIUM, ms. 8, fol. 139v°). Sur la lettre d'Oporin au sujet de Paracelse, voir en dernier lieu Udo Benzenhöfer: « J. Oporinus, Brief über Paracelsus (1565) », à paraître dans: J. Telle (Hrsg.), *Documenta Paracelsica. Theophrast von Hohenheim im deutschen Kulturgebiet des 16. und 17. Jahrhunderts*, Stuttgart: Franz Steiner, 1999.

de Paris et ordonné pour la ville de Rouen, prenait un privilège pour publier au début de 1580 *La Police de l'art et science de medecine*[132]. Si l'un des objectifs les plus manifestes de ce livre était de lutter contre des empiriques rouennais, il s'agissait surtout pour l'auteur de fournir une dénonciation générale de toutes les pratiques jugées abusives ou charlatanesques par la Faculté de médecine de Paris[133].

---

[132] *La Police de l'art et science de medecine, contenant la refutation des erreurs, & insignes abus, qui s'y commettent pour le jourdhuy: tres-utile & necessaire à toutes personnes, qui ont leur santé & vie en recommandation. Où sont vivement confutez tous Sectaires, sorciers, enchanteurs, magiciens, devins, pythoniciens, souffleurs, empoisonneurs, & toute racaille de theriacleurs, & cabalistes: lesquels en tous lieux & pays, sans aucun art ne science, approbation ou authorité, font & exercent impudemment, & malheureusement la Medecine, au grand interest de la santé & vie des hommes, & detriment des Republiques. Dediee au Roy*, Paris: Léon Cavellat, 1580 (l'épître liminaire « A Messieurs de Rouen » est datée, fol. [a8]v°, du 1er janvier 1580). La BIUM conserve deux exemplaires de cet ouvrage (cotes: 39421, pièce 1, et 39422), dépourvus de toute indication de provenance; l'exemplaire de la BNF (8° T[21]. 56) ne porte qu'un tardif *ex-libris* imprimé (« Ex Dono D. Cl. Antonii Chevalier Can. Eccles. Paris », et au centre: « Ad usum perpetuum Congregationis Sacerdotum Montis Valeriani 1730 »). Comme l'a signalé François Secret (*Les Kabbalistes chrétiens de la Renaissance* [1965], éd. augm., Milan-Neuilly: Archè-Arma Artis, 1985, p. 300), ce livre a été pillé par Thomas Sonnet de Courval dans sa *Satyre contre les Charlatans, et Pseudomedecins Empyriques* (1610), ce dont Allen Debus (cf. n. 4), p. 62-64, ne s'est pas avisé, bien qu'il ait connu l'ouvrage de Du Breil dans une rééd. de 1586 (*ibid.*, p. 17 et 45). On s'épargnera sans dommage la lecture de l'étude récente qu'il signale sur Du Breil et Courval, menée en toute ignorance du contexte historique de l'un et de l'autre ouvrages (Alison Klairmont Lingo: « Empirics and Charlatans in Early Modern France: The Genesis of the Classification of the „Other" in Medical Practice », *Journal of Social History*, 19 [1985-86], n° 1, p. 583-603). *La Police* de Du Breil fut encore rééditée par le juriste Laurent Bouchel en 1615, dans sa *Bibliotheque ou Thresor du droict francois* (Paris: Denis Langlois, 1615, II, p. 140-167); sur Bouchel et sa connaissance du procès de Roch Le Baillif, voir D. Kahn (cf. n. 25). Sur la *Satyre* de Sonnet de Courval et quelques-uns de ses emprunts à Du Breil, voir aussi mon article: « Les manuscrits originaux des alchimistes de Flers », dans: D. Kahn, S. Matton (éd.), *Alchimie: art, histoire et mythes. Actes du Ier colloque international de la Société d'Étude de l'Histoire de l'Alchimie*, Paris-Milan: SÉHA-Archè, 1995 (*Textes et Travaux de Chrysopœia*, 1), p. 347-427, ici p. 357-363.

[133] Voir l'épître « A Messieurs de Rouen », datée « De vostre ville de Rouen » le 1er janvier 1580, fol. a4v°-[a8]v°, ici fol. [a5]r°-v°: « [...] je me suis mis en devoir [...] par le commandement de l'amplissime Senat de vostre dicte ville, generalement congregez & assemblez, pour la police des maladies d'icelle, le Vendredy treiziesme jour d'Aoust, mil cinq cens soixante & seize: & pour m'acquiter de la charge, où il a pleu à Messieurs voz Medecins me constituer, & de plus amplement declarer, redarguer, & reprendre une multitude de malings esprits, inventeurs de tromperies, subtilitez, finesses, & cautelles [...]. » *Ibid.*, fol. [a6]r°-v°: « Quant aux Paracelsistes, ou autres plus subtils inventeurs de leur secte, ils ne me feront quiter les bons, & approuvez autheurs pour suivre leurs nouvelles inventions: par lesquelles ils pervertissent tout ordre divin, & humain, de tout temps, & ancienneté, & par toutes nations, jusques icy tenu, gardé, & observé en la Medecine, ny moins d'approuver leurs nouveaux secrets où entrent toute[s] sortes de mortiferes poisons: l'experience desquels a faict mourir une infinité de peuple, comme ils continuent chacun jour. Desquels soyez advertis, pour, apres avoir

Du Breil incitait le roi à se méfier des médecins non reconnus par la Faculté – tel Le Baillif lui-même, protégé par le roi et le duc de Mercœur – et il le suppliait d'établir une véritable police en matière de médecine, dressant un tableau des ravages exercés par les charlatans au nom du « bien public»:

« Puis doncques, Sire, qu'avez constitué gens doctes, & sçavans personnages, bons laboureurs, pour travailler nuict & jour, sans cesse, à semer de bonne doctrine, à sçavoir la vraye, & sincere medecine Dogmatique & Rationnelle, en vostre université & faculté de Paris, gaigez, & entretenus: & si pour la conservation de vostre personne, en avez ordonné d'autres en dignité, honneur, & preeminence. [§] Faictes je vous supplie tres-humblement, au nom de vostredicte faculté, que par mesme moyen, soient establis Commissaires Medecins doctes, & experimentez, gens de bien, pour proceder à la police, reglement, & reformation des malversations, detestables & execrables abus, qui se perpetrent audict art en vostre Royaume, soubs pretexte & couleur de charité envers le prochain, par faux donner à entendre, que c'est pour l'utilité, & profict du bien public, provenant de ceux, qui font malicieusement perir vos subjets [,] ruinent, & depopulent vostre Republique: contemnent, mesprisent, & abolissent les ordonnances divines, & humaines, de tout temps & ancienneté jusques icy par voz predecesseurs Roys gardees, & observees és facultez de vostre Royaume[134]. »

La première « secte » contre laquelle il fulmine est celle des alchimistes fabricants de quintessences, mais il ajoute bien vite:

« Les principaux de ceste secte, sont les Paracelsistes, qui ont prins leur origine d'Arnauld de Villeneufve, de Jean de la Roche: de Rai-

---

entendu leurs insignes abus, vous en donner de garde à l'advenir: affin qu'il ne soit trop tard de vous repentir, d'avoir si facilement adjousté foy à leurs reprouvez conseils, & d'avoir si legerement hazardé ce qu'estimiez le plus precieux, & que craigniez le plus perdre entre les mains de tels seducteurs. »

[134] *La Police de l'art et science de medecine*, fol. a3v°-a4r°. Ces argumentations ne devaient avoir guère de prise sur le roi; rappelons que Henri III, après Charles IX, possédait son propre médecin astrologue en la personne de Bernard Abatia; le 25 janvier 1580, il lui accorde 15 écus d'or au soleil pour ses étrennes, c'est-à-dire 45 livres tournois (Arch. Nat., KK 140, fol. [7]r° de la section *Dons, pris et bienffaictz*; cf. aussi Paul Delaunay, *La Vie médicale aux XVIe, XVIIe et XVIIIe siècles*, Paris: Laboratoires pharmaceutiques Corbière, 1935, p. 194; BIUM, ms. 2134 [cf. n. 36], p. 651-656).

mond lhule [*sic*], de Hermés Trismegiste, le plus ancien de tous, du Sublimé Maigret, & de maistre Roger Acon: contre lesquels, pour cause qu'ils nient les premiers elemens & principes de Medecine, n'est besoing icy de disputer: car leur autheur par ses escrits a bien osé nier Dieu & sa puissance, attribuant plus de vertu aux creatures, qu'au Createur. Et a introduict plusieurs execrables blasphemes, & erreurs, tant en la Medecine, qu'en la Theologie, & Philosophie, lesquels ont esté remarquez, & censurez par les facultez de Paris[135].»

Puis il en donne une liste (v)indicative:

« Suyvant ceste secte pour le jourdhuy les plus remarquables, sont Alexandre de la Tourette nagueres President, Abely, Gohory, la Brosse, la Riviere, Boyenval [*sic*], du Mont & sa femme, le Duc, & une infinité d'autres hommes, & femmes, dames, damoyselles, qui passent plus outre à la magie sacree, naturelle & supernaturelle, noire, & blanche: & de la physiognomie, chiromance, hydromance, geomance, pyromance, neucromance, & Agripistes, Paracelsistes, Piedmontistes, Margretistes, Acomistes, & tels autres sectaires[136]. »

Dans le reste de l'ouvrage, Du Breil ne cesse d'en appeler à plus de lucidité de la part des princes qui protègent de tels personnages, ce qui vise clairement Roch Le Baillif. La deuxième secte qu'il combat est celle des « devinateurs, enchanteurs, circulateurs, prestigiateurs, pythoniciens, magiciens, & sorciers [...] »[137]. La troisième, celle des usurpateurs qui se parent du titre de médecin, et en particulier les chirurgiens, barbiers et apothicaires:

« Par quoy je concluray, que les non graduez, approuvez, & receus des facultez, quelques doctes qu'ils puissent estre, ne se doivent ingerer, ne estre tolerez au faict, & exercice de la medecine, comme fait aujourdhuy une infinité és maisons des grands Seigneurs, & bonnes, & fameuses villes, & par tout le plat païs. [...] C'est donc

[135] *Ibid.*, p. 33-43, ici p. 36. « Jean de la Roche » désigne Jean de Roquetaillade.

[136] *Ibid.*, p. 42-43. Cette énumération fut reprise par Sonnet de Courval en 1610: voir D. Kahn (cf. n. 132), p. 362. Sur Boienval, voir D. Kahn: « Quelques précisions sur Robertus Vallensis *alias* Robert Duval, de Rugles (av. 1510-ap. 1584?) », *Chrysopœia*, 5 (1992-1996), p.439-442, ici p. 442; Gohory, *Instruction* (cf. n. 170), 2e pagin., p. 3.

[137] *La Police de l'art et science de medecine* p. 43-68.

premierement aux Roys, & aux Princes, & à ceux de leur conseil, d'y prendre garde à l'advenir de plus pres [...][138]. »

En somme, Du Breil s'efforce, par sa *Police*, de faire entendre la voix de la Faculté mieux que n'a pu le faire le procès intenté au paracelsien normand. Chemin faisant, il confirme que Roch Le Baillif s'était acquis une popularité indéniable dans la capitale:

« Et combien qu'ils ayent esté prisonniers, accusez, comme la Riviere, & jugez à mort, pour leurs malfaicts, le peuple neantmoins en est encore si persuadé, & enyvré, qui les va consulter, & quasi adorer és prisons, ayans desja la corde au col[139]. »

Quelles conséquences ce feu roulant de pamphlets eut-il sur la carrière parisienne de Roch Le Baillif? Absolument aucune. Dès le 27 octobre 1579, avant même que Du Breil n'obtînt le privilège de *La Police de l'art et science de medecine*, le paracelsien obtenait celui de son prochain ouvrage, le *Premier Traicté de l'Homme*, et ce chez un éditeur qui, c'est le cas de le dire, avait littéralement pignon sur rue: chez Abel L'Angelier, « tenant sa boutique au premier Pillier de la grand salle du Palais », dont la brillante carrière venait de commencer[140].

Qu'était-il donc advenu du procès? Reprenons l'exposé chronologique des faits: le *Vray Discours des interrogatoires* et le traité de Courtin étaient parus peu après le 22 août 1579, suivis quelques jours plus tard du pamphlet de Prébonneaux. Henri de Monantheuil, en offrant aux juges 25 exemplaires du traité de Courtin, cherchait à les rendre « plus enclins à porter l'ultime arrêt », ce qui prouve à la fois que cet arrêt n'avait pas encore été prononcé, et que les juges n'y étaient pas particulièrement enclins. De toute évidence, la *Sommaire Defence* de Le Baillif avait porté ses fruits et semé l'embarras de part et d'autre du tribunal. Mais l'apparente tiédeur des juges ne les rendait pas pour autant hostiles à la Faculté: à preuve, au même moment, l'ascension sociale de Michel Marescot, l'un des médecins

---

[138] *Ibid.*, p. 68-104, ici p. 74 et 86.

[139] *Ibid.*, p. 100.

[140] *Premier Traicté de l'Homme, et son essentielle Anatomie, avec les Elemens, & ce qui est en eux: De ses Maladies, Medecine, & absoluts remedes és Taininctures d'Or, Corail, & Antimoine: & Magistere des Perles: & de leur extraction. Par Roc le Baillif Sieur de la Riviere, Conseiller & Medecin ordinaire du Roy, & de Monseigneur Duc de Mercueur*, Paris: Abel L'Angelier, 1580. Sur L'Angelier, voir aussi Baudry (cf. n. 2), p. 32 et p. 437, n. 92. La *Sommaire Defence*, on l'a vu (cf. n. 96), était sans doute déjà parue chez L'Angelier, quoique sans nom d'éditeur.

de la Faculté les mieux documentés sur le paracelsisme et les plus acharnés contre Roch Le Baillif, qui fut reçu le 3 septembre 1579 médecin de la Conciergerie du Palais[141].

Sur ces entrefaites arrivèrent les Grands Jours de Poitiers. Du 10 septembre au 18 décembre 1579, la plupart des membres du Parlement, Étienne Pasquier et Barnabé Brisson en tête, se transportèrent dans la province pour y rendre la justice, relayés dans la capitale par la seule Chambre des Vacations qui, dès le 11 septembre, siégea au Parlement[142]. Roch Le Baillif était ainsi privé de son défenseur; la Faculté, de son avocat et de ses juges. Chacun reprit la lutte par le biais de l'imprimé: le privilège obtenu par Du Breil le 13 novembre pour *La Police de l'art et science de medecine* répond à celui du 27 octobre obtenu par Roch Le Baillif. Encore faut-il tenir compte d'un facteur négligé jusqu'ici par les historiens du procès: le fait que Le Baillif, dès la *Sommaire Defence*, se prévalait du double titre de « Conseiller & Medecin ordinaire du Roy & de Monseigneur Duc de Mercœur ».

Comme l'a montré Hervé Baudry, Roch Le Baillif avait été introduit dès 1577, certainement par l'intermédiaire de Bertrand d'Argentré, sénéchal de Rennes († 1590), auprès de Philippe-Emmanuel de Lorraine, duc de Mercœur (1558-1602), frère de la reine Louise de Vaudémont et, de ce fait, beau-frère du roi[143]. C'est à son service qu'on le retrouve en 1579, sur la page de titre de la *Sommaire Defence*, bien qu'entre-temps Roch Le Baillif ait dédié son *Demoste-*

---

141 Arch. Nat., X1A 1665, fol. 330v° (3 septembre 1579). A sa mort, Marescot possédait huit livres de Paracelse; cf. Françoise Lehoux, *Le Cadre de vie des médecins parisiens aux XVIe et XVIIe siècles*, Paris: Picard, 1976, p. 505, n. 748 (inventaire après décès daté de 1605): « Ung Pacquet de 8 voll. in 8° de Paracelse. » Ce ne semble pas avoir été le cas des autres médecins étudiés par F. Lehoux. Malheureusement, on ignore les dates d'acquisition de ces livres. En 1564, Marescot avait été recteur de l'Université (Du Boulay [cf. n. 7], VI, p. 979).

142 Arch. Nat., X1A 1665, fol. 410r°. Voir la lettre de Pasquier à Pierre Pithou (1579) sur le prétexte de *La Pulce de Catherine Des Roches* (*Les Lettres* [cf. n. 119], I, p. 374-378). Sur les compétences de la Chambre des Vacations, voir Lazare Du Crot (cf. n. 59), p. 80-81; plus généralement, sur cette Chambre, voir Aubert (cf. n. 21), p. 76-78.

143 Hervé Baudry (cf. n. 2), p. 76 et 80. Jean Bruslé de Montpleinchamp, dans *L'Histoire de Filipe Emanuel de Lorraine duc de Mercœur* (Cologne: Pierre Marteau, 1689, 2e éd. rev. et corr. La Haye: Abraham Acher, 1691), ne traite guère la période qui nous intéresse. Cf. Henri Hauser, *Les Sources de l'Histoire de France. XVIe siècle (1494-1610)*, IV: *Henri IV (1589-1610)*, Paris: Picard, 1915, p. 58, n° 2641 et p. 87, n° 2723. Sur le mécénat du duc de Mercœur, voir J. Mathorez: « Le poète Olényx du Mont-Sacré bibliothécaire du duc de Mercœur (1561-1610) », *Bulletin du Bibliophile*, 1912, p. 357-371; du même: « Julien Guesdon, poète angevin et ligueur breton », *ibid.*, 1913, p. 1-14.

rion à Louis VI de Rohan, prince de Guéméné, dit Louis l'Aveugle (1540-1611). Trevor-Roper a cru, confondant ce dernier avec son contemporain homonyme Louis de Rohan, baron de Gié, que Le Baillif avait d'abord servi un prince protestant avant de se ranger, aux côtés de Mercœur, dans le camp catholique[144]. En réalité, si la tige de Gié pencha pour la Réforme, la tige de Guéméné demeura catholique; Louis l'Aveugle, le dédicataire du *Demosterion*, allait d'ailleurs fort bien s'entendre avec Mercœur dans les guerres de la Ligue[145]. Il est vrai, en revanche, que Roch Le Baillif, dès 1573, avait servi un membre de la tige de Gié: Henri de Rohan, dit le Goutteux, réformé notoire (1535-1575)[146]. Faut-il en conclure, comme l'a fait un peu vite Trevor-Roper, au protestantisme avéré de Le Baillif[147]? Du moins peut-on retenir que ce dernier se faisait de la médecine une conception toute différente de celle des docteurs de la Faculté, subordonnant bien davantage l'art du médecin à la révélation divine qu'au savoir universitaire, ce qui est un trait commun à bien des paracelsiens du temps[148].

En la personne du duc de Mercœur, beau-frère du roi, Roch Le Baillif possédait donc un puissant protecteur, qui ne tenait sans doute pas à voir bannir comme un misérable le médecin auquel il prêtait officiellement son nom, complaisamment étalé sur les pages

---

144 H. Trevor-Roper (cf. n. 2), p. 232-233.

145 Hervé Baudry (cf. n. 2), p. 437 de sa thèse, n. 95, et p. 186 de son article, mettait déjà en garde contre cette confusion. Cf. Hervé Du Halgouët, *Contribution à l'étude du régime seigneurial dans l'ancienne France*, I: *La Vicomté de Rohan et ses seigneurs*, Saint-Brieuc-Paris: R. Prud'homme-Éd. Champion, 1921, p. 155 et 181. Sur Louis l'Aveugle et Roch Le Baillif, voir aussi les rapprochements possibles suggérés dans mon article sur les alchimistes de Flers (cf. n. 132), p. 359, n. 50.

146 Philipot (cf. n. 2), p. 349-350. Sur Henri le Goutteux et sur les Rohan-Gié, voir Eugène et Émile Haag, *La France protestante*, Paris, 1846-1859, VIII, *s.v.* „Rohan".

147 H. Trevor-Roper (cf. n. 2), p. 247, n. 13, donne en ce sens des arguments de valeur très inégale. De son côté, H. Baudry (cf. n. 2), p. 437, n. 91, se montre très prudent.

148 Roch Le Baillif, *Le Demosterion*, Rennes: Julien Du Clos pour Pierre Le Bret, 1578, p. 4-5; du même, *Sommaire Defence*, par exemple fol. a1v°, fol. a4v°-[a5]r°. Un autre exemple en est le *Bref Discours des admirables vertus de l'or-potable* d'Alexandre de La Tourrette (1575), fol. 23r° (voir D. Kahn [cf. n. 116], citation de la n. 125): « [...] & sur le tout faisant une resolution me suis persuadé, qu'estant la vraye medicine premierement derivee du ciel, Dieu la donne cognoistre non pas à tous ceux, qui portent le nom & tiltre de medicin, mais seulement à qui luy plaist [...]. » Autre exemple encore, parmi d'autres: Gérard Dorn; cf. D. Kahn: « Les débuts de Gérard Dorn d'après le manuscrit autographe de sa *Clavis totius Philosophiæ Chymisticæ* (1565) », *Analecta Paracelsica* (cf. n. 26), p. 59-126, spéc. p. 87, 97-98, 105-106 et 115.

de titre de ses ouvrages[149]. C'est par son entremise, selon toute vraisemblance, qu'Étienne Pasquier, lié à la maison de Lorraine, succéda à François Chauvelin en tant qu'avocat de Le Baillif; Mercœur n'eut d'ailleurs sans doute guère de mal à l'en convaincre, tant le procès présentait d'intérêt[150]. C'est très certainement lui qui obtint à Roch Le Baillif le titre de médecin ordinaire du roi – titre purement gratuit, car le nom de Le Baillif n'apparaît à aucun moment sur les états de la maison du roi[151]. Il est vrai que Lynn Thorndike, parlant de l'empirique Jean Thibault, souligne que son titre de médecin du roi n'avait pas suffi, en 1536, à lui éviter la condamnation du Parlement, ses adversaires ayant montré qu'aucune pension ne lui avait été allouée[152]. Le cas de Roch Le Baillif est exactement parallèle, car, on s'en souvient, le doyen Claude Rousselet n'avait pas négligé, dès le 23 septembre 1578, de s'assurer de l'absence de son nom sur les registres de la maison du roi[153]. De fait, Roch Le Baillif eut beau brandir son titre de médecin ordinaire en tête de la *Sommaire Defence*, les médecins de la Faculté n'en attendaient pas moins, même après cette publication, « l'ultime arrêt » du Parlement. Il est possible, en revanche, que ce titre ait aussi contribué à faire hésiter les juges. C'est d'ailleurs à Roch Le Baillif en tant que médecin du roi que s'en prend André Du Breil dans *La Police de l'art et science de medecine*. La protection de Mercœur fut donc très efficace: en procurant à Le Baillif un avocat de la stature de Pasquier (si du moins cette hypothèse est juste), le duc permettait au médecin normand de ne plus recourir aux faux-fuyants dont il n'avait que trop usé au début de son procès et qui menaçaient de se retourner contre lui, amenant le Parlement à le juger *in absentia*. C'était en même temps une façon de donner à l'affaire un retentissement considérable, la cause de Le Baillif s'élevant soudain à la dignité de

---

149 Voir la dédicace à Mercœur du *Premier Traicté de l'Homme*, fol. 6r°: « [...] je m'attends que ce traicté sera par vostre authorité preservé des abays ergoteux, & de la dent des maldisans. »

150 Sur les liens de Pasquier avec les princes lorrains, voir Bouteiller (1990) (cf. n. 52), p. 52-58. Le fait que Pasquier ait plaidé en 1576 contre le duc de Mercœur (*ibid.*, p. 57-58) ne saurait contredire cette hypothèse: voir *ibid.*, p. 52-54.

151 Voir en particulier Arch. Nat., KK 139, fol. 16v°-17v°, 42v°-43r° (état de la maison du roi, 1584). Sur la possibilité d'acheter la charge de médecin du roi, tout au moins au XVIIe siècle, voir Baudry (cf. n. 2), p. 427, n. 26.

152 Lynn Thorndike, *A History of Magic and Experimental Science*, V, New York: Columbia Univ. Press, 1941, p. 286. Sur Jean Thibault, cf. plus haut, n. 13.

153 Cf. n. 22.

cause publique. Quant au titre de médecin ordinaire du roi, hautement revendiqué en tête des ouvrages du médecin normand, il ne pouvait que contribuer à défendre contre vents et marées la réputation de Le Baillif, fâcheusement mise à mal lors du procès.

Le *Premier Traicté de l'Homme* ne parut qu'en 1580, à peu près en même temps que celui de Du Breil[154]. Contrairement à ses adversaires, Roch Le Baillif, en l'occurrence, ne publie pas un nouvel ouvrage polémique: ce livre était annoncé dès 1578 dans *Le Demosterion*[155]. Expressément écrit à la demande du duc de Mercœur, il lui est tout naturellement dédié:

« En ceste consideration, & pour ne demeurer au sein de l'ingratitude, & congnoissant la generosité de vostre entendement se resjouyr à la recerche des mysteres de nature, joinct le commandement que m'en avez faict par cy devant: ay redigé par escrit ce traicté, divisé en six briefs chapitres[156]. »

On ne saurait donc voir dans le *Premier Traicté de l'Homme* une nouvelle réplique à la Faculté, mais la simple continuation, envers et contre tous, du « labeur demosteric » de Le Baillif–sous la protection désormais manifeste et hautement proclamée du duc–. Les quatre recettes par quoi se clôt l'ouvrage, quatre des plus caractéristiques de la pharmacopée paracelsienne (teintures d'or, de corail, d'antimoine, magistère des perles)[157], ainsi que les quatorze pages d'index qui achèvent le volume, traduisent la volonté de produire un manuel, un traité pratique de médecine destiné à être utilisé, et non une pièce de plus à verser au dossier d'une querelle oiseuse. Le seul trait polémique en est la dernière phrase:

---

[154] Cf. n. 132 (épître liminaire de Du Breil datée du 1er janvier 1580). Le traité de Le Baillif, compte tenu de la date précoce du privilège, dut paraître lui aussi au début de 1580; les lourdes fautes de foliotage du livre plaident en faveur d'une impression hâtive. L'exemplaire conservé à la BNF (8° Ta9. 52) a appartenu au médecin huguenot Toussaint Ducret († 1584), auteur quelques années plus tôt du *De arthritide vera essentia adversus Paracelsistas* (Lyon: Barthélemy Vincent, 1575) dirigé contre Joseph Du Chesne.

[155] Voir *Le Demosterion*, p. 13: « Et pour ce que j'en reserve ample deduction en mon livre de l'essence de l'homme, & origine des maladies (aidant Dieu) je n'amplifiray ceste deduction, ains en prendray seullement le nombre ternaire entretien de toutes choses, & sa destruction, fin de tout ce qui est corporel. » Le Baillif faisait ici allusion aux spéculations numériques qu'on retrouve dans le *Premier Traicté de l'Homme*, fol. 14r°-17r°.

[156] *Premier Traicté de l'Homme*, fol. 2v° (épître dédicatoire).

[157] *Ibid.*, fol. 45v°-62 [*recte*: 52]r°.

« Mais si nous François veillions sur ce que dessus nous n'aurions craincte d'un second Portius Cato, qui chassa les Medecins du giron de la Republique Romaine[158]. »

Que se passe-t-il dans les mois qui suivent? Plus rien, en tout cas, concernant le procès. Mais vers le milieu de mars, semble-t-il, une épidémie de peste se déclare, accompagnée d'une épidémie de « coqueluche » (grippe?) qui bientôt ravagent la capitale. Pierre de L'Estoile écrit:

« Depuis le 2e jour de ce mois de juing jusques au 8, tombent malades à Paris dix mille personnes, d'une maladie aiant forme de reume ou de cathairre qu'on apela la coqueluche, mesme le Roy, le duc de Mercœur, son beau frère, le duc de Guise et le seigneur d'O, en furent travaillés. Ceste maladie prenoit par mal de teste, d'estomach, de reins et courbature par tout le corps, et persécuta quasi tout le roiaume de France tant que l'année dura, n'en eschappant quasi personne d'une ville, village ou maison, puis qu'une fois elle y estoit entrée estant comme avant coureuse de la peste, qui fust grande à Paris et aux environs tout cest an. [...] On disoit à Paris que de ceste coqueluche estoient morts à Romme, en moins de trois mois, plus de dix mille personnes[159]. »

Dès le mois de mai, la ville s'organise pour lutter contre l'épidémie. Face au mal, de nombreux traités sur la peste voient le jour. En juin, la Faculté, sous l'égide de Henri de Monantheuil, donne à la ville de Paris, selon l'usage en pareil cas, un *Consilium Facultatis Medicinæ contra pestem*[160]. C'est sans doute alors que Roch Le Baillif, de nouveau à la demande du duc de Mercœur – lui-même frappé, ainsi que le roi, par la « coqueluche », – publie, de nouveau chez Abel L'Angelier, un bref *Traicté du remede à la peste* « fait en faveur du Pu-

---

158 *Ibid.*, fol. 62 [*recte*: 52]r°.

159 Pierre de L'Estoile, *Registre-Journal de Henri III*, éd. Michaud-Poujoulat, I, 1, Paris, 1837, p. 124b (année 1580). Sur l'épidémie de peste, voir Paul Guérin, *Registres des délibérations du Bureau de la Ville de Paris*, VIII: *1576-1586*, Paris: Imprimerie Nationale, 1896, p. 228-229, 233-234.

160 BIUM, ms. 8, fol. 140v°-141v°. Voir Delaunay (cf. n. 134), p. 264-271. Dès le 19 mai, Henri de Monantheuil (« Monentel, medecin ») avait assisté à une assemblée du Bureau de la Ville visant à organiser la lutte contre la contagion (*Registres* [cf. n. 159], p. 228-229).

blic », qui s'avère d'une rare insolence puisqu'il affiche bien en vue sur la page de titre cette citation biblique: « Dieu envoye la Peste quand on desobeist à sa Parolle. Leviticque 26 », et cette autre à la fin de l'ouvrage: « Heli n'a peu faire par sacrifices que il n'ait esté puny, de l'iniquité qu'il a soufferte en sa maison. I. Sam. 3.13 »: ces citations, qui servent avant tout à jeter les bases de la théorie paracelsienne de la peste, peuvent aussi bien se lire comme autant de camouflets cinglants contre la Faculté, si arrogante hier, mais aujourd'hui impuissante devant l'étendue du mal. Le duc n'est d'ailleurs pas, à en croire Le Baillif, le seul à lui avoir réclamé ce traité:

« Et de tant que celle [la maladie] qui vient de la corruption d'iceux Elements, qui est la peste & ses especes a esté jusques à ce jour pour l'incertitude de sa cause laissee au nombre des deplorees, j'ay receu commandement de monseigneur duc de Mercœur (amy de tous gens de bien) & la priere de plusieurs notables & doctes habitans de Paris, avancer mon dessein qui estoit donner au public ce petit traicté pour servir aux uns d'instruction, & aux autres de preservatif, secours & delivrance contre la peste, le charbon & pleuresie: ce que se trouvera en iceluy traicté, lequel j'ay facilité & rendu populaire à mon possible, à fin de servir au public[161]. »

Dans ce nouvel ouvrage, Roch Le Baillif plaide une fois de plus en faveur de la théorie paracelsienne des trois principes, répondant implicitement à certain passage du *Vray Discours*:

« Comme la chose veritable ne doit estre suivie que de discours heraux de sa description, si est-ce que plusieurs heritiers & fondateurs d'opinion se trouvent offencez de la description representee de la chose qui de soy est, & apparoist à l'œil par demonstration, comme ne pouvant autrement deffinir la matiere des corps qu'une assemblee des trois principes, ou substances en laquelle le Ciel infuse un esprit de vie: iceux opiniastres trouvent mauvais que plu-

---

161 *Traicté du remede à la peste, charbon et pleuresie, et du moyen cognoistre quel Element les excite, & les hommes qui pour le temps y sont assubjettiz, fait en faveur du Public. Par Roc le Baillif sieur de la Riviere Conseiller & Medecin ordinaire du Roy & de Monseigneur duc de Mercœur, &c.*, Paris: Abel L'Angelier, 1580, fol. A3r°-v°.

sieurs auteurs deffinissent une mesme chose par semblable deffinition, crient apres & disent qu'ils ne sçavent qu'une chanson[162]. »

Déplorant l'obstination des médecins galénistes, il dénonce au passage les abus de la médecine en un sens tout contraire à celui du livre d'André Du Breil:

« Aussi opiniastreté n'est autre chose que maintenir son opinion: c'est ce qui a faict les abus qui se voyent de ce jour en la medecine. »

Puis il donne de la peste la définition suivante: « [...] la peste est une vapeur sortant de la matiere arsenicalle infectant le corps, & par opilation privant l'air d'iceluy de sa propre region, cerchant emunctoire par abscez »[163], avant d'exposer succinctement sa cause et son remède.

Mais en juillet, la situation s'aggrave. Le récit de Pierre de L'Estoile est quelque peu contradictoire:

« La contagion et mal furent grands et plus effroiables toutefois que dangereux: car il ne mourust point à Paris et aux fauxbourgs, en tout ledit an 1580, plus de trente mil personnes [!], et fut néantmoins l'effroi tel et si grand, que la pluspart des habitans de Paris aians quelque moien, vida hors la ville, et les forains n'y vinrent environ six mois durant [...][164]. »

De son côté, Henri de Monantheuil note dans les *Commentaires* de la Faculté: « Ce mois-ci [juillet] la peste s'aggrava violemment, en sorte que la plupart des médecins abandonnèrent la ville. » Seul

---

[162] *Ibid.*, fol. 1r°-v°. Cf. le *Vray Discours*, p. 27: « [...] il estoit impossible que les Medecins peussent endurer patiemment cest homme, qui à toute question proposee tousjours chantoit l'une de ses trois chansons [...] à sçavoir de ses trois principes, Sel, Soulphre, & Mercure, de la separation du pur & de l'impur, & du microcosme [...]. »

[163] *Traicté du remede à la peste*, fol. 7r°. Cf. Walter Pagel, *Paracelsus. An Introduction to Philosophical Medicine in the Era of the Renaissance*, Bâle-New York: S. Karger, 1958 (rééd. augm. 1982), trad. fr. *Paracelse*, Paris: Arthaud, 1963, p. 192-196 et spéc. p. 223, n. 146. La dénonciation des abus de la médecine était un lieu commun de la polémique antigalénique aussi bien qu'anti-paracelsienne.

[164] Pierre de L'Estoile (cf. n. 159), p. 125b (juillet 1580). Voir aussi J.-P. Babelon (cf. n. 122), p. 176: « Sur le plan démographique, on retiendra surtout les mortalités de 1561 et de 1580 qui ont pu affecter sensiblement la courbe de la population. »

demeura Simon Malmédy, se dévouant tout entier aux malades[165].

Dans ces conditions, que fit Roch Le Baillif? Ne poussant pas plus avant l'héroïsme, il suivit le mouvement unanimement décrit par Monantheuil et par Pierre de L'Estoile[166]: dès août 1580, sinon un peu avant, il est de retour à Rennes[167], non pas expulsé de Paris par les foudres du Parlement, mais simplement chassé, comme tant d'autres, par l'épidémie, voire par le manque de clientèle – à moins qu'il n'ait, plus simplement encore, quitté la capitale dans les bagages du duc.

Conclusions

La présente étude nous ayant amenés aux antipodes de la version des faits communément admise, ce renversement impose de réévaluer l'ensemble du dossier.

Les enjeux du procès ont été mal compris: il ne s'agissait pas, pour les médecins de la Faculté, de saisir au vol l'occasion, longtemps guettée, d'écraser l'hérésie paracelsienne naissante. Il s'agissait au contraire, de la part du doyen, de réagir vivement à une contagion brusque, insidieuse et entièrement imprévue, infectant les rangs mêmes de la Faculté. En d'autres termes, l'aile conservatrice de la Faculté, sans doute de loin majoritaire, se mobilisa pour empêcher la formation en son sein d'une aile progressiste. Ce faisant, la nécessité s'imposa aussitôt de faire taire le principal responsable du clivage, Roch Le Baillif, en lui intentant un procès qui se voulait exemplaire.

Le dénouement de ce procès ne fut pas le triomphe, comme on l'a dit, mais bien une défaite de la Faculté de médecine: non seulement l'hérétique ne fut pas banni de la capitale, mais il publia, toute une année durant, autant qu'il le voulut au nez et à la barbe des docteurs parisiens.

Cet échec de la Faculté peut être imputé à plusieurs causes. Faut-il y inclure, en premier lieu, l'éventuelle influence posthume de Jac-

[165] BIUM, ms. 8, fol. 142r°: « Eodem mense [Julii] pestis vehementer exacerbata est, unde maxima pars medicorum urbem deserint. » Sur la peste, voir les fol. 140v°-142v°.

[166] Sur l'exode provoqué par l'épidémie, voir aussi J.-P. Babelon (cf. n. 122), p. 176.

[167] Sa présence à Rennes en août 1580 a été établie par Philipot (cf. n. 2), p. 359-360, n. 2 et 5.

ques Gohory sur les magistrats du Parlement? Un monde, certes, séparait un homme comme Gohory d'un Roch Le Baillif: j'ai rappelé ailleurs le farouche attachement du premier aux lettres antiques et à la philosophie d'Aristote, qui l'amena à s'opposer vivement au paracelsisme d'un Bodenstein, d'un Dorn, d'un Alexandre de La Tourrette, trop crus et iconoclastes à son gré. Eût-il encore vécu en 1578, nul doute qu'il ne se fût pareillement opposé à Le Baillif, d'autant que, loin d'effrayer par sa propre audace la Faculté de médecine, il y comptait certains de ses amis les plus chers[168]. Mais Gohory n'en fut pas moins l'initiateur de toute une génération aux doctrines et à l'œuvre de Paracelse, y compris, sans doute, dans les rangs de la Faculté elle-même, et force est de constater que plusieurs acteurs du procès comptèrent parmi ses proches: Étienne Pasquier d'abord, qui conserva toujours une attitude ouverte face au paracelsisme dont il s'était fait le défenseur[169]; mais aussi l'avocat du roi Barnabé Brisson, lié à Gohory par plusieurs alliances familiales, qui fréquenta peut-être son académie privée, le fameux « Lycium philosophal »[170]; le premier président Christophe de Thou, voisin de Gohory au quartier Saint-André-des-Arcs, grâce auquel Gohory obtint en 1573 la charge d'historiographe du roi[171]; Nicolas Perrot, l'un des deux conseillers désignés par le Parlement pour assister au premier interrogatoire de Le Baillif, qui, cousin de Gohory, avait été assez proche de lui pour devenir, en 1572, l'un de ses deux exécuteurs testamentaires[172]; enfin Nicolas Bergeron, l'avocat qui reçut en cadeau de Roch Le Baillif un exemplaire de sa *Sommaire Defence* et qui, en 1573, avait collaboré en tant qu'exécuteur testamentaire de Ramus à l'attribution de la charge d'historiographe du roi à Gohory, qu'il désignait encore, précisément dans une publication de 1580, par l'expression de *philosophus spagyricus*[173].

---

[168] Voir D. Kahn (cf. n. 116).

[169] Voir la préface de la traduction par Gohory du *Trezieme Livre d'Amadis de Gaule*, Paris: Lucas Breyer, 1571, fol. ê2r°. Sur Pasquier et le paracelsisme, voir D. Kahn (cf. n. 52).

[170] I.G.P. [Jacques Gohory], *Instruction sur l'herbe Petum ditte en France l'herbe de la Royne ou Medicée* [...], Paris: Galiot Du Pré, 1572, fol. 14v°. Sur leurs alliances familiales, voir Willis Herbert Bowen, *Jacques Gohory (1520-1576)*, Ph. D. Thesis, Harvard University, Cambridge (Mass.), September, 1935, p. 90, n. 5 et p. 104, n. 3.

[171] Cf. n. 186. Voir la bibliogr. à ce sujet dans D. Kahn (cf. n. 116), p. 118, n. 111.

[172] Sur N. Perrot et Gohory, voir D. Kahn (cf. n. 116), p. 127-128, n. 25.

[173] Comme Gohory, N. Bergeron participa au *Gratulatorium Carmen amplissimorum virorum in reditum Enrici III Regis Franciæ & Poloniæ*, Paris: Gabriel Buon, 1574 (signalé par

Si l'influence de Gohory sur tous ces personnages a pu jouer d'une certaine manière en la défaveur d'un Roch Le Baillif bien trop peu humaniste, il est clair qu'en même temps Paracelse n'était pas, aux yeux de ces magistrats, l'épouvantail impie que la Faculté ne cessait d'agiter sous leur nez, mais l'un de ces investigateurs des secrets de la nature auxquels Gohory n'avait jamais cessé de consacrer son loisir lettré, et l'auteur d'une œuvre certes remplie d'imperfections et d'excès de toute sorte, mais toutefois digne d'attention et d'étude[174].

Outre cette disposition des membres du Parlement, moins fermés aux doctrines nouvelles que les docteurs de la Faculté de médecine, on ne saurait négliger l'esprit même dans lequel la justice devait être rendue en ce type d'affaires. Lazare Du Crot, au début du XVIIe siècle, l'exprime avec beaucoup de clarté, en des termes qui rendent vraisemblablement compte de ce qui dut en effet se passer dans l'affaire Le Baillif, à la suite des deux interrogatoires du médecin normand et de la guerre de pamphlets qui suivit:

« Mais par ce qu'en ces Enquestes ainsi respectivement faictes [à la suite d'un arrêt interlocutoire], plusieurs pourroient demander quelle foy y doivent avoir les Juges, quand elles sont bien & deuement faictes, & les tesmoins sans reproches de part & d'autre; Nous dirons, pour resouldre cette question, en un mot, qu'en cas que la preuve fust esgale, la cause du deffendeur seroit beaucoup plus favorable que celle du demandeur, tant pour la presomption qu'il en a de sa part, que pour estre en droict chose observée, que les Juges doivent toujours estre plus enclins à absouldre qu'à condamner les parties[175]. »

De fait, tout porte à croire – et notamment l'absence de tout jugement final – que Roch Le Baillif bénéficia de cette bénignité.

Une autre des raisons qui expliquent l'échec de la Faculté est déjà apparue avec évidence: il s'agit de la protection accordée à Roch Le Baillif par le duc de Mercœur. En ce sens, cette affaire

---

Bowen [cf. n. 170], p. 513). Il fut l'un des deux exécuteurs testamentaires de Ramus avec Antoine Loisel; cf. sa *Commendatio professionis mathematicæ, a Petro Ramo institutæ*, Paris, 1580, fol. 17r° (cité par Bowen, p. 97).

174 Sur la position de Gohory à cet égard, voir D. Kahn (cf. n. 116), conclusion.

175 Lazare Du Crot (cf. n. 59), p. 321.

montre de façon exemplaire deux des biais par lesquels le paracelsisme s'introduisit en France[176]: ce fut non par l'institution académique, mais bien par la faveur de certains princes, parfois même en conflit ouvert avec l'institution; ce fut aussi grâce à certains milieux particulièrement ouverts sur le plan intellectuel, et en particulier, comme l'a bien vu Hervé Baudry, le milieu de la magistrature[177]. Cette affaire nous rappelle aussi que le paracelsisme ne fut pas le monopole des hommes de la Réforme: Roch Le Baillif, quoi qu'en ait dit Trevor-Roper, paraît bien plus proche du camp catholique, voire ligueur, que du camp huguenot, à en juger par les divers protecteurs qu'il se donne à partir de 1577: Bertrand d'Argentré, le vicomte de Rohan auquel il dédie le *Demosterion*, et le duc de Mercœur.

Pour en revenir à la Faculté de médecine, on nuancera son bilan globalement négatif dans cette affaire en observant que, si elle ne sut pas obtenir comme elle le souhaitait « le bannissement [...] & le rechassement du sanglier hors la forest », elle parvint tout au moins à étouffer provisoirement en son sein toute velléité de dissidence: il faudra désormais attendre jusqu'en 1591 pour que s'y manifeste fugitivement un Pierre Le Paulmier, proposant d'enseigner la chimie spagyrique aux apothicaires, et ce n'est qu'au début du XVIIe siècle que le même Le Paulmier décidera de s'opposer de façon plus décisive au conservatisme outrancier de ses collègues de la Faculté de médecine[178]. Quant à la présente reconstitution du procès, il serait regrettable de la clore sans en tirer un enseignement d'ordre méthodologique: il est, me semble-t-il, apparu avec évidence qu'on ne saurait traiter d'une action engagée par la Faculté de médecine à l'encontre de médecins empiriques, paracelsiens ou autres, sans recourir en premier lieu aux *Commentaires* de la Faculté, source primordiale pour tout ce qui la concerne, puis aux archives du Parlement si l'affaire est venue sous sa juridiction. Mieux vaudrait reconsidérer de cette façon les actions ultérieures menées par

---

176 Question absolument négligée par Allen Debus (cf. n. 4), qui le reconnaît d'ailleurs expressément p. xv. Les vues développées à cet égard par H. Trevor-Roper dans un récent article sont pour le moins sommaires, et parfois inexactes (« The Court Physician and Paracelsianism », dans: Vivian Nutton [ed.], *Medicine at the Courts of Europe 1500-1837*, Londres: Routledge, 1990, p. 79-94, spéc. p. 84-86).

177 H. Baudry (cf. n. 2), spéc. p. 37-38.

178 Voir Debus (cf. n. 4), p. 59.

la Faculté, et en tout premier lieu celle qui, précisément, l'opposa à Pierre Le Paulmier.

J'ajouterai pour finir que le retentissement du procès dans la capitale, assez grand pour l'époque, a certainement accéléré la diffusion à Paris des doctrines nouvelles. Plus généralement, force est de constater la fortune ultérieure que connurent nombre des pièces suscitées par ce procès ou autour de lui. Outre le fait que le procès, comme nous l'avons vu, contribua certainement à la diffusion du *Demosterion*, comment ne pas remarquer que Sonnet de Courval, en 1610, reprend mot pour mot le *Vray Discours des interrogatoires* et fait un usage immodéré du traité de Du Breil[179]? Comment ne pas remarquer qu'un fragment du *Traicté du remede à la peste* de Le Baillif se trouve réédité à Paris en 1623[180]? Que le brillant traité de Germain Courtin, comme le signale Baudry, se trouve cité en tête des deux premiers volumes des *Opera omnia* de Paracelse publiées à Genève en 1658[181]? Que le *Premier Traicté de l'Homme* est recopié dans un manuscrit à une date aussi tardive que 1663[182]? Qu'une épigramme composée par Étienne Pasquier au moment du procès se retrouve jusque dans l'*Hippocrates chimicus* d'Otto Tachenius en 1666, où François Secret l'a récemment découverte[183]? A l'évidence, le procès et le séjour parisien de Roch Le Baillif ont suscité des pièces dont l'efficacité, à tort ou à raison, a été longtemps appréciée, bien après que le souvenir de leur contexte originel se soit effacé des mémoires.

---

179 Thomas Sonnet de Courval, *Satyre contre les Charlatans, et Pseudomedecins Empyriques*, Paris : Jean Milot, 1610, p. 237 (*Vray Discours*) et *passim* (Du Breil): cf. n. 132.

180 Roch Le Baillif, *Le veritable et souverain remede pour la maladie Pestilentieuse. Extraict des œuvres de M. Roch le Baillif, Sieur de la Riviere Conseiller & Medecin ordinaire du Roy*, Paris: Gervais Aliot, 1623. Il s'agit d'une simple plaquette de 8 pages, reproduisant un fragment du *Traicté du remede à la peste* à partir du fol. 20r° (« Faut prendre une once poisant de vieil theriaque de Venise... »). A en juger par son titre, cette plaquette fait déjà bénéficier Roch Le Baillif, à titre posthume, de la confusion avec Jean Ribit de La Rivière (sur laquelle voir Trevor-Roper [cf. n. 2]): il paraît probable que c'est plutôt ce dernier que l'éditeur a pris pour l'auteur du *Traicté du remede à la peste* de 1580.

181 Baudry (cf. n. 2), p. 85 et n. 58. Cf. Paracelse, *Opera omnia medico-chemico-Chirurgica*, éd. Fridericus Bitiskius, Genève: Jean Antoine et Samuel de Tournes, 1658, I, fol. ¶¶¶2r° et v°; II, fol. †2v°. Ce succès tardif du traité de Courtin correspond aussi à un regain de son succès de médecin, attesté par la réédition de ses *Œuvres anatomiques et chirurgicales* (Rouen: François Vaultier et Louys Du Mesnil, 1656).

182 BNF, ms. fr. 19996, fol. 1r°-78v° (première pagination). Le ms. est sans doute postérieur à 1663: cf. fol. 114r° (seconde pagination).

183 Voir D. Kahn (cf. n. 52). Je remercie vivement M. Secret de m'avoir communiqué cette information.

CHRONOLOGIE DU PROCÈS

Février 1578
Courant février: Roch Le Baillif arrive dans la capitale.
Après le 16: Le Baillif est mis à l'amende pour avoir mangé un pâté de veau au début du carême.

Juin 1578
mardi 17: Discours du doyen Claude Rousselet contre Roch Le Baillif: plusieurs médecins de la Faculté ont l'audace de le fréquenter et se montrent de surcroît favorables au paracelsisme.
mardi 24: La Faculté de médecine adresse une requête au Parlement à l'encontre de Roch Le Baillif.

Juillet 1578
vendredi 25: René Choppin devient officiellement l'avocat de la Faculté de médecine.
samedi 26: Un huissier du Parlement montre une double requête à Roch Le Baillif.

Septembre 1578
mardi 23: La Faculté de médecine s'assure que Roch Le Baillif ne compte pas au nombre des médecins du roi.

Octobre 1578
mardi 7: L'Université de Paris se joint à la Faculté de médecine dans le procès que celle-ci est en train d'intenter à Roch Le Baillif. A la demande de la Faculté de médecine, la Faculté de théologie promet de prononcer une censure contre plusieurs impiétés de Paracelse.
jeudi 9: La Faculté de théologie censure 59 propositions de Paracelse.
samedi 18: Le doyen Rousselet donne lecture d'un nouveau statut de la Faculté de médecine interdisant de rencontrer des empiriques chez les malades.

Novembre 1578
samedi 8: Henri de Monantheuil succède à Claude Rousselet dans les fonctions de doyen de la Faculté de médecine.
jeudi 27: Henri de Monantheuil compte l'expulsion des empiriques au nombre des six objectifs qu'il se propose d'atteindre durant son décanat.

Décembre 1578
jeudi 4: La Faculté de médecine se propose d'obtenir du roi et du Parlement que la pratique de la médecine ne soit autorisée qu'aux seuls médecins agréés: docteurs en médecine, licenciés en médecine, médecins ordinaires des rois et des princes.

Février 1579
vendredi 20: Roch Le Baillif reçoit une injonction à comparaître devant le Parlement.
entre le 20 février et le 7 mars: Le Baillif s'abstient de comparaître.

Mars 1579
samedi 7: Le Baillif reçoit une seconde injonction à comparaître.

Avril 1579
jeudi 2: En l'absence de Roch Le Baillif, la Cour donne à ses adversaires un défaut de comparaître.
jeudi 9: En l'absence répétée de Roch Le Baillif, la Cour donne à ses adversaires un nouveau défaut de comparaître.
entre le 9 et le 28: Le procès est sur le point d'être jugé *in absentia.*
mardi 28: Michel Guiteau, recteur de l'Université de Paris, promet à Monantheuil d'assister au procès.
mercredi 29: A la demande d'Henri de Monantheuil, toute l'Université adresse à Dieu des prières extraordinaires pour Le supplier d'éclairer, le lendemain, l'esprit des juges.
jeudi 30: Devant la Parlement, René Choppin plaide pour la Faculté de médecine, Jacques Chouart pour l'Université, Étienne Pasquier pour Roch Le Baillif.

Mai 1579
mercredi 6: Un des médecins de la Faculté, le futur auteur du *Vray Discours des interrogatoires,* présente aux membres du Parlement un

factum latin imprimé, injurieux contre Roch Le Baillif, résumant les doctrines de Paracelse et comportant, ajoutée à la main, la censure prononcée par la Sorbonne contre Paracelse le 9 octobre de l'année précédente.
jeudi 7: Étienne Pasquier poursuit sa plaidoirie. René Choppin lui réplique.
entre le 7 et le 21: Barnabé Brisson demande aux médecins de la Faculté de lui procurer les œuvres d'Éraste afin d'y puiser des arguments contre Étienne Pasquier.
jeudi 14: René Choppin poursuit sa réplique. Henri de Monantheuil est ensuite entendu par la Cour. Roch Le Baillif lui répond.
jeudi 21: Barnabé Brisson, l'avocat du roi, prend la parole et requiert un arrêt interlocutoire. Le procureur général du roi, Jean La Guesle, entérine cette requête: Roch Le Baillif sera interrogé sur ses théories et sur le *Demosterion*, dont la Faculté demande la suppression, par cinq médecins de la Faculté en présence de trois membres du Parlement, puis la Cour statuera. D'ici là, la pratique de la médecine est interdite à Le Baillif.
vendredi 22: La Faculté de médecine, réunie en séance plénière, procède à la nomination des cinq docteurs chargés de l'interrogatoire de Le Baillif, puis accorde des gratifications aux trois avocats qui l'ont défendue, tout particulièrement à Barnabé Brisson.

Juin 1579
mardi 2: Le Parlement désigne un président et deux conseillers du roi pour assister à l'interrogatoire de Le Baillif.
vendredi 19: Interrogatoire de Roch Le Baillif, au domicile du président désigné par le Parlement, Bernard Prévost de Morsan.
peu après le 19: Le Baillif présente une requête au Parlement, soutenant qu'on ne l'a pas interrogé sur l'essentiel et réclamant un second interrogatoire, cette fois devant le Parlement lui-même. Cette requête lui est accordée.
entre le 21 mai et le mardi 23 juin: Une patiente de Roch Le Baillif, nommée Mme Couppé, demande par requête au Parlement que Le Baillif, malgré l'interdiction qui le frappe, soit autorisé à la soigner, ce qui lui est refusé. Roch Le Baillif la soigne malgré tout, enfreignant l'interdiction de la Cour. La patiente meurt. Henri de Monantheuil cherche à faire ouvrir une enquête, mais diverses circonstances l'en empêchent.

vendredi 26? Second interrogatoire de Roch Le Baillif, cette fois devant le Parlement.
peu après le 26: Le Baillif présente une nouvelle requête au Parlement, réclamant l'autorisation d'exercer la médecine. On se borne à la verser au dossier du procès.

Juillet 1579
peu après le mercredi 15: Roch Le Baillif publie une *Sommaire Defence*, demandant à la Cour la permission de montrer publiquement le bien-fondé de ses doctrines, et répliquant à l'auteur du factum latin du 6 mai passé.

Août 1579
après le samedi 22: L'auteur du factum du 6 mai publie un *Vray Discours des interrogatoires*, se plaignant auprès des membres du Parlement de la publication de la *Sommaire Defence*, réclamant l'expulsion de Roch Le Baillif, et se refusant à relever son défi.

Germain Courtin publie sa dissertation contre les trois principes de Paracelse, adressée directement aux juges. Henri de Monantheuil en offre à ceux-ci 25 exemplaires dans l'espoir de les décider à prononcer un arrêt définitif contre Roch Le Baillif.
quelques jours plus tard: Marc-Antoine Prébonneaux publie un *Traicté sur la refutation des abus mis en avant par Roc le Baillif.*

Septembre 1579
jeudi 3: Michel Marescot, docteur régent de la Faculté, est reçu médecin de la Conciergerie du Palais.
jeudi 10: La plupart des membres du Parlement se rendent aux Grands Jours de Poitiers.
vendredi 11: La Chambre des Vacations prend le relais des autres Chambres au Parlement de Paris.

Octobre 1579
mardi 27: Roch Le Baillif obtient un privilège du roi pour publier chez Abel L'Angelier son *Premier Traicté de l'Homme.*

Novembre 1579
vendredi 13: André Du Breil obtient un privilège du roi pour publier chez Léon Cavellat *La Police de l'art et science de medecine.*

Janvier 1580
peu après le vendredi 1er: André Du Breil publie *La Police de l'art et science de medecine.* Roch Le Baillif publie le *Premier Traicté de l'Homme.*

Mars 1580
vers la mi-mars: Une épidémie de peste se déclare à Paris.

Mai 1580
mercredi 19: Henri de Monantheuil assiste à une assemblée du Bureau de la Ville de Paris destinée à lutter contre la contagion.

Juin 1580
à partir du mercredi 2: Une épidémie de grippe accompagne la peste.
courant juin: La Faculté de médecine donne à la ville de Paris un *Consilium Facultatis Medicinæ contra pestem.*
fin juin? A la demande du duc de Mercœur, lui-même atteint de la grippe, Roch Le Baillif publie un *Traicté du remede à la peste.*

Juillet 1580
durant tout le mois: L'épidémie de peste s'aggrave et sème l'effroi dans la capitale. Ses habitants–les médecins y compris–commencent à déserter Paris.

Août 1580
début août? Roch Le Baillif quitte lui aussi Paris.
courant août: La présence de Roch Le Baillif est attestée à Rennes.

ANNEXE 1

Frais de la Faculté occasionnés par le procès durant le décanat de Monantheuil

Le 14 novembre 1579, au moment où prend fin la première année du décanat d'Henri de Monantheuil, celui-ci établit la liste des recettes et dépenses de l'année écoulée[184]:

Ratio expensi ordinarii in priore anno decanatus Henrici Monantholii Rhemi.

[1] [...] Secundum. In lite adversus Rochum Baillifvum Riverium ex consensu et voluntate Facultatis semel, iterum atque tertio requisita prosequenda.
[2] Pro hostiario Curiæ qui reddidit responsionem ad libellum supplicem Curiæ porrectum adversus dictum Riverium, 2 s. 3 d.
[3] Pro actu fugæ ejus a litis disceptatione, 20 s.
[4] Pro propinatore [*sic* pour: *procuratore* ?] qui curavit unam audientiam nobis subsignari a primo præside, 5 s.
[5] Pro clerico Renati Chopin advocati nostri ut eum ad nostram causam defendendam sollicitaret, 14 s. 6 d.
[6] [*fol. 136v°*] Pro dicto Renato Chopin advocato nostro qui se sæpius paravit ad litigandum et ideo multis audientiis cum adversarius litem fugeret frustra interfuit, tandem tribus diebus eleganter, docte, copiose nostram causam peroravit, unde Facultas bene memor et grata die 22. Maii adjudicavit ei viginti aurei nummos quos ei persolvi in præsentia M. Nicolai Ellain, itaque hic pono 60 l. t.
[7] Pro M. Joanne Chouart advocato Universitatis ad nostram causam adjunctæ qui semper etiam adfuit nostro et semel doctissime oravit ex eodem Facultatis decreto, 18 l. t.
[8] Pro procuratore nostro J. Crozon qui tot audientiis interfuit et descripsit catalogum offerendum consiliario cui erat demandata provincia litis judicandæ in absentia adversarii qui ter vocatus tri-

[184] BIUM, ms. 8, fol. 136r°-v° (14 novembre 1579, date qui figure au bas du total des dépenses, fol. 138r°). Pour plus de commodité, je numérote entre crochets les paragraphes.

bus diversis diebus non comparuerat, 9 l. t. 7 s. 6 d.
[9] Pro procuratore Universitatis adjunctæ, 60 s.
[10] Pro jentaculis bidellorum qui ter adduxerunt dominum rectorem in forum judiciale, 4 l. 10 s.
[11] Pro primo hostiario ut primo loco et ante alias appellaret nostram causam, 29 s.
[12] Pro operibus Erasti suppeditatis Domino Brysson advocato regio ea quærenti ut se muniret adversus ea quæ dixerat pro suo cliente Paschasius, 4 l. t.
[13] Pro clerico dicti domini Brysson ut reddere[t] saccum literarum nostrarum, 29 s.
[14] Pro Jacobo Du Puis librario qui dedit duos magnos mundi globos Mercatoris offerendos dicto D. Brysson ea conditione ut si ille non caperet ut non cepit dato illi uno aureo ad eum relati eos reciperet [*sic* pour *reciperent* ?], 60 s.
[15] Pro clerico Renati Chopin advocati nostri quod saccus nostrum sæpius in forum et ad advocatos regios detulisset, 68 s.
[16] Pro Petro Lhuillier librario qui dedit mihi viginti quinque volumina disputationis M. Germani Courtin in Paracelsum oblata præsidibus, senatoribus et advocatis regiis supremæ curiæ ut propensiores essent ad ferendum ultimum arrestum, 12 l. t. 10 s.
[17] Pro laboribus decani in persequenda ista lite,[185].

Traduction proposée:

Comptes de la dépense ordinaire dans la première année du décanat d'Henri de Monantheuil, de Reims.

[1] [...] Deuxièmement. Dans le procès réclamé une fois, deux et trois fois de par l'assentiment et la volonté de la Faculté, et qui doit être mené contre Roch Le Baillif de La Rivière.
[2] A l'huissier de la Cour, pour [nous] avoir remis la réponse à notre requête présentée à la Cour contre ledit La Rivière, 2 sols 3 deniers.
[3] Pour acte de son défaut de comparaître aux débats du procès, 20 sols.

[185] L'emplacement prévu pour cette somme est resté en blanc.

[4] A notre procureur, pour s'être chargé de nous obtenir une audience avec le premier président[186], 5 sols.
[5] Au clerc de notre avocat René Choppin, pour avoir prié celuici de défendre notre cause, 14 sols 6 deniers.
[6] Au dit René Choppin, notre avocat, pour s'être très souvent préparé à plaider et, de ce fait, s'être trouvé en vain à de nombreuses audiences, l'adversaire s'étant dérobé au procès, et pour avoir enfin élégamment, savamment et abondamment plaidé notre cause durant trois jours, ce pourquoi la Faculté, pleine de souvenir et de gratitude, lui décerna vingt pièces d'or que je lui acquittai en présence de maître Nicolas Ellain, je pose ici, de ce fait, 60 livres tournois.
[7] A maître Jean [*sic*] Chouart, avocat de l'Université qui s'est jointe à notre cause, pour nous avoir lui aussi toujours soutenu et pour avoir plaidé une fois très doctement, de par le même décret de la Faculté, 18 livres tournois.
[8] A notre procureur J. Crozon, pour s'être trouvé présent à tant d'audiences et avoir transcrit la liste destinée à être présentée au conseiller qui avait été chargé du procès devant être jugé en l'absence de l'adversaire, lequel, convoqué par trois fois en trois jours distincts, ne s'était pas présenté, 9 livres tournois 7 sols 6 deniers.
[9] Au procureur de l'Université qui s'est jointe à nous, 60 sols.
[10] Pour les déjeuners des bedeaux qui accompagnèrent par trois fois Monsieur le recteur au tribunal, 4 livres 10 sols.
[11] Pour le premier huissier, afin qu'il appelle notre cause en premier lieu et avant les autres, 29 sols.
[12] Pour les œuvres d'Éraste fournies au sieur Brisson, avocat du roi, qui les a demandées afin de se munir contre ce qu'a dit Pasquier pour son client, 4 livres tournois.
[13] Au clerc dudit sieur Brisson, pour qu'il nous rende le sac de nos lettres, 29 sols.
[14] Au libraire Jacques Du Puis, pour nous avoir donné deux grandes mappemondes de Mercator destinées à être offertes audit sieur Brisson, à cette condition que, s'il ne les prenait pas – de même qu'il n'a pas pris une pièce d'or qui lui était donnée, – ses parents les reçoivent, 60 sols.

---

[186] Le premier président au Parlement était alors Christophe de Thou (1508-1582): voir Aubert (cf. n. 19), p. 131-132.

[15] Au clerc de notre avocat René Choppin, pour avoir très souvent porté notre sac au tribunal et aux avocats du roi, 68 sols.
[16] Au libraire Pierre L'Huillier, pour m'avoir donné 25 volumes de la dissertation sur Paracelse de maître Germain Courtin, offerts aux présidents du Parlement, aux avocats et avocats du roi, afin qu'ils fussent plus enclins à porter l'ultime arrêt, 12 livres tournois 10 sols.
[17] Pour les travaux du doyen durant la poursuite de ce procès,

On peut ainsi calculer, au denier près, les dépenses engagées dans ce procès par la Faculté: elles s'élèvent à 262 livres tournois, 9 sols et 6 deniers, soit plus du tiers des dépenses totales de l'année (661 livres, 1 sol et 3 deniers en 1578-1579)[187]. On observera cependant que le total de l'année 1578-1579 est bien moindre que celui des trois années précédentes (1316 livres, 18 sols, 9 deniers en 1577-1578; 899 livres, 2 sols et 3 deniers en 1576-1577; 1403 livres et 6 sols en 1575-1576)[188].

---

[187] BIUM, ms. 8, fol. 138r° (dépenses de l'année 1578-1579). J'ai obtenu le total des dépenses du procès en additionnant celles du décanat de Rousselet, soit 15 livres, 8 sols et 3 deniers (cf. n. 20, 21, 22, 24, 25) et celles du décanat de Monantheuil, soit 122 livres, 15 sols et 3 deniers (cf. n. 184), auxquelles s'ajoutent le prix des prières extraordinaires du 29 avril 1579 (BIUM, ms. 8, fol. 137r°: « Pro supplicatione extraordinaria 29 Aprilis, 4 l. t. 6 s. ») et la gratification de 40 *aurei*, soit 120 livres tournois, accordée à Monantheuil le 14 novembre 1579 pour les travaux de son premier décanat (BIUM, ms. 8, fol. 139r°). Sur l'impossible équivalence avec la monnaie de notre temps, voir Barnavi-Descimon (cf. n. 51), p. 312-315; Jean-Pierre Babelon, *Henri IV*, Paris: Fayard, 1982 (rééd. revue, 1992), p. 6.

[188] BIUM, ms. 8, fol. 117v° (1577-1578); fol. 90r° (1576-1577); fol. 55v° (1575-1576).

ANNEXE 2

Témoignages relatifs au procès

a) *François Rasse Des Neux (1579)*

Parmi les nombreux documents recueillis par le chirurgien et collectionneur réformé François Rasse Des Neux (c. 1526-1587), conservés aujourd'hui à la Bibliothèque nationale de France, figurent cinq pièces de vers relatives à l'affaire Le Baillif. Trois d'entre elles ne sont que des copies des poèmes liminaires du *Vray Discours des interrogatoires*, composés par deux médecins de la Faculté, Bonaventure Grangier et Guillaume de Baillou[189]. Les deux autres pièces de vers sont restées inédites; elles se rapportent à la mort de Mme Couppé. La source de la première, selon toute apparence, n'est autre que le récit du *Vray Discours des interrogatoires*[190]:

« *Epitaphe. 1579.*

Cy gist passant soubz ste tumbe posee
Le corps pouldreux de moy pauvre abusee
Car je suis cheute en extreme danger
Pour a un homme avoir creu de leger
Que dy je un homme aux despens de ma vie
Je l'ay cogneu remply de pipperie
Pour lors j'avoy mon esprit bien mal sain
Quand je laissay mon sage medecin
Qui me pensoit par sa docte maniere
Pour exposer mon corps à La Riviere
Femme ay esté de l'auditeur Couppé
Quand de ma vie le fil il a couppé

---

[189] BNF, ms. fr. 22563, fol. 25r° (2e pagination) = *Vray Discours des interrogatoires*, p. 13-14. Signalé sans grande précision par Philipot (cf. n. 2), p. 350, n. 2. Sur François Rasse Des Neux, voir Jeanne Veyrin-Forrer: « Un collectionneur engagé, François Rasse Des Neux, chirurgien parisien » (^1^1968), repris dans son recueil d'articles *La Lettre et le texte. Trente années de recherches sur l'histoire du livre*, Paris: École Normale Supérieure de Jeunes Filles, 1987 (*Collection de l'École Normale Supérieure de Jeunes Filles*, 34), p. 423-477.

[190] BNF, ms. fr. 22563, fol. 24v° (2e pagination).

Et non content d'ainsi tuer la mere
Il a esteint l'esperance du pere
Par arts nouveaux le peuple decepvant
Dedans mon ventre a estouffé l'enfant
Las ! Par l'aspect de sa main pipperesse
Debvoit scavoir l'estat de ma grossesse
Ainsi doublant les larmes & le dueil
Mere et enfant il a mis au cercueil
  Paris Paris tel sort as meritté
Oppinion force la verité
Au premier bruit d'une faulse doctrine
Tu suys brutal une umbre qui est vaine
Malheur sur moy quand au sot m'addressay
Si tu ne croids tu en feras l'ayssay
Mais l'homme heureux qui pour devenir sage
Du mal d'aultruy fait son apprentissage. »

L'autre pièce, plus brève, est d'un goût douteux[191]:

« *Apostrophe du petit enfant à sa mere*

Puis que m'avez esté cruelle
Exposant ma vie au hazard
A un eschappé de la hard
A regret mere vous appelle. »

b) *Jean Brouaut (1580)*

Jean Brouaut, sieur de Sainte-Barbe (c. 1535-ap. 1603), médecin normand originaire de Carentan (Manche), est l'auteur d'un *Traité de l'eau de vie* (déb. XVIIe s.) qui, demeuré tout d'abord manuscrit, ne fut imprimé qu'en 1646 sous une forme remaniée par les soins de Jean Ballesdens, secrétaire du chancelier Séguier[192]. Mais Jean

[191] *Ibid.*
[192] Sur Brouaut, voir D. Kahn (cf. n. 132), p. 393-394; D. Kahn (cf. n. 148), p. 62 et n. 18, mais surtout les pages remarquables de Wallace Kirsop, *Clovis Hesteau, sieur de Nuysement, et la littérature alchimique de la fin du XVIe siècle et du début du XVIIe siècle*, thèse dactylogr., Université de Paris, 1960, I, p. 29-31.

Brouaut est aussi l'auteur des *Trois livres des éléments chimiques et spagyriques de l'esprit du monde*, texte anonyme entièrement plagié par Clovis Hesteau de Nuysement dans ses *Traittez de l'Harmonie et Constitution Generalle du Vray sel* (1621). La paternité de Jean Brouaut pour les *Trois Livres* a été brillamment démontrée en 1960 par Wallace Kirsop. Malheureusement, ce dernier a considérablement nuancé ses conclusions, de sorte que jusqu'à aujourd'hui nul n'a tenu compte de sa démonstration, qui me semble pourtant à peu près irréfutable[193].

On peut situer un moment de la rédaction des *Trois livres* peu après le procès de Roch Le Baillif (vers 1580), grâce à une allusion de Brouaut qui, déjà repérée par W. Kirsop et par H. Baudry, vaut d'être reprise ici[194]:

« De cecy nous tirerons un advertissement en la medecine; c'est, que tout vray medicament que l'on prend interieurement pour restaurer la vie debilitée par maladie, et deschasser ce qui donne la mort, doit avoir deux proprietéz; a sçavoir, penetrer promptement jusques au centre de la santé; et conserver ce centre, en le dilatant et rameinant par tout le corps. [§] Ce que jadis ont sagement prati-

---

193 Wallace Kirsop (cf. n. 192), p. 147. Ayant repéré dans le *Traité de l'eau de vie* de Brouaut une allusion à un autre de ses textes, qui concorde avec un passage parallèle des *Trois livres des éléments chimiques et spagyriques* (distinction entre la vertu de vie, appelée « Chymus », et la vertu de mort, appelée « Réalgar »), W. Kirsop nuançait la portée de ce parallèle et restait dubitatif, affirmant que ces notions « se retrouvent chez d'autres paracelsistes de sa [*i.e.* Brouaut] génération » et donnant comme exemple Alexandre de La Tourrette. Or non seulement je n'ai rien trouvé de tel chez La Tourrette, mais le parallèle établi par W. Kirsop va plus loin qu'une simple identité de thèmes, l'allusion du *Traité de l'eau de vie* comportant des indications précises qui correspondent sinon entièrement, du moins pour la plupart, aux *Trois livres des éléments chimiques et spagyriques*. On peut ajouter à cela que l'auteur des *Trois livres* est, de son propre aveu, familier de la Bretagne et de la Basse-Normandie: « [...] comme ce trompeur effronté, le nom duquel ne merite publication, qui depuis peu de temps sous je ne sçay quel babil et frivoles promesses de montaignes d'or dont il se vantoit avoir le sçavoir, gros et preignant a beu le vin et soufflé le revenu de plusieurs bons hommes tant de Bretagne que de la basse Normandie, s'ozant mesme addresser aux plus grands, ausquels en lieu de produire des monts dorez il a honteusement enfanté des viles et ridicules souris. » (*Trois livres*, III, 1: Strasbourg, Bibl. nat. et univ., ms. 368 [XVIIe s.], p. 233-234).

194 W. Kirsop (cf. n. 192); H. Baudry (cf. n. 2), p. 32. Cf. *Trois livres des éléments chimiques et spagyriques*, II, 3 (Strasbourg, ms. 368, p. 125-126). J'indique les principales variantes rencontrées dans les mss. suivants: Paris, Bibl. Sainte-Geneviève, ms. 2245 (copié en 1605), fol. 52r°-v° (sigle *G*); Bologne, Bibl. Univ., ms. 457, b. XI, fasc. 1 (c. 1610 / 1620), fol. 63r° (sigle *B*). Je n'ai pas consulté les mss. de Bologne, Bibl. Univ., ms. 457, b. XXII, fasc. 3, ni de Paris, Bibl. du Muséum, ms. 361 et Bibl. Mazarine, ms. 3678.

qué les Antiens; et depuis quelques ans, Theophraste Paracelse; qui a heureusement deterré la vieille medecine enfouÿe par beaucoup de sciecles comme j'ay pû voir par quelques uns de ses livres parvenus à moy depuis peu de mois. [§] Contre lequel et ses sectateurs, les vulgaires medecins entreprennent[195] une guerre mortelle; ainsi que j'ay entendu par Roch le Baillif; qui suyvant cette doctrine, a[196] conduict la cure de tres illustre Prince Henry de Rohan[197], delaissé par desespoir de tous les autres: contre lequel mesme, ils ont par envïeuse ignorance brassé maintes impostures, despitez de luy voir entreprendre et guarir ce qu'ordinairement ils abandonnoyent. [§] Lesquelles choses m'ont confirmé en l'opinion que j'ay de longtemps euë que la medecine n'estoit traittée par Hypocrate, Galien, ny aucun autre de leur secte, comme elle debvoit: m'imaginant et persuadant, qu'on la devoit mener par les operations du feu. [§] Sans lequel rien ne peut estre conduict à pureté ny perfection; qui sont les choses que l'on doit procurer et tascher d'acquerir à tout medicament. »

Ce passage, où l'on voit que Brouaut connaît personnellement Roch Le Baillif, peut être complété par une autre allusion[198]:

« Ne voyons nous pas combien d'injures et calomnies a encourru le tres sçavant Paracelse pour avoir ozé descouvrir les misteres de la vraye medecine, et comme un Hercule combatre tant de monstres pharmaqueurs, encores qu'il semble en avoir escrit avec grande obscurité ? Je produits pour tesmoignage tous ses sectateurs, contre lesquels le vulgaire fait une mortelle et irreconciliable guerre, jusques à leur pourchasser la mort par fausses accusations et impostures, ainsi qu'il est advenu à quelqu'un dont j'ay cy-devant parlé: tellement qu'à dire vray, le peril des assauts de l'ignorance est toujours imminent et pendant sur la science, si elle commence tant soit peu à lever la teste. »

Ce nouveau passage paraît faire directement allusion au *Vray Dis-*

---

195 entreprendront *G*

196 a *om. G*

197 Rouen *biffé corr.* Rouan *corr.* Rouhan *B*

198 *Trois livres des éléments chimiques et spagyriques*, III, 1 (Strasbourg, ms. 368, p. 246-247).

cours des interrogatoires, où Brouaut a pu trouver en grand nombre les « fausses accusations et impostures » qu'il vitupère. Il ne s'agit cependant pas ici d'un témoignage direct sur le procès, contrairement à ceux que l'on va lire ci-dessous.

c) *Gilbert Genebrard (1580)*

Si l'hébraïsant Gilbert Genebrard (1537-1597), comme l'a montré François Secret, s'est converti à la kabbale entre deux des éditions de sa *Chronographie* (1580 et 1585)[199], il n'a guère varié, en revanche, sur le thème du paracelsisme, estimant nécessaire de signaler parmi les événements notables de 1572 la publication des *Disputationes* d'Éraste contre Paracelse[200]. Ses connaissances en kabbale lui auraient pourtant fourni matière, lors des deux interrogatoires de Roch Le Baillif, à secourir celui-ci sur le thème du *luz*, l'os que les kabbalistes disaient incorruptible et en quoi ils voyaient le germe futur de la résurrection du corps[201]. Mais Genebrard n'assista vraisemblablement qu'aux audiences du 30 avril et des 7, 14 et 21 mai 1579:

« Baptiste [*recte:* Barnabé] Brisson, avocat du roi, et René Choppin, les plus grands jurisconsultes de notre temps, plaident ce mois de mai au Parlement de Paris en faveur de l'ancienne école des médecins contre les paracelsiens, race de pseudo-médecins qui, ayant condamné Hippocrate, Galien et l'ancienne école, emploient une

[199] Cf. François Secret, *Le Zôhar chez les kabbalistes chrétiens de la Renaissance*, Paris-La Haye: Mouton, 1964 (E.P.H.E., VIe section – *Études juives*, X), p. 88-91; *Les Kabbalistes* (cf. n. 20), p. 201-203.

[200] Gilbert Genebrard, *Chronographiæ Libri quatuor*, Paris: Martin Le Jeune, 1580, p. 468 (nouv. éd., Paris: Michel Sonnius, 1585, p. 757): « Erastus contra Paracelsum veteris medicinæ labefactatorem, & novæ conditorem scribit. » Cette mention ne se trouve pas dans l'éd. précédente, celle de 1572, publiée trop tôt dans l'année (la dédicace au duc de Feria y est datée du 9 février 1572).

[201] *Vray Discours des interrogatoires* (cf. n. 109), p. 25-27 et 47-48. Roch Le Baillif avait sans doute trouvé ce thème, dénoncé par Vésale, dans *L'Harmonie du monde* de Francesco Zorzi, traduit par Guy Le Fèvre de La Boderie, qu'il commenta en marge dans un exemplaire qui nous est parvenu (voir H. Baudry [cf. n. 2], p. 438, n. 98). Sur Genebrard et le thème du *luz*, voir F. Secret, *Le Zôhar* (cf. n. 199), p. 90-92; du même, *Les Kabbalistes* (cf. n. 20), p. 203; du même: « L'originalité du *De occulta philosophia* », *Charis*, 2 (1990), p. 57-87, ici p. 77-78.

pratique médicale monstrueuse et établissent une théorie, des principes, des causes, etc., plus prodigieuses encore[202]. »

d) *André Thevet (1584)*

De quatre ans plus tardif, le témoignage d'André Thevet est loin d'être inconnu[203]. L'un de ses intérêts, déjà souligné par François Secret, est de nous offrir des bribes de la plaidoirie de Barnabé Brisson, apparemment perdue[204]. Un autre est de décrire l'ampleur, à cette date, de la diffusion de Paracelse en Europe:

« L'autre Theophraste a esté nommé Paracelse, du pays de Suisse, qui a fort brouillé les cartes en Medecine, rejettant la doctrine de Hippocrate, Galien & Avicenne, seulement s'est servy de la raison & experience, sans s'arrester aux preceptes des autres Medecins. Il a enseigné à Basle, & a composé plusieurs livres en Allemand, tant sur sa nouvelle Medecine que sur les distillations & gentillesses Alchimiques. L'Allemaigne, Angleterre, Espaigne & autres pays sont assez garnyes de ses sectateurs, & nommément nostre France, quoy que la faculté de Medecine de Paris s'y soit opposé, & dont procez a esté meu en l'an mil cinq cens septante-neuf, en la souveraine Cour de Parlement dudict Paris, où par trois diverses audiences

---

[202] G. Genebrard, éd. 1580 (cf. n. 200), p. 469: « Baptista [*sic*] Brissonius patronus Regius & Renatus Choppinus summi nostræ ætatis Jurisconsulti hoc mense Maio [1579] contra Paracelsistas (Pseudomedicorum genus, qui damnato Hippocrate, Galeno, & veteri schola prodigiosam Medicinæ praxim usurpant, & prodigiosiorem Theoriam, Principia, causas &c. constituunt) pro Medicorum vetere disciplina in Senatu Parisiensi perorant. » Je remercie Sylvain Matton de m'avoir signalé ce passage. Dans l'éd. de 1585 (p. 759), *Baptista* est heureusement corrigé en *Bar.*

[203] Reproduit par François Secret dès 1972 (cf. n. 3), il le fut encore récemment par Hervé Baudry (cf. n. 2), p. 470-471, n. 54. Toutefois le texte, amputé du début, se prêtait sous cette forme fragmentaire à une interprétation inexacte, selon laquelle la Faculté de médecine se serait initialement opposée au procès. En réalité, on a vu qu'elle n'avait au contraire rien de plus pressé que d'en découdre au tribunal. Je reproduis ici l'intégralité du passage.

[204] Pourtant le juriste Laurent Bouchel, assez bien informé sur l'affaire Le Baillif (voir D. Kahn [cf. n. 25] et ci-dessus, n. 132), écrivait en 1615 à l'article „Empiriques" de sa *Bibliotheque* (cf. n. 132), I, p. 976: « Voy. le plaidoyé de monsieur Brisson en la cause d'entre les Medecins de Paris & la Riviere Empyrique. » Renvoyait-il à une édition de cette plaidoirie que je n'ai pas su retrouver, ou se fondait-il seulement sur le passage déjà cité du *Vray Discours des interrogatoires* (cf. n. 113)? On notera qu'il écrit aussi, à l'article „Chirurgiens & Barbiers" du même ouvrage (I, p. 627): « L'Arrest contre La Riviere Empirique est du dernier Fevrier 1577 », date à laquelle les poursuites menées contre Le Baillif par la Faculté n'étaient pas même entreprises, ce qui tend à limiter la fiabilité de l'information de Bouchel.

ceste cause fust plaidée à l'encontre des Paracelsistes, & fort doctement debattuë tant au merite & loüange de Paracelse, qu'à l'insuffisance de sa doctrine, qui fust impugnée principalement par le tres-elegant playdé de M. Barnabé Brisson, lors tresdigne Advocat du Roy, & pour le present President en la souveraine Cour de Parlement à Paris, qui apres avoir laissé deduire les advocatz d'une part & d'autre, monstra clairement que le Paracelsisme ne pouvoit estre souffert qu'au tresgrand prejudice de la Republique, n'estant rien moins qu'une branche de Empyrie, qui sans art & fermeté de raisons mect à l'espreuve les corps humains. Et sur la loüange de Paracelse qu'on tiroit d'une epitaphe qui est sur sa tumbe, il la rembarra par le dire de Federic, qui, quand on luy eust presenté l'Epitaphe de son ennemy, qui le ravissoit au cieux [*sic*]. Las ! dit-il, je voudroye que tous mes ennemis fussent ainsi loüez, par ce donnant à entendre, ou qu'un ennemy mort ne faict jamais peur, ou bien que les loüanges, qui sortent de l'estoc de noz amys, sont fort souspeçonnées de flaterie. Et au fonds, soustint que les guerisons des hydropisies ou gouttes, dont on vouloit enfler le loz de Paracelse, n'estoit digne de si grande admiration, puis que les Medecins ne tiennent toutes gouttes & hydropisies incurables. Finalement adjouste, que la doctrine de Paracelse avoit desja esté condamnée par l'Université de Paris, comme erronée & pernicieuse [*en marge:* "Parac. atteint de impieté."], partie d'un qui avoit bruict d'estre sorcier, & qui jamais n'entreprenoit cure qu'il n'eust la main sur le pomeau de son espée, où n'est hors de vraysemblance, qu'il n'y eust quelque demon enclos. Contre le Paracelsisme ont esté composez plusieurs livres, & sur tout par M. Thomas Eraste Medecin, qui a expliqué bien au long les principes & elemens de la doctrine de Paracelse, comme aussi les remedes & superstitieux enchantemens, dont il se servoit[205]. »

e) *Pierre Le Loyer (1586)*

Deux ans plus tard, le témoignage de Pierre Le Loyer, conseiller au Présidial d'Angers (1550-1634), récemment exhumé par Hervé Bau-

---

[205] André Thevet, *Les Vrais Pourtraits et vies des hommes illustres Grecz, Latins, et Payens Recueilliz de leurs Tableaux, Livres, Medalles antiques, et Modernes*, Paris: Veuve Kerver et Guillaume Chaudiere, 1584, fol. 70r°-v° (à propos de Geber).

dry[206], est à la fois celui d'un témoin oculaire du procès et d'un lecteur du *Vray Discours des interrogatoires*, à moins qu'il n'ait réellement assisté au second interrogatoire de Le Baillif, qui se fit en plein Parlement. On notera en tout cas que Pierre Le Loyer, venu dans la capitale, comme il le dit lui-même, « pour pratiquer, à la suitte du Parlement, les Loix que j'avois apprises aux escoles », dédia précisément ses *Idilles* à René Choppin[207]. Il écrit dans ses *IIII Livres des spectres*:

« J'ay veu un Medecin Empyrique à Paris qui se vantoit en plain Parlement (moy l'oyant avecques une infinité de peuple qui en pourra aussi tesmoigner) que par la simple veuë il connoistroit toutes les qualitez & temperamens des herbes qu'on luy pourroit presenter, fussent celles qu'on envoye de l'Amerique dont les vertus ne sont encores qu'a peine connues des Medecins. Mais ce Paracelsite feut rebuté & rembarré avecques son Paracelse, & feut assez son ignorance descouverte par ceux qui furent commis pour l'interroger[208]. »

f) *Guillaume Du Vair (1594)*

Dans son traité *De l'Eloquence françoise*, composé vers 1592, mais qui ne fut publié qu'en 1594[209], Guillaume Du Vair (1556-1621) fait lui aussi allusion au procès de Roch Le Baillif. On ignore cependant s'il put y assister. Reçu avocat au Parlement de Paris vers 1572, il

---

206 H. Baudry (cf. n. 2), p. 66.

207 *Les Œuvres et meslanges poetiques de Pierre Le Loyer Angevin* [...], Paris: pour Jean Poupy, 1579, fol. † 2v°. *Ibid.*, fol. 55v° (« A Monsieur Choppin ») et dern. p. de la Table, *in fine* (« IDILIES [*sic* pour: IDILLES]. A monsieur Chopin, advocat en Parlement »). L'épître dédicatoire est datée « De Paris le 9. Septembre 1578 », et l'achevé d'imprimer porte la même date.

208 Pierre Le Loyer, *IIII Livres des spectres ou apparitions et visions d'esprits, anges et demons se monstrans sensiblement aux hommes*, Angers: Georges Nepveu, 1586, p. 131. Sur cet aspect de la doctrine de Roch Le Baillif, voir H. Baudry (cf. n. 2), p. 459-460, n. 228. Sur Pierre Le Loyer, outre la thèse de W. L. Willey mentionnée par Cioranesco (cf. n. 74), p. 428a, que je n'ai pu consulter (*Pierre Le Loyer*, Univ. of North Carolina, 1941), voir encore celle toute récente de Patrick Demougin, *Étude sur l'œuvre démonologique de Pierre Le Loyer (1550-1634)*, Univ. de Paris IV, 1994 (résumé paru dans *Réforme, Humanisme, Renaissance*, XXI, n° 41 [déc. 1995], p. 143-146).

209 Cf. Guillaume Du Vair, *De l'Eloquence françoise*, éd. René Radouant, Paris, s.d. [1908], p. 124 et n. 1.

s'attacha en effet au service du duc d'Alençon en 1577 ou 1578, et l'on ne sait presque rien de ses activités jusqu'en août 1582, date à laquelle il quitta le service du duc et se fixa à Paris de façon définitive; rien ne s'oppose, semble-t-il, à ce qu'il se soit trouvé à Paris entre avril et juin 1579, mais rien ne permet non plus de l'affirmer[210]. Ami intime de Henri de Monantheuil (qu'il fait intervenir sous le nom de Musée dans son traité *De la constance* [1594]), il peut tout aussi bien tenir de ce dernier les informations qu'il livre dans l'*Eloquence françoise.*

Il s'agit à nouveau de la plaidoirie de Barnabé Brisson. Venant à évoquer son talent d'orateur, Du Vair donne d'abord de lui un éloge mitigé, lui reprochant un trop grand souci d'érudition et d'exhaustivité:

« Apres ceux là nous estoit resté Monsieur Brisson qui depuis fut President, personnage certes incomparable et qui a monstré à nostre siecle combien un seul esprit peut concevoir de toutes les sciences ensemble. [...] Mais aussi y avoit il plusieurs choses qui le reculoient bien loin, à mon advis, de la perfection. L'une, qu'il aymoit mieux paroistre sçavant qu'eloquent [...]. Ces discours estoient si remplis de passages d'allegations et d'authoritez qu'à peine pouvoit-on bien prendre le fil de son oraison. Car vous sçavez combien cela l'interrompt. D'avantage il affectoit de dire tout ce qui se pouvoit sur un subject, de sorte que l'abondance l'empeschoit, et la multitude ostoit à ce qu'il avoit de beau sa grace et venusté[211]. »

Puis il ajoute ceci:

« Outre cela il estoit né d'une fort douce nature et quasi non susceptible de passions. De sorte que, s'il eust entrepris une grande et vehemente action où il eust fallu desployer les maistresses voiles de l'eloquence, j'ay opinion qu'il ne luy eust pas reüscy. Il failloit que sa matiere le conduisit. Il n'avoit pas les inventions de luy mesmes, et ne se pouvoit eslever plus haut que son subject. C'est pourquoy une des actions où il ayt plus paru, fut la cause de La Riviere, où l'on traictoit si les empiriques seroient receuz à exercer la medecine.

---

210 Cf. René Radouant, *Guillaume Du Vair, l'homme et l'orateur jusqu'à la fin des troubles de la Ligue (1556-1596)*, Paris, s.d. [1908], p. 32-47.

211 *De l'Eloquence françoise* (cf. n. 208), p. 136.

Il n'est point croyable combien de belles choses il dict de l'origine et du progrez de la medecine, de son usage entre les hommes, de l'honneur auquel elle avoit esté en diverses provinces, de quelle façon elle debvoit estre reglee pour servir d'avantage au public. Mais quant à l'action, il l'avoit tres-mauvaise et telle que, si l'opinion que l'on avoit de luy ne l'eust suppleé, ell'eust fort despleu. Il avoit tousjours une mesme posture, le col un peu tourné et les yeux levez en haut, ce que quelques uns disoient qu'il faisoit de peur d'estre diverty par la veuë et troublé en sa memoire[212]. »

[212] *Ibid.*, p. 137-138. Pour un commentaire de ces deux passages, voir Marc Fumaroli, *L'Age de l'éloquence. Rhétorique et « res literaria » de la Renaissance au seuil de l'époque classique*, Genève: Droz, 1980, rééd. Paris: Albin Michel, 1994 (*Bibliothèque de l'Évolution de l'Humanité*, 4), spéc. p. 503-505, 509 et 687. Le détail de la posture de Brisson (encore adoptée de nos jours par certains professeurs) est confirmé par le témoignage posthume de Du Perron: « Monsieur le President *Brisson* estoit un assez mauvais harangueur, il avoit la parole fort laide, l'action & la presence de mesme, il regardoit tousjours aux solives » (*Perroniana et Thuana. Editio secunda*, Cologne: Gheerbrandt Scagen, 1669, p. 35).

PARACELSISME ET MÉDECINE CHIMIQUE À LA COUR DE LOUIS XIII

Stephen Bamforth

Je voudrais commencer cet exposé en citant deux phrases de Allen Debus – Allen Debus qu'on pourrait regarder à juste titre, avec Walter Pagel, comme le parrain du champ d'études qui nous occupe dans ce colloque;

(1) „It is clear that the impact of the Paracelsian corpus on medicine in the sixteenth century brought about a deep cleavage between chemists and Galenists – but it also gave birth to a similar debate *within* the ranks of the chemists"[1].

(2) „The remainder of the decade (la référence est aux années 1600-1610) witnessed the publication of a large number of pamphlets, monographs, commentaries, and books that alternately defended and attacked Galenic, Paracelsian and chemical medicine. The complex relationship of these works has not been thoroughly examined"[2].

La communication qui va suivre se veut comme une contribution modeste à ce débat. Au sens le plus général, le thème en est la réception du paracelsisme et de la médecine chimique dans les premières années du dix-septième siècle en France, mais étant donné la complexité du sujet, et la longueur du temps permise pour le développer, j'ai choisi de me limiter à deux exemples, que j'essaierai toutefois de situer dans leur contexte. Ces deux exemples sont ceux du franciscain Gabriel de Castaigne, et de Nicolas Abraham sieur de la Framboisière.

Esquissons d'abord la préhistoire de la médecine chimique à la cour. La vraie vogue de la médecine métallique (ou spagyrique) avait pris ses débuts sous Henri IV. C'est sous ce dernier monarque

---

[1] „The Paracelsians and the chemists; the chemical dilemma in Renaissance medicine" *Clio Medica* 7 (1972), p.185. L'article en question a été repris dans Allen G. Debus, *Chemistry, Alchemy and the New Philosophy, 1550-1700 Studies in the History of Science and Medicine* (Londres, Variorum, 1987).

[2] *The Chemical Philosophy: Paracelsian Science and Medicine in the Sixteenth and Seventeenth Centuries* (2 vols, New York, 1977), I pp.166-67.

que nous trouvons inscrit pour la première fois sur „l'état des officiers domestiques de la maison du roy" „un medecin spargirique" – un certain „M. Mathurin Morice" qui est mort en 1607, et qui est remplacé la même année par Guillaume Yvelin[3]. On remarque aussi sur cette même liste des officiers royaux la catégorie de „Apothicaire distillateur", bien qu'aucun nom ne soit cité. Parmi les médecins royaux sous Henri IV, nombreux sont les sympathisants de la médecine empirique et métallique; notamment, parmi les premiers médecins, „Jehan Ribu Sr de la Rivière ... en 1594 mort en 1606", et Jehan Heroart, bien que ce dernier n'obtînt ce grade que deux mois après l'assassinat du roi. Dans les autres catégories, Jehan de l'Orme est médecin ordinaire à partir de 1606, et Turquet de Mayerne est nommé médecin par quartier en 1602; en 1604, Estienne Hubert. Sous le nouveau roi Louis XIII les mêmes médecins restent en place[4]; Guillaume Yvelin est toujours „medecin spargirique"; Jehan Herouart, bien sûr, est premier médecin du roi; Turquet de Mayerne, bien que parti pour l'Angleterre, garde son poste de médecin par quartier, tout comme Etienne Hubert; Jehan et Charles de L'Orme sont médecins ordinaires. Sur la même liste des noms moins bien connus sont toujours à situer dans le camp des „métalliques"; Pierre Pena, Moyse Carré, David Laigneux (qui en dédiant son *Harmonia seu consensus philosophorum chimicorum* à Jean Heroard avait loué ce dernier de son emploi de remèdes chimiques[5]), et le sieur de la Framboisière dont nous parlerons tout à l'heure.

Cependant, la liste des médecins nommés officiellement parmi les officiers du roi ne donne qu'une indication bien sommaire de l'activité des médecins chimiques à la cour. Un exemple fascinant est fourni par les publications du franciscain Gabriel de Castaigne, ou de Castagne[6]. Castagne a fait l'objet d'une importante étude par François Secret, étude envers laquelle ma dette ne sera que trop

---

3 Bibliothèque nationale ms.fr.7854 („Officiers des rois, reines &c. depuis Henri II jusqu'à Louis XIV"), f. 201 r°.

4 Loc.cit., ff. 207 r° et seq.

5 Cf. Henri Guerlac, „Guy de La Brosse and the French Paracelsians", dans Allen G.Debus (ed.), *Science, Medicine and Society in the Renaissance: Essays to honor Walter Pagel* (2 vols, New York, 1972), I p.199.

6 Signalons que le „i' qui précède le 'gne" n'est qu'une graphie pour guider la prononciation; il n'a aucune valeur orthographique (cf. J.-F. Eusèbe Castaigne, *Famille Castaigne: notes historiques et généalogiques* (Angoulême, 1866), p.4 n.3).

apparente[7]; j'espère pouvoir y apporter ici quelques compléments d'information. Castagne est l'auteur de quatre traités; le premier, *L'Or potable qui guarit de tous maux*, est publié en 1611[8]; le deuxième, *Le Paradis terrestre*, en 1613; le troisième, *Le Grand Miracle de nature metalique*, en 1615; le quatrième, *Le Thresor philosophique de la nature metallique*, fait suite à *L'Or potable* de 1611. Dans ce dernier cas il s'agit d'un texte „traduit de l'italien". Les traités de Castagne ont joui d'un certain succès, à juger du fait que *L'Or potable* reçoit une deuxième édition en 1613, et *Le Paradis terrestre* de même en 1615; ils ont également profité d'une renommée posthume, puisque ils ont été réédités en 1661[9]. Mais leur intérêt principal pour nous, dans le contexte qui nous concerne, est qu'ils démontrent à l'évidence que Castagne exerçait son activité dans le milieu des médecins chimiques de la cour. *L'Or potable* est dédié à Marie de Médicis, et Castagne y révèle que c'est par l'intermédiaire de Roger de St. Lary, duc de Bellegarde et Grand Escuyer de France, qu'il a été introduit dans le milieu de la cour; on sait d'ailleurs que Bellegarde favorisait les médecins chimistes, et qu'il avait été soigné de Turquet de Mayerne pour la syphilis dont il souffrait[10]. Le mal dont est atteinte Marie de Médicis, moins dramatique, est celui de la douleur des dents, mais Castagne se montre défenseur acharné de ses remèdes chimiques, et en l'occurrence de l'or potable:

„L'ardent desir, quand mon Seigneur le Grand fit, qu'il me mena vers vostre Sacrée Maiesté, pour vous faire auoir guerison du mal des dents, alors que ie vous respondis sur vostre demande, qu'il y auoit plusieurs souuerains remedes, & entr'autres l'Or potable: Il se trouua present vn qui dit qu'il ne s'en faisoit point, auquel ie repliquay, que les celebres Docteurs, comme Saint Thomas docteur

---

[7] François Secret, „De quelques traités d'alchimie au temps de la régence de Marie de Médicis", *Chrysopoeia*, 3 (1989), pp.305-400; sur Castagne, voir pp.328-50. Cf. aussi du même auteur, „Claude Barthélémy Morisot, chantre de Rubens et romancier chymique", *Studi francesi*, 14 (1970), p.82. On retrouve la mention de Castagne également chez L. Thorndike, *A History of Magic and Experimental Science*, VII, pp.170 et 191; et chez Debus, *The French Paracelsians* (Cambridge, 1991), p.64.

[8] Tout comme pour les suivants, à Paris chez Charles Sevestre. Le privilège est accordé à Sevestre le 23 septembre 1610 d'imprimer toutes les oeuvres de Castagne; le privilège sera réimprimé dans chaque traité.

[9] *Les Oeuvres du R.P.Gabriel de Castaigne, tant Medicinales que Chymiques*, Paris, Jean d'Hourry, 1661.

[10] Cf. Hugh Trevor-Roper, „The Sieur de la Rivière, Paracelsian physician of Henri IV", dans Allen G.Debus (ed.), *Science, Medicine and Society in the Renaissance*, II p.245.

Angelique, Albert le Grand, Raymond Lulle, & tant d'autres en auoient escrit, & en auoient fait....& à celle fin que vostre Maiesté en voye la preuue i'ay baillé à Monseigneur le Grand vne petite phiolle d'or potable pour vous presenter auec mes disputes en Latin que ie veux soustenir contre tous ceux qui diront qu'ils ne s'en peut faire, & leur donne assignation pour disputer en la presence de vostre Maiesté & de Messieurs les Docteurs de la sacrée Sorbonne à tel iour & heure qu'il vous plaira commander, à celle fin que la verité soit mieux connuë....“[11]

Comme on le voit, Castagne est un esprit combatif, mais l'essentiel est de noter qu'il se procure des clients à la cour. Il se nomme conseiller et aumônier du roi, et dans son *Paradis terrestre* il imprime le texte d'un brevet qui, le 27 août 1612, le nommait médecin à François de Bourbon, prince de Conty–qui était, il est vrai, à demi idiot, sourd et muet, et qui allait mourir deux années après[12]. Parmi les personnalités médicales que cite Castagne dans ses oeuvres, nous reconnaissons d'ailleurs les médecins chimistes de la cour–„Monsieur Heroard Conseiller & premier Medecin ordinaire du Roy“, „Monsieur de l'Orme“, „Monsieur Hubert Conseiller & Medecin ordinaire du Roy“, „Monsieur Carré Conseiller & Medecin ordinaire du Roy“, „Monsieur de Mayerne“. Grâce à Castagne nous apprenons que la vie médicale à la cour est autrement plus riche qu'on n'aurait pu le soupçonner. C'est par lui que nous savons que le poète et polymathe Béroalde de Verville appartenait à ce même milieu de médecine chimique à la cour de Louis XIII, et que le roi avait pris comme médecin l'Ecossais George Eglisham, que nous rencontrons dissimulé sous le nom de Eglissem (et qui est autrement connu à cause de ses disputes avec le poète George Buchanan[13]). Voici le passage en question–du *Grand miracle de nature metalique* de 1615–passage qui démontre en outre à quel point la cour–et la personne–de Louis XIII était ouverte aux practiciens de la médecine chimiste:

„...Comme fit aussi le Roy, quand il receut pour son Conseiller

[11] *L'or potable*, p.12.

[12] Cf. Antoine Adam (ed.), Tallemant des Réaux, *Les Historiettes* (2 vols, Paris, 1960-61), I, p.706.

[13] Cf. I. MacFarlane, *George Buchanan* (London, 1981), pp.278, 282 (où Eglisham apparaît sous le nom de Thomas).

& Medecin ordinaire, le celebre Philosophe, Monsieur Maistre Eglissem, qui luy fit de l'Or potable auec Monsieur de Veruille aussi celebre Medecin en ma presence au Louure, là où sont les liures enchainez..."[14]

Il semble bien que les recettes de Castagne étaient beaucoup demandées. Dans son *Or potable* Castagne dresse une liste „des Seigneurs et Gentils-hommes qui ont prié le Père Castagne [...] de leur donner secours pour les guerir, lors qu'ils ont esté abandonnez à la mort par les Medecins". Les médecins chimistes semblent s'adonner volontiers à ce genre de réclame; dans les manuscrits de Turquet de Mayerne conservés au British Library on lit une liste tout à fait similaire („Catalogus eorum qui a medicis parisiensibus vel alijs derelicti, a nobis curati conualuerunt")[15]. Castagne s'adresse au duc de Mayenne dans les termes suivants:

„Quant l'un de vos Capitaines, nommé Monsieur de la Patriere .... me conduit à son logis à la Place Maubert, me pria de souper avec luy, pour puis me conduire à vostre Altesse serenissime, & tres-Chrestienne, je n'y faillis point, & vous trouuay à vostre Palais ruë sainct Anthoine .... où il vous pleut me faire donner du papier & de l'encre pour escrire mon opinion sur ce que la goutte qui vous oppressoit fust esuanouye si je le pouuois faire par ce que je ne vous donnay point le secret par escrit dudict baulme contre la goutte, je l'ay mis icy par escrit..."[16]

On pourrait ajouter qu'une alimentation caractérisée par des excès faisait de la goutte un vrai fléau des courtisans, et que bon nombre des recettes médicales de l'époque y sont consacrées; pour notre part, nous avons eu la chance de tomber sur un manuscrit du XVIIe siècle à la Bibliothèque Nationale intitulé „Maladies par les remeddes", et qui porte le nom de „P. Castagne"[17]. Le manuscrit est très court, et ne comporte que trois feuilles. Il contient sept recettes, dont deux, justement, pour la goutte. S'agit-il de notre personnalité? Il est difficile de ne pas le penser, surtout quand on lit la première de ces recettes:

„Un baulme de cendres de bois daulne. Le reduire en lessiue

---

[14] *Grand miracle de nature metalique*, p.5.

[15] ms.Sloane 2089 f.27 v°.

[16] Texte cité par François Secret, art.cit., p.331.

[17] Il s'agit du BN ms.fr. 2548, ff.405 r°-407 v°.

auec Vin blanc; Separer la lessiue de la cendre. La congeler a petit feu; au fond il restera le sel daulne. Prendre Vne partie de ce sel auec autant de sel commun decripite, C'est a dire calciner doucement sur le feu quil ne petille sur la braise. En faire vne paste auec Huille du Tartre; Mettre le tout sur Vn marbre en lieu humidde comme en vne Caue auec vn Recipient au dessoubz. Le tout se conuertira en eau claire; La faire congeler a petit feu deuiendra belle Pierre comme Cristal. Le broyer auec autant de fin Unguent Rosat de Mesué & autant dhuille de saulge. Le garder comme Vn Tresor inestimable. Guarit parfaittement la doulleur des dents en 3 heures...“[18]

Sommes-nous en présence de l'ordonnance pour la douleur des dents de Marie de Medicis? En principe, il pourrait s'agir tout autant du „baulme pour la goutte“ destiné au duc de Mayenne, puisque la recette continue, de manière assez peu appétissante, „auec pour la goutte s'en oindre bien chauld soir & matin sans jamais changer de linge“.

On aura remarqué également qu'une telle recette a assez peu à voir avec la médecine chimique. Vu que la paternité du document n'est pas certaine, il serait dangereux d'en tirer des conclusions trop rapides; cependant, une deuxième recette pour la goutte que contient le manuscrit se présente de manière totalement différente. Cette fois c'est une distillation chimique qui est décrite, et le résultat semble ressembler fort à l'or potable – bon pour les maladies, mais important aussi pour l'adepte:

„Plomb limé 2 ou 3 onces; le mesler auec autant de Pierre ponce. Le distiller en Vne Cornüe de Verre bien luttee auec son recipient bien bouche auec petit feu pour 12 heures. Apres fort feu, il sen fera vne huille clair & jaulne comme l'or, doux a la langue...
Guerit la goutte...Toutes taches du Visage Et la carnosite. Il fait merueilles pour lart des Philosophes.“[19]

Que ce manuscrit soit de Castagne ou non, il offre la preuve que la pratique médicale – qui était proprement le domaine des empiriques – relevait beaucoup plus de l'éclecticisme que de prises de position doctrinaires. Enfin – sous toutes réserves – on pourrait voir dans une autre indication du manuscrit un écho de la pratique médicale de Castagne telle que nous la connaissons. Cette connaissance est

---

18 Loc.cit., f.405 r°.
19 Loc.cit., f.406 r°–v°.

bien mince, basée uniquement sur une anecdote de l'Estoile dans son *Journal*; le 20 juillet 1611 l'Estoile est allé voir lui-même le père franciscain, et il a noté la teneur de l'entrevue qui a suivi:

„...je [l']ai entretenu de mon mal quelque temps, et m'a conseillé de boire du bon vin et sans eau, comme il fait à tout le monde, et lequel il aime bien, qui est son Or potable, qui guérit de tous maux, comme je crois qu'il seroit suffisant de guérir le mien, et bientôt. Au sortir de là, j'ai acheté son livre *L'or potable*, qui guérissait de tous maux, imprimé in-8, par Charles Sevestre, qui me l'a vendu dix sols."[20]

Qu'il soit dit en passant que Castagne était visiblement bon vendeur de ses produits; mais le détail qui nous arrête est que le manuscrit de la Bibliothèque Nationale pousse le malade à quatre reprises à boire „un verre de bon vin blanc". Serait-ce à associer avec cette insistance notée par l'Estoile sur „le bon vin et sans eau"?

Mais revenons aux citations de Debus par lesquelles j'ai commencé. Ces citations évoquent une problématique. Quels sont au juste les rapports entre paracelsisme, médecine chimique et médecine traditionnelle dans ce début du dix-septième siècle? Les réponses ne peuvent être autre que complexes. Dans le cas de Castagne nous nous retrouvons devant un personnage qui s'enthousiasme pour la médecine chimique, et qui par ailleurs n'hésite pas à déclarer son admiration pour „Paracelce admirable medecin"[21]. Tout comme les paracelsiens de l'époque, d'ailleurs, il se retrouve attaqué par la Faculté[22]. Le 9 août 1610 la Faculté se réunit autour de son doyen Claude Charles pour dénoncer différents empiriques dont „frère Gabriel de Castagne", qui est qualifié de „impudentissimus empiricus" qui pratique en dehors de son monastère – „per urbem impudenter et impune divagatur". Il est du nombre de ces „hommes infâmes" qui errent dans la ville et demandent de

[20] Cf. Secret, art.cit., pp.328-9. Signalons que l'Estoile notera ailleurs dans son *Journal*, de façon apparemment laconique, „le petit fils de M.Broué, que le père Castagne fit mourir" [Secret, p.328]. Mais ne nous trompons pas sur le style littéraire de l'Estoille – et admettons qu'on pourrait en dire autant de beaucoup des médecins de l'époque.

[21] *Le Grand Miracle de Nature Metalique*, p.4.

[22] Les remarques qui suivent se basent sur un dépouillement toujours en cours des Commentaires de la Faculté de Médecine (entrepris en collaboration avec mon collègue Jean Dupèbe de l'Université de Paris VII). Qu'il me soit permis de lui exprimer ici toute ma reconnaissance.

l'argent aux citoyens....“[23] Plus loin, dans le compte des dépenses de la Faculté, nous lisons qu'un certain Le Mayeulx, commissaire au Châtelet, a eu sa part d'une somme de 62 livres „pour avoir informé contre le susdit Castagne, et avoir entendu beaucoup de témoins, d'où il était évident que ledit Castagne avait fait mourir plusieurs à cause de ses mauvais médicaments, ayant osé en entreprendre hardiment et sans vergogne la guérison“.

Castagne était donc le sujet de toute une enquête policière; une deuxième information contre lui est reçue et payée le 26 septembre. Le 21 juillet 1611 son traité sur l'or potable „nouvellement paru“ est soumis à l'examen, et au mois de novembre le livre est censuré pour ses „mensonges et impostures“; la formule de censure est dûment signée du doyen Charles[24]. En 1612 l'affaire est portée devant le Parlement; le 7 novembre 1612 on l'évoque comme une „affaire pendante“, qui sera traduite en première instance au Châtelet et ensuite au Parlement. Dernière indication (mais nous ne nous doutons pas qu'il n'y en ait d'autres); le 22 mars 1613 on interdit au bachelier Etienne Chaillan de fréquenter Gabriel de Castagne, dont „il avait souscrit le livre“. En effet, nous retrouvons à la page 47 de *L'Or potable* tel qu'il est imprimé en 1661 l'attestation de „Monsieur de Chaillan Professeur en Medecine tres-vertueux“.

Ces persécutions sont à situer dans le contexte des rapports entre la Faculté de Médecine et la cour. Comme on le sait, seuls les lauréats de la Faculté avaient le droit automatique de pratiquer la médecine dans la capitale. Tout autre médecin était obligé de requérir l'autorisation de la Faculté, autorisation que la Faculté n'a jamais hésité à employer comme outil de censure à l'égard de ceux dont elle n'approuvait pas. Comme nous le voyons dans le cas mieux connu de Roch le Baillif, ses deux cibles préférées étaient les empiriques et les médecins chimiques. Sa jurisdiction ne s'étendait point, cependant, jusqu'à la cour, et il arrivait que le même médecin pouvait être dénoncé et traduit devant le Parlement, mais simultanément exercer son métier impunément auprès des courtisans.

Le cas de Castagne se revêt cependant d'une autre dimension, car il était prêtre et franciscain, et par conséquent n'avait pas le droit de soigner les malades[25]. C'est sans doute pourquoi dans ses

---

[23] Commentaires de la Faculté de Médecine, ms.10, f. 289 r°.

[24] Loc.cit., ms.10, ff. 317 v°, 341 r°, 366 v°, 367 r°.

[25] Cf. A.Franklin, *La Vie privée d'autrefois – Les médecins* (Paris, 1892), pp.28-29.

oeuvres il prend tant soin de se qualifier de „prothomedicus", ou de „protomartir pour les mourants", et qu'il nie le statut de médecin – „je ne suis point medecin", dit-il au duc de Mayenne, „ny moins fais les actes d'iceux". L'attestation du professeur de médecine Chaillan que nous avons mentionnée plus haut laisse entendre que Castagne avait l'habitude de faire exécuter ses commissions par d'autres:

„Ie sous signé Professeur en Medecine, habitant à Paris dans le College de Boncour, certifie que Monsieur Castaigne m'a prié d'aller visiter & guerir plusieurs malades, attendu qu'il ne fait profession que de Docteur en Theologie, & Aumosnier du Roy, & ne pouuant vacquer à autre profession bien qu'il ait la science de plusieurs grandes essences de tous les mineraux, vegetaux, & animaux, voire l'extraction de l'Or potable qui est tres-souueraine medecine pour guerir toutes maladies: si est-ce qu'il ne s'en veut point seruir par tout le monde, mais seulement pour quelques siens amis ou bien pour quelques pauures gens qui n'ont pas grands moyens pour se soulager..."[26]

En fait, comme et la consultation qu'il a accordée à l'Estoile et le brevet du prince de Conty le prouvent, dans la réalité les choses étaient nettement moins claires. Il est néanmoins vrai que la carrière de Castagne est avant tout celle d'un religieux. Conventuel d'Avignon, en 1584 il s'était vu charger d'une commission du Saint-Siège pour aller visiter et faire réformer les couvents de Provence; il ne s'acquitta qu'avec trop de zèle de sa tâche, soulevant querelles de toute part, si bien qu'au mois de mars 1584 il doit partir[27]. Ensuite nous le retrouvons à Grenoble, où le 22 août 1590 le commissaire délégué du chapitre général de l'ordre enquête sur les circonstances entourant son expulsion de la ville, où il était le gardien du couvent; pourtant, il y est toujours en 1596, année où il „fait don à la ville des revenus du prieuré de la Motte-Chalençon pour l'établissement d'un collège"; cela en dépit du fait que le 6 avril de l'année précédente on avait formulé une deuxième demande d'expulsion contre lui, et encore une fois aux suites d'une querelle:

„le p.Castagne, gardien des cordeliers de Grenoble, se rend au

[26] *L'Or potable*, p.47.

[27] Cf. Marc Venard, *Réforme protestante, réforme catholique dans la province d'Avignon au XVIe siècle* (Paris, 1993), pp.725-6; pour Venard, qui lit les rapports du Vatican, il s'agit de *Castagna*.

couvent de Sainte-Claire et y injurie et menace le P. Fodéré, prédicateur du carême, fort estimé; ce dernier quitte la ville en jurant de n'y plus rentrer: le conseil, ému de la perte de son prédicateur favori, prie les avocats les plus doctes d'adresser requête à la Cour au nom de la ville pour qu'on supplie le P. Fodéré de revenir et qu'on expulse le Fr. Castagne..."[28]

Par ailleurs, comme l'a noté François Secret, Castagne, docteur en théologie, était devenu abbé de Saint-Ruf[29], et en 1600 Henri IV lui accorda l'évêché de Saluces, en Piémont, bien qu'il semble que Castagne n'en fut jamais pourvu[30]. Mais retenons surtout que Castagne était un prêtre qui avait l'habitude de la polémique. Déjà le fait est évident de ses oeuvres, où il invective sans cesse contre ses adversaires, mais le même esprit de polémique sous-tend un autre texte par lui qui est moins connu[31]. Il s'agit d'un factum imprimé qui est conservé à la Bibliothèque Mazarine, daté dans sa première partie le 12 février 1612[32]. Le titre en est *L'or potable de Sainct Thomas Docteur Angelique, et le Factum du Pere Castagne Docteur en Theologie, Conseiller & Aumosnier ordinaire du Roy*, et il s'agit manifestement d'une réponse à la condamnation du traité de l'or potable par la Faculté.

Ce texte a l'intérêt d'apporter la preuve de ce que nous aurions déjà pu soupçonner, à savoir que Castagne est à situer dans la lignée des prêtres-moines distillateurs[33]. Plutôt que Paracelse, son modèle est Roger Bacon ou Jean de Rupescissa, et pour se défendre contre ses adversaires à la Faculté c'est de la tradition franciscaine qu'il se réclame. Il parle de lui-même à la troisième personne comme il s'ensuit:

„Les plus grands Philosophes qui ont eu la cognoissance des mineraux, vegetaux, & animaux, ont esté de l'ordre des venerables

[28] Ville de Grenoble, Archives communales, BB 42, BB 51, BB 49.

[29] Cf. *Gallia Christiana*, XVI, 370A.

[30] Cf. Gams, *Series Episcoporum Ecclesiae Catholicae*, p.821. Notre interprétation de ce document diffère légèrement de celle que propose M. Secret (art.cit., p.329).

[31] Et que m'a signalé Didier Kahn; qu'il retrouve ici l'expression de toute ma reconnaissance. Voir également Secret, art.cit., p.328, n.87.

[32] La cote en est Mazarine A 10824 (pièce 11).

[33] Sur la continuité des techniques de distillation entre Moyen-Age et Renaissance, voir en particulier R.J.Forbes, *A Short History of the Art of Distillation* (Leiden, 1948), et les articles de Robert P.Multhauf: „John of Rupescissa and the origin of medical chemistry," *Isis* 45 (1954), pp.359-67; „Medical chemistry and the ‚Paracelsians' ", *Bulletin of the History of Medicine* 28 (1954), pp.101-26; „The significance of distillation in Renaissance medical chemistry", *Bulletin of the History of Medicine* 30 (1956), pp.329-46.

Peres Conuentuels comme est ledit de Castagne [....] voyant que les plus grands Philosophes qui ont medicamenté & faict la charité que Iesus-Christ a commandé aux Ecclesiastiques, ont esté de l'ordre dudit de Castagne, comme un *Rogerius Bacon*, le grand Raymond Lule, le très-docte *Ioannes de Rupesissa, Franciscus Georgius venetus, Ioannes Scotus, Nicolaus de Lyra*, & le tres-grand Medecin *frater Elias primus Generalis totius ordinis supradicti*, qui a monstré la vraye science & doctrine de dissoudre tous les metaux en liqueur Potable....“[34]

Castagne se voit comme le transmetteur d'un héritage, mais celui de son ordre; il va jusqu'à collectionner et transcrire des manuscrits, comme le manuscrit du frère Elias qu'il a retrouvé à Assise:

„l'original duquel ledit de Castagne l'a pris & copié sur sondit original en la cité d'Assize proche la ville de Peruze en Italie, & mesme en cette ville de Paris...“

De même, il se fait fort d'avoir retrouvé le manuscrit original de Saint Thomas d'Aquin sur l'or potable, le *Sicut lilium inter spinas*[35]. Tout ceci, en somme, est dans le but de secourir les pauvres; c'est pour cela qu'il a étayé la tradition de son ordre de leçons qu'il a reçues d'autres médecins, et de ses lectures de livres médicales–

„LEDIT DE CASTAGNE, comme chef & Superieur de son Ordre des Peres Conuentuels, tant à Rome, Commissaire general dudit Ordre, & Prouincial deça les Mons, & Legat du Pape, & visiteur Apostolique sur toutes les Prouinces, a apprins des gens doctes dudit Ordre, & mesmes des plus celebres Medecins des Vniuersitez de la presente ville, de Rome, Montpelier, Padouë, Boulongne, Venise & autres; Et par la lecture qu'il a faict des bons liures, & par la longue & ordinaire experience, plusieurs & salutaires secrets de medecine, la pratique desquels, & particulierement du liure dudit Castagne appellé l'Or Potable: les dits demandeurs pretendent faire interdire, enquoy ils sont irreceuables.“[36]

C'est au nom de la pratique de la charité chrétienne que Castagne tient à justifier son activité, et sans que nous puissions le suivre dans tous les détails, il s'empresse de citer des textes scripturaires à l'appui. La thèse est que être homme d'église „n'est point incompatible avec la médecine: mais plustot bienseant & deppendant de ladicte charge“–et la conclusion, „puis que ledit Castagne

---

34 Mazarine A 10824, pp.1-2.

35 *Le grand miracle de nature metalique...*, p.4.

36 Mazarine A 10824, p..3.

treuue non seulement l'exemple, mais le commandement de Dieu en l'Escriture Saincte, il ne peut estre reprins s'il y obeyt en exerçant ladicte medecine". Le contexte de ces remarques, rappelons-le, est la réponse à une accusation, et le déroulement d'un procès, mais Castagne ne fait que répéter un thème qu'il avait déjà annoncé dans le traité de *L'Or potable* lui-même[37]. Tout comme le médecin paracelsien, Castagne prône l'emploi de remèdes chimiques, et tout comme le médecin paracelsien, son but est de faire du bien aux pauvres. Son exemple montre pourtant à quel point il est important de maintenir la distinction (comme Debus l'a vu) entre paracelsisme et la médecine chimique sous d'autres guises.

Déjà le cas de Castagne m'a entraîné trop loin, mais avant de finir je voudrais évoquer, et même si ce n'est que de façon bien sommaire, mon deuxième exemple. Nicolas Abraham de la Framboisière, à la différence de Castagne, est un médecin de formation, et de renommée. Né en 1560, il mourra soixante-seize ans plus tard, en 1636, mais ses oeuvres continueront à être éditées, et traduites, jusqu'à la fin du siècle[38]. Cas curieux, il est à la fois honoré et suspect. Conseiller et médecin ordinaire de Louis XIII, il est d'un côté bien vu; ses oeuvres contiennent des poésies liminaires de Guy Patin, futur gardien du conservatisme à la Faculté[39]. En même temps, cependant, les registres de la même Faculté révèlent qu'en 1610 il est le sujet d'investigations et même de procès que la Faculté veut bien seconder financièrement[40]. Il est suspect pour deux raisons.

---

37 Voir, à titre d'exemple, l'adresse *Aux Lecteurs* à la page 38 de l'édition de 1661; „Ie mets au iour ce liuret de bonne foy, mon voeu m'y oblige, ma profession le monstre en sainct Matthieu diziesme Chapitre, là où est commandé aux Ecclesiastiques d'aller guerir tous languissans & malades, le Sauueur du monde l'a commandé pour exercer les oeuures de misericorde, mes actions le tesmoignent...".

38 Ses oeuvres sont publiées à Paris en 1613 et 1624, et à Lyon en 1644 et 1669. Nos références, sauf indication contraire, sont tirées de *Les Oeuvres de Nicolas Abraham de la Framboisière....* (Paris, Charles Chastellain, 1613). Sur la Framboisière, cf. le Dr. Penant, „N. Abraham de la Framboisière, Conseiller et médecin ordinaire du roi, Premier médecin des bandes de France, sa vie et ses oeuvres", *La Thierache Bulletin de la société archéologique de Vervins*, II (1874), pp.17-28, 28-38; et le comte de Marsy, „Un traité d'hygiène composé à Reims en 1599" (Arcis-sur-Aube, s.d.; extrait de la *Revue de Champagne et de Brie* (1883)).

39 Hendécasyllabe „In doctissimi viri D.Nicolai Frambesarii Medici Regii, Universam Medicam" (*Oeuvres*, édition de 1644, f.a 3 r°).

40 Cf. *Commentaires de la Faculté de Médecine*, ms.10, f.317 v°; dans la liste des dépenses de la Faculté, un certain Albert Fornier, procurateur au Châtelet est remboursé „pro impensis et laboribus susceptis in multis litibus adversus La Framboysiere, Antoine Roland, Louis Chomer venditor granorum nigrorum...".

D'abord, il écrit en français. La Framboisière prévoit lui-même la gêne que cela pourrait l'occasionner – „Quelques Medecins plus curieux de leur profit que du commun, trouueront mauuais que i'aye descri les regles de nostre Art en langage vulgaire"[41]. La Framboisière avait d'abord écrit en latin, mais avait adopté l'emploi du français „par le commandement du roy defunct" (écrit-il en 1613); on est frappé, toutefois, par le fait qu'il défend cette décision quasiment dans les termes mêmes de Roch le Baillif qui répondait aux accusations des docteurs de la Faculté:

„Quoy? Hippocrate, Galien, Celsus, Auicenne, & les autres Medecins anciens n'ont-ils pas tous publié la Medecine en leur langue? Pourquoy donc ne nous sera-il pas permis de l'expliquer en la nostre?"[42]

La parenté va même encore plus loin, puisque – et c'est la deuxième raison pour laquelle il a dû mériter les soupçons de la Faculté – c'était un partisan des remèdes chimiques. Dans ses *Oeuvres*, en effet, nous lisons une „Apologie pour la verification de l'innocence des remedes chymics, contre les fausses accusations de leurs adversaires"[43]. Le texte est des plus intéressants. D'abord, il se réfère aux disputes qui divisent les médecins de son temps au sujet de la médecine chimique:

„Il y a vne grande dispute entre les Medecins de nostre temps, pour l'vsage des remedes Chymics. Les vns en font estat & les preferent aux vulgaires, pour ce qu'ils sont plus agreables & moins desgoutans. Les autres n'en tiennent pas compte, & pour les descrier soustiennent qu'ils sont inutiles, dangereux et incommodes tant au pharmacien, qu'au malade. Mais ie m'en vay monstrer qu'ils se trompent lourdement, & que les raisons fondamentales de leur opinion sont vaines & friuoles..."[44].

---

41 *Les Oeuvres*, f.u r°, „Response de l'Autheur, aux Censeurs de ses Oeuvres".

42 *Ibid.*. Cf. *Vray discours des interrogatoires faicts en la presence de Messieurs de la Cour de Parlement, par les docteurs regents en la faculté de Medecine en l'Université de Paris, à Roc le Baillif, surnommé la Riuiere, sur certains poincts de sa doctrine* (Paris, l'Huillier, 1579), p.18; „au premier Examen, la plus grand part de l'apres-disnee fut consommee en ce different, qu'iceluy proteste qu'il ne peut parler Latin. Les Medecins au contraire disent, qu'ils ne doiuent ny ne peuuent examiner de la Medecine en langue vulgaire. Luy remonstre, que les maladies ne se guerissent ny en Latin ny en Grec: que c'est assez que la chose soit entendue, & les remedes cogneuz. Dauantage, que luy est Medecin François, & qu'Auicenne a escrit en sa langue, Hippocrates & Galien en la leur...".

43 *Les Oeuvres*, pp.1117-86.

44 *Les Oeuvres*, p.1117.

Le point de vue de la Framboisière, donc, est clair. Pour lui la chimie fait partie intégrante de la médecine, et il prononce l'éloge des „Medecins Chymistes, vrayement appellez Philosophes, pour-ce qu'ils s'estudient à cognoistre exactement les secrets de nature, par la resolution des medicamens en leurs principes, & pour en auoir la cognoissance plus asseuree...“[45]. Ailleurs, „mutilus ac imperfectus is habendus sit Pharmacopoeus, qui Chymiae sit ignarus“[46]; et, dans une discussion des „sucs condensez dans les mines“, „les Metaux ne sont pas seulement vtiles, ains necessaires à la vie humaine [....] Il n'y a guere de metaux dont on ne tire des remedes pour la conseruation ou restitution de la santé“[47]. Est-ce qu'il s'ensuit pour autant que La Framboisière est paracelsien? Ecoutons-le répondre lui-même à la question, dans une épître adressée à „Monsieur le Maistre, Conseiller et Medecin Ordinaire du Roy, & premier des Enfans de France“[48]:

„MONSIEVR, Ceux qui ne me cognoissent point, n'auront pas plustost leu mes Ordonnances nouuellement reformees, auec la declaration & defence des remedes Chymics, que i'y ay adiousté, qu'ils me prendront pour vn Medecin Paracelsiste. Mais ils se trompent fort. Car ie tiens Paracelse pour vn grand charlatan, & ay tousiours detesté les impostures. Aussi ne trouueront-ils aucune conformité de mes escrits aux siens...“

Ses objections se répartissent sous trois rubriques; d'abord, celle de la religion –

„Les miens [sc. mes escrits] sont vouez à Dieu, disposez par methode, confirmez par raison, sans offenser personne: Les siens sont pleins de blaspheme & d'impiété. Vous n'y remarquerez que de la confusion, de l'arrogance, des iniures, & l'entendez crier sans raison, comme vne asne desbatee...“

– ensuite, celle du bon emploi des méthodes chimiques –

„Nos desseins sont diuers en la Chymie. Car ie ne m'en sers que pour resoudre les medicamens en leurs elemens, à fin d'en tirer des essences conuenables à la guarison des maladies: & luy l'employe

---

45 Loc.cit., p.1185.

46 Edition de 1624, p.555.

47 Edition de 1624, pp.25-26.

48 *Les Oeuvres*, p.1187. Les citations qui suivent se retrouvent pp.1187-88.

principalement à la transformation des plus viles metaux en or & argent; laquelle i'ay en abomination, pour ce qu'elle est destinee à piper le peuple, & à ruiner celuy qui s'y amuse..."

–et enfin, stylistique:

„Au surplus mon style est fort esloigné du sien. Car en escriuant ie n'ay rien plus en recommendation, que de me faire clairement entendre: luy au contraire, à fin de ne point estre entendu, vse de termes ambigus, & se sert de mots diabolics, qui ne sont ny Grecs, ny Latins, ny Arabes."

Chacune de ces critiques mériterait son propre commentaire[49]; mais contentons-nous de signaler que la Framboisière affiche sa loyauté à un autre camp, celui des modérés. S'il adhère aux nouveaux remédes chimiques, cela ne veut pas dire qu'il soit paracelsien, ni qu'il rejette l'autorité des anciens. Au contraire, c'est pour ceux qui veulent bien embrasser la médecine chimique tout en conservant les meilleures leçons de Galien et d'Hippocrate qu'il réserve ses plus grands louanges:

„Voyla pourquoy i'abhorre la secte de Paracelse; m'arrestant à la doctrine des Medecins dogmatics. Mais ie n'approuue pas ceux qui se sont tellement assubiectis aux paroles de leur maistre, qu'ils n'y oseroient rien adiouster, ny diminuer. I'estime bien dauantage les Docteurs qui apres Hippocrate & Galien, s'employent de iour en iour à perfectionner la Medecine, ornans la Pharmacopee par artifice Chymic; & qui vsent d'vne liberté philosophique, refutans hardiment l'opinion de leurs deuanciers, quand ils s'esloignent de la verité. I'ay tasché à leur imitation d'illustrer & enrichir nostre art de preceptes methodiquement disposez & de remedes industrieusement preparez par resolution Chymique."

La philosophie médicale de La Framboisière mériterait une analyse plus approfondie, que nous ne pouvons guère entamer ici; toutefois,

---

[49] En particulier, on a suggéré au cours de la discussion qui suivait mon exposé que la verdeur de l'attaque sur Paracelse répond peut-être à une accusation, et que la Framboisière camoufle ses propres idées (remarquons la déformation volontaire de Paracelse en simple adepte, voire charlatan). La question reste à trancher; de toute manière, c'est démontrer encore une fois la relativé du terme „paracelsiste".

on aura remarqué une objectivité au niveau de l'héritage Galéniste et Hippocratique, et une attitude à l'égard de la médecine chimique qu'on pourrait comparer aux points de vue d'un du Chesne[50] ou du deuxième sieur de la Rivière[51] – avec cette différence, importante, d'une opposition implacable envers Paracelse lui-même. On se demande si un facteur religieux ne serait pas en jeu[52]. Ce qui est certain est que la Framboisière serait un exemple saisissant du débat qui a pu opposer au début du dix-septième siècle un médecin-chimiste contre un autre, et un rappel du fait que les choses sont allées bien au-delà d'une simple opposition entre Galénistes et Paracelsiens. Si la Faculté a condamné la médecine chimique en bloc, au sein de cette médecine il y avait des divergences importantes. Castagne – qui, disons-le, a eu la réputation d'un charlatan – et la Framboisière, qui, justement, fulminait contre les charlatans[53], en représentent deux tendances en apparence bien distinctes, illustrant donc cette complexité de rapports qu'évoquait Debus dans la citation avec laquelle j'ai commencé. Tous les deux, cependant, utilisent à leur manière les „artifices chymics", et sans doute que tous les deux, Castagne en particulier, s'apparentent à une tradition de médecine métallique qui dépasse de bien loin le paracelsisme en tant que tel. Pour ce qui est de la période qui nous occupe, „paracelsiste" me semble donc un adjectif à manier avec précaution.

---

[50] Cf. Debus, *The French Paracelsians*, pp.51-7.

[51] Cf. Trevor-Roper, art.cit., p.242.

[52] Telle serait la deuxième explication possible des manoeuvres de la Framboisière; pour un conseiller et médecin du roi, Paracelse appartenait de façon trop nette au camp du protestantisme.

[53] Cf. La Framboisière, *Les Oeuvres*, p.1186; „Ie n'entends pas parler des impudens charlatans, qui s'ingerent de bailler des remedes, desquels ils ignorent la vertu, & le naturel du malade, voire la cause, le siege et l'espece du mal...".

L'ÉNIGME PARACELSIENNE DANS LES NOCES CHYMIQUES DE CHRISTIAN ROSENKREUZ

Roland Edighoffer

Introduction

Lors de la sixième journée du roman des *Noces chymiques de Christian Rosenkreuz*, qui décrit les différentes phases de l'*opus alchymicum*, les adeptes parviennent au quatrième étage de la Tour d'Olympe et y découvrent, placé sur un feu, un chaudron carré en cuivre rouge empli de sable sur lequel ils déposent le gros œuf blanc d'où sortira le phénix. Le chaudron porte sur chacune de ses faces des inscriptions cryptographiques, dont la dernière doit particulièrement retenir notre attention:

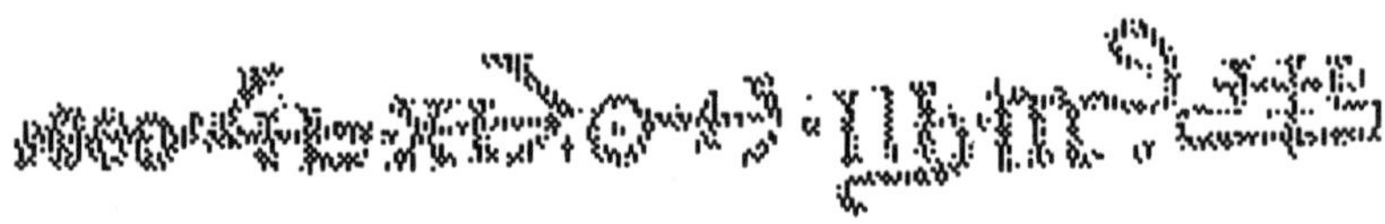

Déchiffrée par Richard Kienast en 1926, elle comporte en effet les indications suivantes:
1459. Soleil-Vénus-Mars. Paracelsus Hochheimensis, Medicinæ Doctor.
Et le cryptogramme se termine par un signe évoquant à la fois la croix, l'alpha et l'oméga[1].

Parmi les nombreuses questions que l'on peut se poser au sujet de ce cryptogramme, la première concerne l'énigme elle-même.

---

[1] *Chymische Hochzeit: Christiani Rosenkreutz. Anno 1459*. Straßburg 1616, p. 116. La date de 1459 s'explique ainsi: ~~1000~~/ = + 1000 – L – = C – = – 100 I – = – 1 L = + 50 X = + 10 D = + 500 = 1459.
L'initiale de Paracelsus est la majuscule grecque Π = P, suivie de H (Hohenheimensis), puis de m δ = M D = Medicinæ Doctor. Enfin le dernier signe, qui doit se lire à l'envers, représente un A (= alpha), un Ω et une +.

Pourquoi le nom de Paracelse est-il *à la fois cité et occulté* dans le récit des *Noces chymiques*, alors que la *Fama Fraternitatis* le mentionne à plusieurs reprises, soit par son prénom Théophraste, soit par ses initiales? La *Fama Fraternitatis* n'hésite pas à compter Paracelse au nombre des « héros infatigables et glorieux (...) qui brisèrent avec violence les obstacles des ténèbres et de la barbarie », ni à le présenter comme un homme doué d'une « intelligence pénétrante », éclairée par la lecture assidue du *Liber M.*, c'est-à-dire du Livre de la Nature[2]. Même dans le sanctuaire le plus vénéré par les membres ultérieurs de la Fraternité, à savoir le tombeau de Christian Rosenkreuz, Paracelse est présent par son *Itinerarium* et sa *Vita*, ainsi que par un *Onomasticon* relatif à ses écrits[3]. Il est vrai que la *Fama Fraternitatis* ne manque pas de préciser que Paracelse n'avait pas fait partie de la Fraternité des Rose-Croix[4].

En dépit de cette restriction, les lecteurs de la *Fama Fraternitatis*, qui dès 1610 circulait déjà sous forme de manuscrit à travers l'Europe, l'avaient interprétée comme un texte d'inspiration paracelsienne. La *Réponse à la louable Fraternité des Théosophes de la Rose-Croix*, due à la plume du Tyrolien Adam Haselmayr et imprimée en 1614 avec la *Fama Fraternitatis*[5], ne laisse aucun doute à ce sujet, puisqu'il écrit aux auteurs de la *Fama Fraternitatis*: « Ainsi nous sentons et nous concluons que vous êtes bien ceux que Dieu a élus pour répandre l'éternelle et divine vérité *Théophrastique* »[6].

La présence cryptée de Paracelse dans les *Noces chymiques de Christian Rosenkreuz*, contrastant avec la référence explicite de la *Fama Fraternitatis* et de la *Réponse de Haselmayr*, doit donc être comprise comme un signal adressé aux contemporains de Johann Valentin Andreæ qui étaient capables de déchiffrer l'énigme, et nous devrons l'interpréter. Un second signal nous est donné par la date de 1459, qui apparaît déjà dans le titre du roman comme l'année où Christian Rosenkreuz fait l'expérience des Noces chymiques. En effet

---

2 *Fama Fraternitatis*. Cassel 1614, p. 100 sq.

3 *ibid.*, p. 116 sq.

4 *ibid.*, p. 101.

5 Carlos Gilly a retrouvé récemment l'édition princeps de cette *Réponse*, qui date de 1612 (Fac simile in: C. Gilly: Adam Haslmayr. *Der erste Verkünder der Manifeste der Rosenkreuzer*. Amsterdam 1994, S. 69-80).

6 *ibid.*, p. 74. « So spüren und schließen wir, daß ihr diejenigen nun von Gott erkoren seid, die die ewige *Theophrastiam* und Göttliche Wahrheit erweitern sollten ». Souligné par moi.

Paracelse ne naîtra qu'en 1493 ou 1494. Quelle est la raison de cet anachronisme voulu?

La cryptographie

En ce qui concerne le premier obstacle, celui du langage chiffré, il ressortit tout naturellement à la *disciplina arcani*, en usage chez les alchimistes, et qui ne saurait être comprise comme un artifice inutile ou un goût pour la cachotterie. Le secret du langage signale en réalité les mystères de la vie et de la nature, qui échappent à l'interprétation rationnelle ainsi qu'à toute formulation littérale, de sorte que seuls les hiéroglyphes et les symboles, grâce à leur ambivalence essentielle, sont capables d'en manifester la polysémie. Telle était sans doute la raison de la stéganographie de Trithemius et de la Monade hieroglyphique de John Dee, reproduite dans les *Noces chymiques de Christian Rosenkreuz*. Cette écriture magique est dans la mouvance de celle que Dieu lui-même a inscritre dans le *Liber Mundi*, et dont parle la *Confessio Fraternitatis*: au chapitre huitième, il est dit que Dieu « met au service de tout ce que l'homme invente ses écritures et ses caractères qui sont à la fois secrets et cachés, afin que le grand Livre de la Nature soit certes ouvert aux yeux de tous les hommes, mais qu'il ne puisse cependant être lu et compris que par un petit nombre d'entre eux »[7]. Et il est symptomatique que ce passage ait été reproduit dans deux aphorismes de la *Theca gladii spiritus*[8].

On trouve ici, bien sûr, l'écho de la théorie paracelsienne des signatures. Selon l'*Astronomia magna*, « la nature ne dissimule pas, ni ne manifeste, elle indique à celui qui veut la déchiffrer tous les secrets à l'aide de signes »[9] qui nécessitent une herméneutique fondée sur les correspondances, autrement dit une perméabilité à la magie naturelle qui n'est pas un savoir, à la façon dont on peut dire qu'on sait lire, mais une ouverture, une disponibilité au service de la na-

---

[7] p. 71 sq. « zu allem dem, was der Mensch erfindet, seine heimlichen verborgenen Schriften und Charakteres dienlich sein lasse, damit das große Buch der Natur zwar allen Menschen vor Augen und offen stehe, und dennoch ihrer wenig dasselbe lesen und verstehen können ».

[8] *Theca gladii spiritus, sententias quasdam breves, vereque philosophicas continens.* Argentorati 1616. Sentences 185 et 186.

[9] *Sämtliche Werke*, I, 12, p. 92.

ture. C'est en ce sens que les chevaliers de la Pierre d'Or, à la fin du roman des *Noces chymiques*, reçoivent une médaille portant l'inscription: « L'art sert la nature », et c'est une des raisons pour lesquelles Christian Rosenkreuz inscrit devant son nom la devise: « Summa scientia nihil scire »[10].

A cette tradition ésotérique du langage crypté s'ajoutait, à l'époque d'Andreæ, un maniérisme pictural et langagier hérité de l'*anamorphose* utilisée dans le célèbre tableau des „Ambassadeurs" de Holbein, qui date de 1553, et de l'*art stéganographique* largement utilisé par le Français Béroalde de Verville, dont l'influence sur le jeune Andreæ est plus que probable. En 1600 paraissait à Paris une traduction de l'*Hypterotomachia* de Francesco Colonna, à laquelle Béroalde avait donné le titre symptomatique de *Tableau des riches inventions couvertes du voile des feintes*, et qu'il avait accompagnée d'une préface intitulée *Recueil Stéganographique.* Ilana Zinguer, dans une étude pour laquelle elle a judicieusement forgé l'adjectif « stéganamorphique », fait à propos de la stéganographie chez Béroalde l'observation suivante: « D'une œuvre à l'autre Verville renforce cette notion, la fait évoluer du système des signes alchimiques, dans le *Tableau des riches inventions*... à l'ensemble des systèmes ésotérico-hermétiques dans le *Voyage des Princes Fortunez* jusqu'à la généraliser, dans le *Moyen de Parvenir*, à un mode d'écriture et de lecture qui correspond à ce que le début du XVIIe siècle était en train de mettre en place, du point de vue optique et pictural »[11]. Dans le texte liminaire du *Tableau des riches inventions*..., Béroalde écrivait à propos de Colonna: « ... cet autheur suit la façon des Anciens qui voiloyent toute sorte de vérité philosophique de certaines figures agréables qui attiroyent les cœurs ou pour les retenir à l'escorce de ce qui s'offroit »[12].

Dans les *Noces chymiques de Christian Rosenkreuz*, le goût du secret présente le double aspect ésotérique et ludique dont il vient d'être question. Et dans la *Theca gladii spiritus*, dont on sait que la préface la définit comme un recueil de pensées rassemblées par Tobias Heß, mais dont Johann Valentin Andreæ a reconnu ultérieurement la paternité, un axiome estime de façon symptomatique que les idées de Trithemius sont mieux adaptées au XVIIe siècle qu'à

---

[10] p. 133 et 142.
[11] Ilana Zinguer: *Le Roman Stéganamorphique.* Paris 1993, p. 72.
[12] *ibid.*, p. 68.

l'époque où il vivait[13]. C'est dire que la stéganographie n'était pas rejetée dans le milieu où la pensée rosicrucienne a mûri, bien que le *Menippus* d'Andreæ, publié en 1617, ne lui soit pas favorable[14]. Par ailleurs la correspondance que Johann Valentin Andreæ entretiendra plus tard, durant plus de dix ans, avec son protecteur et ami le duc Auguste de Brunswick-Lunebourg, comporte des passages cryptés, aussi bien dans les lettres d'Andreæ que dans celles du duc, qui semble s'intéresser particulièrement à l'écriture hiéroglyphique, au langage chiffré, à ce qu'il nomme la *scotographie*. En 1624, le duc Auguste avait même publié, sous un pseudonyme, un ouvrage sur la cryptographie[15]. De la part d'Andreæ, le procédé de l'écriture codée s'explique en partie par le contenu de certaines lettres qui traitent d'affaires touchant au pouvoir politique dans le Wurtemberg ou à la guerre de Trente Ans. Dans les *Noces chymiques*, où l'on trouve un nombre important d'inscriptions cryptées, où des γρῖφοι aiguisent la curiosité des amateurs d'énigmes, l'aspect ludique est certes sensible, mais lorsqu'on prend en considération le sens profond du roman et le tempérament de son auteur, on s'aperçoit qu'il s'agit en réalité d'un *lusus serius* aux multiples implications.

On sait que la devise *serio ludere* avait été mise en valeur par Nicolas de Cues. Or c'est précisément en 1459, première indication du cryptogramme, que le Cusain avait publié le *De principio*, qui présente « une preuve apparemment 'cosmologique' de Dieu »[16]. Andreæ avait certainement eu, avant 1616, la possibilité de lire les *Opera omnia* de Nicolas de Cues, qui se trouvaient, entre autres, dans la bibliothèque de Christoph Besold. Il pouvait avoir été séduit par de nombreuses idées du Mosellan, notamment par les notions de *spiritus* cosmique, de *Docta ignorantia*, par le *De pace fidei* et par la doctrine cusaine de l'*homo maximus*, dont le modèle par excellence est le Christ, ou le Verbe. Andreæ pouvait en outre avoir trouvé un écho de ses propres idées lorsque le Cusain affirme que seuls les hommes à qui Dieu a donné de Le chercher dans l'ascèse du cœur et de la raison reçoivent de Lui par pure grâce le « feu » intérieur du *spiritus intellectualis* qui leur permet de déchiffrer le *liber mundi* écrit par la

---

[13] sentence n° 372.

[14] *Menippus, sive dialogorum satyricorum centuria, inanitatum nostratium speculum*. Straßburg 1617, ch. 80.

[15] Cf. R. Edighoffer. *Rose-Croix et société idéale*. Paris 1987, p. 563.

[16] Maurice de Gandillac: *Genèses de la modernité*, Paris 1992, p. 466.

main du Tout-Puissant[17]. La formule *Summa scientia nihil scire* des Noces chymiques reprend l'idée cusaine de nescience. Le double thème de la chaleur et de la lumière, si fréquent chez Nicolas de Cues, la présentation de la *vis solaris* comme symbole de la *vis divina*, les allusions alchimiques, sont autant d'éléments qui plaident en faveur d'une référence cryptée d'Andreæ à Nicolas de Cues, dans le double but d'indiquer à la fois une ouverture et un complément voilés à la pensée paracelsienne.

Le cryptogramme qui suit la date de 1459 est composé de trois symboles alchimiques dont la signification va se dégager de cette étude. Le troisième cryptogramme est constitué par des initiales désignant Paracelse, et il est suivi par un autre signe mystérieux où sont unis la croix, l'alpha et l'oméga. Si l'on constate que les deux premiers symboles ont une forme de flèche, on peut en inférer que l'ensemble a non seulement des significations, mais qu'il a aussi un sens, une direction, une dynamique sémiotique: le *mysterium conjunctionis* encadré par la double évocation cryptée de Paracelse est orienté vers le Sauveur du microcosme, dont il est dit dans l'Apocalypse qu'il est l'alpha et l'oméga. Ainsi Andreæ révèle, tout en le cachant, que l'alchimie des *Noces*, bien qu'elle se réfère *sub rosa* à Paracelse, ne vise pas la rédemption de la φύσις, mais la re-création de l'*homo maximus*.

Paracelse et l'homo maximus

Or il est intéressant de constater que cette notion est présente chez Paracelse. Dans son traité intitulé *Die große Wundarznei*, il affirme: « Le ciel et la terre constituent l'homme, et l'homme est leur fils, leur fille, leur enfant; du ciel il tient l'intelligence, de la terre il a reçu le corps »[18]. Ainsi l'homme possède à la fois un corps élémentaire et un corps sidéral. Le premier lui est donné par la naissance physique, mais Paracelse précise qu'il ne peut acquérir le second qu'à la condition de *naître d'en haut*, selon son expression, c'est-à-dire d'être engendré par le ciel, par l'*astrum*, qui est aussi son « père ». A ce niveau, l'homme possède pleinement la lumière de la nature, qui peut faire de lui un adepte ou un médecin, mais il reste un être

---

17 Maurice de Gandillac: *Nikolaus von Kues*. Düsseldorf 1953, p. 386.

18 *Sämtliche Werke*, 1, X, p. 266.

mortel. Or Paracelse ajoute à cette bipartition de l'homme *né d'en haut* selon la nature une seconde naissance, et de ce fait, il s'attache à bien marquer la distinction entre *naître d'en haut* et *naître une seconde fois*[19]. Au *corpus physicum*, composé du corps élémentaire et du corps sidéral, il ajoute un *corpus spiritus*[20], le premier étant visible, mortel et créé par Dieu le Père, le second étant invisible, éternel, et créé par Dieu le Fils. Le péché originel ayant rendu le corps mortel, le Fils rédempteur, grâce à la seconde naissance, donne à l'âme un nouveau corps et marie le corps terrestre et le corps éternel de l'âme en des *noces* unissant l'homme mortel à l'*homo maximus*. Et Paracelse décrit cette régénération en termes d'alchimie comme une transmutation opérée par le Saint-Esprit[21]. On peut reconnaître, dans ces idées de Paracelse, le schéma conducteur des *Noces chymiques de Christian Rosenkreuz*. Pour désigner le corps immortel de l'âme, l'homme intérieur, que Gerhard Dorn définira plus tard comme « invisibilem hominem maximum », pour tenter d'en cerner la nature et les vertus, Paracelse crée plusieurs néologismes mystérieux, comme *Adech*[22], *Aniadus* ou *Enochdianus*.

Que signifient ces différents termes? Le mot Adech est apparemment dérivé du mot Adam[23], et peut-être n'est-il pas sans rapport avec l'*Adam qadmon*, le *Urmensch*, l'homme principiel de la Kabbale, ou plus exactement avec *Metatron*, qui en est l'immanence, et que certains étymologistes rattachent parfois au mot latin *mater*[24]. Une autre dénomination paracelsienne de l'*homo major* est le mot *Enochdianus*, dans lequel on reconnaît sans peine le nom d'Hénoch. Selon le Livre de la Genèse, Hénoch vécut 365 ans, et l'un de ses nombreux fils, le célèbre Mathusalem, fit encore mieux que lui, puisqu'il vécut 969 ans. D'autre part, toujours d'après la Genèse, Hénoch, parce qu'il était juste et suivait les voies du Seigneur, n'est pas vraiment mort, mais a été « enlevé » au ciel[25], tout comme le prophète Elie[26]. Dans l'évangile de Luc, la généalogie de Jésus le fait remon-

[19] *Sämtliche Werke*, 1, XIV, p. 273 sq.. Cf. P. Deghaye. « La lumière de la Nature chez Paracelse », in: *Paracelse*. Cahiers de l'Hermétisme. Paris 1980.
[20] *Sämtliche Werke*, 1, XIV, p. 48.
[21] *Sämtliche Werke*, 1, XIV, p. 230.
[22] *Theophrasti Paracelsi libri V De vita longa*. Frankfurt am Main 1583, p. 178.
[23] Cf. C. G. Jung. *Gesammelte Werke*, XIII, p. 148.
[24] Cf. Leo Schaya. *L'Homme et l'absolu selon la Kabbale*. Paris 1977, p. 127, n. 1.
[25] Gn 5, 23-24.
[26] 2 R 2, 9-12.

ter jusqu'à Hénoch, et, bien sûr, jusqu'à Adam, « fils de Dieu »[27].

Dans le traité *De vita longa*, publié en 1562 par Adam von Bodenstein en latin, et composé à partir de notes prises durant des cours professés par Paracelse[28], les humains favorisés par une exceptionnelle longévité sont appelés *Enochdiani* et *Heliezati*, d'après les noms d'Hénoch et du prophète Elie. La force mystérieuse, la *virtus*, qui procure cette longévité, est désignée par le néologisme *aniadus* ou *aniadum*, qui semble dérivé du verbe grec ἀνύω, qui signifie « faire croître, faire grandir, accomplir, achever »[29]. La *virtus* secrète qu'est l'*Aniadus* est donc capable de métamorphoser l'homme mortel et de faire naître en lui une vie nouvelle que Paracelse désigne comme une « vita cosmographica »[30]. C'est pourquoi le *Lexicon alchemiæ* publié à Francfort/M. en 1612 par Martin Ruland, définit le mot *Aniadus* de la manière suivante: « homo spiritualis in nobis regeneratus »[31]. Et Martin Ruland complète cette définition en ajoutant que l'homme spirituel régénéré en nous est « le corps céleste que le Saint-Esprit implante en nous par le moyen des très-saints sacrements ». Rappelons que Paracelse conçoit les sacrements comme une alchimie intérieure. Dans le *Libellus de baptismate christiano*, il écrit: «... de même qu'un feu dévore toutes choses, de même le baptême du sang et de la chair du Christ consume tous les péchés et purifie l'âme, comme le feu purifie l'or »[32]. Dans cette citation, Paracelse mêle intimement le baptême et l'eucharistie qui, selon lui, sont l'un et l'autre *des processus de nature alchimique*. Gerhard Dorn, qui procura en 1583 une réédition des cinq livres du *De vita longa*, agrémentée de ses propres commentaires, reprend l'étrange terminologie paracelsienne. L'*Adech*, équivalent de l'*Enochdianus*, est défini par lui comme *interior homo*[33], et l' « aniadus nempe cœlestis », l'Aniadus évidemment céleste, est ce qui procure la *vita longa*.

En dehors de ces dénominations, Paracelse utilise de nombreux autres néologismes qui justifient amplement les dictionnaires de la langue paracelsienne parus à la fin du XVIe siècle: les *Onomastica* de Michael Toxites, édités à Strasbourg en 1574, l'*Onomasticon* d'Adam

---

27 Lc 3, 37.
28 Cf. C. G. Jung, *Gesammelte Werke*, XIII, p. 149.
29 *ibid.* p. 175, n. 183.
30 I, 3, p. 289
31 op. cit., p. 41.
32 *Sämtliche Werke*, 2, II, p. 376.
33 *op. cit.*, p. 178

von Bodenstein, publié à Bâle vers 1575, celui de Leonhardt Thurneysser, paru à Berlin en 1574 et 1583, enfin le *Dictionnarium Theophrasti Paracelsi continens obscuriorum vocabularum, quibus in suis Scriptis passim utitur Definitiones*, que Gerhard Dorn fit imprimer à Francfort/M. en 1584. C'est peut-être de ce dictionnaire qu'il est question dans la *Fama Fraternitatis*, et qui est censé se trouver dans le caveau où repose la dépouille de Christian Rosenkreuz.

De cette abondance de mots nouveaux à géométrie variable, inventés par Paracelse en partie peut-être pour dérouter les lecteurs non avertis, mais surtout pour tenter de cerner une réalité complexe et mystérieuse, je n'ai volontairement retenu que deux concepts: d'une part *Adech*, avec sa variante *Edochinum*, qui se confond avec *Enochdianus*, et d'autre part le mot *Aniadus*. En effet, on retrouve ces deux termes dans la *Réponse* d'Adam Haselmayr, imprimée pour la première fois en 1612, et jointe en 1614 à l'édition princeps des premiers écrits rosicruciens. Il y reproche aux tenants de l'autorité d'être restés partisans d'Aristote, de Galien et d'Avicenne, et de rejeter comme hérétique tout ce qui provient de Paracelse, qui, grâce aux trésors de sa sagesse, jouit de la longévité paradisiaque et *hénochdianique*[34]. Quelques pages plus haut, Haselmayr utilise le mot *Aniadi*, qu'il met en rapport avec ce qu'il nomme les „cabalistes", dans un éloge des Rose-Croix dont la mission est de répandre « l'éternelle vérité paracelsienne et divine »[35]. Précisément ce rapprochement des deux termes *Aniadus* et *Kabbale* s'éclaire lorsqu'on se réfère à la conception paracelsienne de la Kabbale. Dans son traité *De religione perpetua*, Paracelse explique que la « gabalia repose sur le fondement suivant: demandez, et vous serez exaucés, frappez, vous serez entendus et l'on vous ouvrira. De cet exaucement et de cette ouverture découle tout ce que vous pouvez désirer: vous découvrez les profondeurs de la terre, les abysses des enfers, votre regard pénètre jusque dans le troisième ciel, vous obtenez davantage que la sagesse de Salomon, vous entrerez en communion plus intime avec Dieu que Moïse et Aaron »[36]. Rien d'étonnant à ce que Benedictus Figulus, un « théoalchimiste », comme le nomme justement Joachim Telle, ait écrit que la Cabale permet d'accéder, « dans le Royaume du Christ, à la Fontaine de la Grâce d'où

[34] fol. B ij du fac simile in: C. Gilly, *op. cit.*, p. 79.
[35] fol. A iiij, *ibid.*, p. 73.
[36] *Sämtliche Werke*, 2, I, p. 100 sq.

s'écoule l'eau de la Vie »[37]. Si l'on se réfère à cette définition de la Kabbale, on voit quelle importance le paracelsien et rosicrucien Haselmayr pouvait accorder aux *Aniada.*

Dans la conclusion du *De vita longa*, il est encore fait mention des *Aniada*, mais cette fois en relation avec Mélusine, cette nymphe française pour laquelle, si l'on en croit le roman composé en 1387 par Jean d'Arras, le comte Raymondin fit construire le château de Lusignan. Tous les samedis, jours de Saturne, à l'abri des regards indiscrets, cette superbe jeune femme se transformait en sirène, avec le bas du corps en forme de serpent. Surprise par son mari trop curieux, elle se changea définitivement en serpent et s'enfuit, mais elle reparaît et pousse des cris affreux chaque fois qu'un Lusignan vient à mourir. Ajoutons que la dynastie des Lusignan a régné entre 1194 et 1489 sur l'île de Chypre, dont il est question dans la *Fama Fraternitatis*, que le nom même de Chypre vient de κύπρις, c'est-à-dire Aphrodite, et que le mot « cuivre » en est dérivé.

On comprend que les alchimistes aient vu en Mélusine une image du *serpens mercurialis*, puisque le mercure se caractérise par ses multiples métamorphoses, et qu'ils aient voulu, par l'évocation de cette nymphe, symboliser la transformation de l'homme imparfait en un *homo maior.* C'est pourquoi Gerhard Dorn, dans le sillage de Paracelse, écrit: « Revenant à la nature nymphique, pour qu'elle soit conçue et enfantée dans nos esprits et que, par ce moyen, nous parvenions à l'*annum aniadin* (=au temps de la parturition), c'est-à-dire à la longévité, pour accéder à ce stade, il faut que, grâce à l'imagination, nous nous saisissions des caractères de Vénus, c'est-à-dire du bouclier et de la cuirasse de l'amour, afin de résister courageusement aux obstacles. En effet, l'amour surmonte toutes les difficultés »[38].

Déjà C. G. Jung avait rapproché ce passage de l'épisode des *Noces chymiques* où Christian Rosenkreuz commet l'indiscrétion de découvrir Vénus nue et endormie[39]. A ce propos, il convient de noter que Gerhard Dorn, à la suite de Bodenstein, donc de Paracelse, donne un caractère positif au recours à Vénus. Dans les *Noces chymi-*

---

[37] Cité par J. Telle in: « Benedictus Figulus. Zu Leben und Werk eines deutschen Paracelsisten », in: *Medizinhistorisches Journal*, 22, 1987, Heft 4, p. 321.

[38] *op. cit.*, p. 178.

[39] 13, p. 203 sq.

ques, le geste de Cupidon marquant la main de Christian avec la pointe de sa flèche, et la honte subie par lui à la fin du roman lorsque sa visite à Vénus est dévoilée, donnent à cet épisode un aspect de faute. Pourtant ces événements se révèlent, au second degré, comme aussi positifs que chez Paracelse. En effet Christian, à 81 ans, n'est pas un vieillard libidineux, et l'épisode de la pesée des âmes a montré qu'il possède toutes les vertus, y compris celle d'être pudique et chaste[40]. A cette occasion on découvre l'ironie qui caractérise le génie de Johann Valentin Andreæ: la visite de Christian Rosenkreuz à Vénus préfigure, en fait, la rencontre des nymphes sur la mer, qui rappelle la Mélusine du traité *De vita longa.* Dans l'un et l'autre cas, c'est à la métamorphose par l'amour qu'il est fait allusion, et le *telum passionis* mercuriel qui a blessé Christian le rend participant dans sa propre chair du mystère de régénération dont il est le témoin. Après l'hymne à l'amour chanté par les nymphes, Christian observe qu'il ressent les premiers effets de Cupidon. Et s'il est vrai qu'à cette occasion, il met en garde les lecteurs contre les dangers de la couche de Vénus, une lecture plus attentive permet encore une fois de détecter la pensée de Paracelse et de Dorn: c'est par Vénus, et par l'accueil en lui de Mélusine, c'est-à-dire du chant d'amour des nymphes, que Christian pourra laisser naître en lui l'*homo maior*[41].

Cependant l'humour de Johann Valentin Andreæ est, si j'ose dire, à tiroirs. En effet l'interprétation de type paracelsien est tempérée par la conclusion du roman. Christian est relégué dans les fonctions de portier du château, et pourtant il se retrouve chez lui. Il a vécu l'alchimie d'où naît l' « homo spiritualis in nobis regeneratus », mais il n'est pas exempt de faute; il est au « château intérieur » dont parle Thérèse d'Avila, mais il reste dans le monde, il est *simul justus, et pœnitens, et peccator.*

Le problème fondamental du traité *De vita longa,* à savoir l'acquisition de la longévité, se situe, au niveau des écrits rosicruciens, dans la même ambiguïté. La *Confessio Fraternitatis* fait écho à l'optimisme de l'écrit paracelsien lorsqu'elle pose cette question: « Ne serait-ce pas une chose délicieuse de (...) continuer à vivre jusqu'à la fin du monde? » En revanche, les lois imposées aux chevaliers de la Pierre d'Or, à la fin des *Noces chymiques*, coupent court aux rêves

---

40 Cf. Regine Frey-Jaun. *Die Berufung des Türhüters.* Bern 1989, p. 79.
41 *ibid.* p. 85.

de longévité en indiquant que Dieu seul décide de la durée de la vie de chacun.

Gerhard Dorn et l'alchimie du microcosme

Un autre traité de Gerhard Dorn peut avoir exercé une influence sur le jeune Andreæ lors de la rédaction des *Noces chymiques*, c'est la *Clavis totius Philosophiæ Chymisticæ*, parue à Lyon en 1567. Ce compendium renferme la *Speculativa Philosophia*, qui fut rééditée en 1602 avec de nombreux autres œuvres de Dorn dans le premier tome du *Theatrum chemicum* à Ursel, en Hesse, et qui était donc accessible à Andreæ. A la fin de la *Speculativa Philosophia*, on peut lire les considérations suivantes: « Si l'homme est capable de transmuter les choses dans le macrocosme, il pourra d'autant mieux le faire dans le microcosme, c'est-à-dire en lui-même. Il faut à tout le moins qu'il sache que le plus grand des trésors est dans l'homme, et non en dehors de lui. Il convient donc de commencer par l'intérieur grâce au medium de ce qui est visible. Si l'esprit n'est pas aveugle, l'homme verra, c'est -à -dire comprendra alors qui il est, et quelle est sa complexion intérieure. Par la lumière de la nature, il se connaîtra lui-même grâce aux choses qui sont à l'extérieur »[42]. L'inspiration paracelsienne de ce passage est évidente, et l'on comprend quel écho il pouvait rencontrer chez l'auteur des *Noces chymiques*. Dès le début de la *Speculativa Philosophia*, Dorn signale l'existence, au sein même de l'homme, d'une force secrète et mystérieuse qu'il s'agit de libérer. Il écrit: « dans le corps est cachée une substance métaphysique, connue de très peu de gens, (...) qui est un *medicamentum incorruptum*. Les philosophes – entendez les alchimistes – ont connu *divino afflatu* (par une inspiration divine), la vertu et la puissance céleste de cette substance ainsi que la façon de la libérer de ses entraves »[43]. Pour y parvenir, il convient donc d'appliquer à

---

[42] *Clavis*, p. 295; *Theatrum chymicum* I, p. 274. « Si homo res in maiori mundo transmutare novit (...) quanto magis id in microcosmo, hoc est in se ipso noverit, quod extra se potest, modo cognoscat hominis in homine thesaurum existere maximum, et non extra ipsum. Ab ipso procedit interius (licet mediate) per quod operatur extrinsecus id quo oculariter videt, ergo nisi mente cæcus fuerit videbit (id est) intelliget quis & qualis sit intrinsecus, luceque naturæ se ipsum cognoscet, per exteriora ».

[43] *Clavis* p. 156 sq.; *Theatrum chymicum* I, p. 237. « In corpore humano latet quædam substantia metaphysica paucissimis nota, (...) sed ipsa medicamentum est incorruptum.

l'homme le processus alchimique de *separatio* et de *conjunctio* qui permettra l'apparition de la panacée. C'est pourquoi Dorn fait prononcer cette exhortation par la sagesse divine: « Transmutemini, (...) transmutemini de lapidibus mortuis in vivos lapides philosophicos. Ego sum vera medicina corrigens & transmutans id quod non est amplius in id quod fuit ante corruptionem »[44].

Certes Gerhard Dorn prend soin de préciser que son propos est essentiellement alchimique. Il écrit: « Ce que nous avons dit des parties de l'être humain et de leur séparation par le moyen de la philosophie spéculative peut tout aussi bien être entendu dans le sens des séparations des autres corps par le moyen du feu » [45]. Cependant l'auteur des *Noces chymiques* pouvait trouver un modèle attrayant dans le récit très vivant de Dorn, qui décrit l'opus alchimique sous la forme d'une régénération de l'homme composé d'un corps, d'une *anima* vitale et sensitive, et d'un *spiritus / animus* qu'on peut comparer à l'intellect. On assiste à une succession de conversations entre ces trois allégories qui se trouvent à un carrefour où plusieurs chemins de difficultés variables s'offrent à eux. Celui de droite permet de se rendre sur une montagne où l'on aperçoit un château étincelant et inexpugnable. Dans ce château, explique Spiritus, « réside l'Amour philosophique, de la fontaine duquel s'écoulent des eaux vives. Quiconque boit de cette eau n'aura plus jamais soif des choses vaines. En partant de ce lieu agréable et plaisant, nous devons nous rendre en un endroit encore plus charmant où séjourne la Sagesse. On y trouve une source d'où jaillissent des eaux encore plus miraculeuses que les premières (...). La plupart des gens s'efforcent d'aller encore plus haut, mais tous n'y parviennent pas. Au-delà, il existe encore un lieu où ne peuvent se rendre que ceux qui ont connu l'assomption de l'immortalité, car avant d'y être introduits, (...) ils devront dépouiller le monde. S'ils parviennent à ce château, ils ne craindront plus la mort (...). Quiconque s'avance au-delà de ces trois endroits disparaît aux yeux des humains.» Le premier de ces châteaux est en cristal, le second est en argent, le troisième est un château de diamant, quant au quatrième,

(...) philosophi divino quodam afflatu cognoverunt hanc virtutem, cœlestemque vigorem a suis compedibus liberari posse ».

[44] *Clavis* p. 162 sq.; *Theatrum chymicum* I, p. 239.

[45] *Clavis* p. 243; *Theatrum chymicum* I, p. 260. « Non alias enim quam partium hominis, per speculativam philosophiam separationem fieri diximus, de reliquorum corporum separationibus igne factis intelligendum est ».

il est invisible tant qu'on n'a pas dépassé le troisième château. C'est le lieu doré de la félicité perpétuelle[46].

On apprend que la montagne où se trouvent ces châteaux se nomme *Primus tractus Domini*[47]. Au carrefour où Spiritus tient ce discours existent d'autres voies. En particulier un large chemin se dirige vers la gauche et conduit vers tous les plaisirs du monde et vers l'enfer, mais ni le corps, ni Spiritus ne l'emprunteront. Reçus par l'Amour philosophique, ils subissent un examen durant lequel Aristote et la scolastique sont l'objet de vives critiques, puis l'Amour philosophique fait à sa manière le récit de la chute et de la rédemption. Avant le péché originel, la terre entière était baignée par la *rosée* de la grâce divine qui se transforma ensuite en une minuscule rivière, et seule existait la voie menant vers les châteaux du salut. C'est seulement après la chute qu'apparut l'itinéraire de gauche. Dieu fit interdire l'entrée du bon chemin, celui de droite, par un chérubin armé d'une épée. Puis il fut pris de pitié pour les hommes: il retira au chérubin l'épée de sa colère, la suspendit à un arbre et la remplaça par un hameçon à trois crochets auquel s'accrochent tous ceux qui veulent être sauvés. Quant à l'épée, elle est devenue le Christ sur l'arbre de la croix, c'est pourquoi il est comme un aimant qui attire les hommes[48].

Après ces explications, l'Amour philosophique conduit à la *fontaine d'amour* Spiritus et Anima qui, dès qu'ils y ont bu, se fondent en un seul être, la Mens, qui est immortelle. En revanche, le corps, qui n'est que matière et ne s'attache qu'aux choses matérielles, doit mourir, non de la mort naturelle, « quæ ad chymistas non pertinet », mais d'une mort « artificielle » (artificiata), que Dorn appelle «séparation volontaire »: « La séparation volontaire se produit dans un

---

[46] *Clavis* p. 201 sqq.; *Theatrum chymicum* I, p. 249. « In eo se continet Philosophicus amor, de cuius fonte fluunt aquæ vivæ, quas qui degustarit semel, non sitiet vanitatem amplius. An eo loco tam amœno suavique recta progrediendum est ad amœniorem, in quo Sophia moram trahit: de cuius etiam fonte scaturiunt aquæ primis longe fœliciores (...): eorum qui deveniunt eo plerique solent altius tendere, sed non omnes optatum assequuntur. Est locus ultra dictos, quem adire vix licet mortalibus, nisi per divinum numen ad immortalitatis gradum assumpti sint: at antequam introducantur, mundum coguntur exuere (...): non est eo cum pervenerint, quod amplius mortem timeant (...). Ultra hæc tria loca quicunque progrediuntur, ab hominum oculis evanescunt(...). En supra cristallinam primam arcem, aliam argenteam, videtis, ultra quam & tertiam adamantinam, quarta vero non cadit sub sensum, donec ultra tertiam deventum sit. Hic est aureus perpetuæ fœlicitatis locus ».

[47] *Clavis*, p. 207.

[48] *Clavis* p. 220 sqq.

état où toutes les parties sont préservées »[49]. C'est ce que Mens explique ensuite au corps en utilisant la parabole du grain de blé qui doit mourir pour porter beaucoup de fruit, et Mens précise que le corps est justement ce grain de blé: « Tu granum illud es quod in terram cecidit, quia tu nil nisi terra es »[50].

Corpus et Mens parviennent ensuite au château de la Virtus. Mens et Corpus boivent tous deux à la fontaine, et alors se réalise le miracle que Dorn commente de la manière suivante: Lorsque Mens retrouve l'amour de son propre corps et réfrène ses vains appétits, la *conjunctio* devient possible. Virtus s'adresse alors à Corpus: « Approche-toi, Corpus, de cette fontaine, afin de boire à satiété avec ta Mens, et de ne plus avoir soif de vanités. O admiranda fontis efficacia, quæ de duobus unum, & pacem inter inimicos facit ». La fontaine d'amour est parvenue à unir en une seule Mens le Spiritus et l'Anima, mais cette fontaine-ci peut faire à partir de Mens et de Corpus le *vir unus*, l'homme unifié[51].

Cet être régénéré n'a pu naître qu'à l'issue des sept degrés de la philosophie décrits dans ce traité de Dorn, autrement dit des sept opérations alchimiques, « per quas artifex ad archanum illud medicinæ præstantissimum pervenire potest »[52]. Et Gerhard Dorn conclut son traité en insistant sur le double aspect, religieux et alchimique, de sa démarche, « tam in vera philosophia metaphysica, quam in naturali & chymica »[53].

Les ressemblances des *Noces Chymiques* avec la *Speculativa Philosophia* sont évidentes: les trois châteaux visibles situés sur la montagne se retrouvent dans les trois temples sur une hauteur dont il est question dans la lettre d'invitation aux noces reçue par Christian Rosenkreuz. La bifurcation évoque le carrefour avec la *Tabella Mercurialis* indiquant les itinéraires possibles. L'hameçon à trois crochets ressemble à l'épisode de la *Turris cæcitatis*, même si Andreæ lui-même a indiqué dans une note marginale que sa source était saint Bernard. Corpus qui, chez Dorn, se nourrit copieusement, peut correspondre aux hôtes indélicats qui se gobergent dans le château des

---

[49] *Clavis* p. 246 sq. *Theatrum chymicum* p. 261. « Voluntaria separatio fit partibus in toto manentibus ».

[50] *Clavis* p. 261. *Theatrum chymicum* p. 264.

[51] *Clavis* p. 271; *Theatrum chymicum* I, p. 167. « Accede Corpus ad fontem hunc, ut cum tua Mente bibas ad satietatem, & imposterum non sitias amplius vanitates ».

[52] *Clavis* p. 281. *Theatrum chymicum* p. 270.

[53] *Clavis* p. 282; *Theatrum chymicum* I, p. 270.

Noces Chymiques. La suppression par Dieu du glaive de la colère a pu inspirer la scène du lion brisant l'épée près de la fontaine. Le fons Mercurialis des *Noces Chymiques* a un effet aussi miraculeux que la fontaine d'amour et celle des Vertus dans la *Speculativa Philosophia.* La décapitation des couples royaux et le transport de leurs corps, puis les opérations alchimiques sur sept niveaux dans la *Turris Olympi* sont des actes qui répondent à ce que Dorn nomme la mort artificielle, la *distractio* ou *separatio*, ainsi qu'aux sept degrés décrits par lui jusqu'à la *conjunctio.*

Et si Andreæ a le talent de se situer entièrement dans la fiction littéraire, il donne à ses lecteurs suffisamment de signaux pour qu'ils discernent la polysémie foncière de son roman qui débouche sur une alchimie spirituelle et profondément religieuse.

Notons enfin que l'*Aurora Philosophorum*, dont Didier Kahn a brillamment montré qu'elle n'est pas de Dorn qui s'est contenté de la traduire en latin, a pu aussi jouer un rôle dans la genèse du mythe rosicrucien. Au chapitre VIII, les « philosophes », c'est-à-dire les alchimistes, prophétisent la venue sur terre, *in postremis temporibus*, d'un « homme totalement pur, *putissimus homo*, qui viendra sur terre pour réaliser la rédemption du monde. Grâce aux gouttes de *sang couleur de rose* qu'il aura versées, il rachètera le monde déchu »[54]. On ne saurait exclure l'hypothèse selon laquelle ce texte aurait, lui aussi, contribué à la cristallisation du personnage mythique de Christian Rosenkreuz. Certes, le nom de Gerhard Dorn n'apparaît pas dans les écrits d'Andreæ, mais le catalogue de la bibliothèque de son ami Christoph Besold le mentionne, de sorte qu'on peut à bon droit le compter au nombre des lectures du jeune Andreæ.

L'influence de Johann Arndt et de Heinrich Khunrath

Quoi qu'il en soit, Johann Valentin Andreæ pouvait se trouver conforté dans son intérêt pour une alchimie religieuse, dans la mesure où Johann Arndt, pour lequel il éprouvait une grande admiration, en avait exploité les symboles dans ses *Vier Bücher vom wahren*

---

[54] *Aurora Philosophorum Doctoris Theophrasti Paracelsi.* Basilæ 1577, p. 23 sq.: « ...putissimum hominem in terras venturum, per quem liberatio mundi futura esset, guttas hunc ipsum hominem, rosei (...) coloris et sanguineas emissurum, quo medio mundum a labe redimeret ».

Christentum, parus en 1610 à Magdeburg. Déjà dans son second livre, il compare les afflictions à la *nigredo*: « Car un homme, écrit-il, qui sort purifié de cette épreuve, devient ensuite l'or fin auquel aucun feu, aucune eau, aucun malheur, ni le diable ni la mort ne sauraient nuire »[55]. Le quatrième livre est intitulé *Liber naturæ* et veut montrer « comment le grand livre de la nature témoigne de Dieu et conduit à Dieu ». Après des considérations sur les caractères vivants inscrits dans le *Liber naturæ*, qu'on retrouve presque mot pour mot dans la *Confessio Fraternitatis*, Arndt écrit: « Si tu ne te contentes pas de distinguer la signature et la forme extérieure, mais si, par l'art de l'alchimie, tu révèles la forme intérieure et cachée, (...) alors seulement tu goûteras la bonté de ton Créateur dans son œuvre »[56]. Dans un long passage consacré à l'eau, Johann Arndt découvre une grande parenté entre les fontaines et les astres, et il compare les chrétiens régénérés par Dieu à la rosée naissant de l'aurore[57]. Enfin il conclut son quatrième Livre en affirmant qu'à côté de la Parole de Dieu et à côté du livre de la Sainte Ecriture nous pouvons être confortés dans notre cœur et notre conscience par le Livre de la Nature et par la Lumière de la Nature[58]. Il y a là des accents très paracelsiens qui ont pu influencer Andreæ, sans compter le long passage sur la rosée, qui se dit *ros* en latin, et qui a pu suggérer à Andreæ une gémination avec la rose dans l'invention du nom de Rosenkreuz.

Mais il y a plus. Dans son *Ikonographia*, parue en 1596 et traitant du problème des images dans la Bible, Arndt avait élogieusement cité Heinrich Khunrath, et par ailleurs il avait écrit un commentaire de quatre gravures de l'*Amphitheatrum Sapientiæ Æternæ* dans lesquelles il voyait l'illustration de la « cabale », c'est-à-dire de la connaissance du ciel surnaturel, ainsi que de la magie naturelle, de l'alchimie et de la théologie. Comme Dorn, Arndt envisage aussi une alchimie du microcosme englobant l'esprit, le corps et l'âme,

---

[55] ch. 52, § 10. « Denn ein Mensch, der in solcher Probe geläutert ist, ist hernach das feine Gold, dem kein Feuer, kein Wasser, kein Unglück schaden kann, weder Teufel noch Tod ».

[56] ch. 3, § 16. « Wo du nun nicht allein die äußerliche Form und Signatur erkennest, sondern die innerliche und verborgene Form, und dieselbe offenbar machst durch die Kunst der Scheidung, (...) so wirst du erst die Güte deines Schöpfers schmecken in seinem Werk ».

[57] ch. 3, § 42

[58] Beschluß, § 2.

et aboutissant à l'*homo glorificationis*. Ce texte avait paru sans nom d'auteur en 1608, à Strasbourg, dans le *De igne magorum philosophorum*[59].

S'il est vrai que Johann Valentin Andreæ ne cessa jamais de manifester son admiration pour Arndt, dont il publia une partie de l'œuvre en traduction latine, il est en revanche passablement réticent à l'égard de Khunrath. Dans les deux éditions, latine et allemande, de la *Confessio Fraternitatis* parues en 1615, la conclusion attaque directement Khunrath, qui est traité d'histrion, de charlatan et de jeteur de poudre aux yeux (Augenblender)[60]. Le texte latin est moins virulent dans l'expression, puisqu'il voit en Khunrath un « hominem ad imponendum satis ingeniosum »[61]. Et il est curieux de constater que cette référence explicite à Khunrath a disparu dans les éditions ultérieures de la *Confessio Fraternitatis*. Dans la *Mythologia christiana* de 1619, Andreæ le cite parmi ceux qu'il nomme des *insolitæ eruditionis homines*[62]. Cependant un dialogue du *Menippus*, publié en 1617, évoque entre autres les *figuræ mysticæ* de Khunrath, « qui talibus orbem fascinavit », et le texte laisse entendre qu'Andreæ se serait intéressé à ces sortes de choses[63].

Etant donné le goût d'Andreæ pour la technique du dévoilement voilé, on peut supposer à bon droit que l'auteur des *Noces chymiques*, encouragé par les commentaires venant de Arndt, a trouvé de l'intérêt aux gravures accompagnant le texte de l'*Amphitheatrum Sapientiæ Æternæ*. La pérégrination de l'ermite jusqu'à l'Amphithéatre de la sagesse éternelle, l'image de la porte avec la devise « procul hinc abeste prophani » qu'on retrouve presque mot pour mot dans les *Noces chymiques*, la citadelle où se trouve l'oiseau-phénix, avec son portail surmonté de la Monade hiéroglyphique de John Dee, et, bien sûr, l'épigraphe des *Noces chymiques* qui est reproduite textuelle-

59 Iudicium und Bericht eines Erfahrnen Cabalisten und Philosophen über die 4 Figuren dess grossen Amphitheatri D. Heinrici Khunradi, in: *De igne magorum philosophorum*. Strasbourg, L. Zetzner, 1608, pp. 107-123.

60 pp. 104 sq. « Dergleichen Gesellen sich zu unser Zeit gahr viel herfürgethan haben: unter welchem sonderlich einer / alß der fürnehmste / wol ein öffentlicher Gauckler oder Augenblender unnd rechter Amphitheatralis Histrio mit nahmen möchte genennet werden: arglistig und verschmitzt genug / die Leute nur weidlich hinders Liecht zuführen ».

61 p. 61.

62 *Mythologia christiana*. Argentoratæ 1619, III, 23.

63 « Atqui aiunt te quoque aliquid tale suxisse alicubi ». *Menippus*. Helicone juxta Parnassum, 1617, ch. 85: „Apologus".

ment, avec une simple inversion des aphorismes, d'après l'*Amphitheatrum Sapientiæ Æternæ:* tous ces éléments confirment l'hypothèse d'une influence au moins iconographique sur le jeune Andreæ. Quant aux critiques qu'il adresse à Khunrath, elles sont évidemment justifiées par les affirmations hardies de ce disciple de Paracelse, notamment sur la vertu sotériologique du *Lapis Philosophorum*. Dans l'*Amphitheatrum Sapientiæ Æternæ*, Khunrath écrit à propos du *filius philosophorum*: « Celui-ci, le fils du Macrocosme (est) Dieu et créature (...), celui-là (à savoir le Christ) est le fils de Dieu θεάνθρωπος, c'est-à-dire qu'il est Dieu et homme: l'un conçu dans l'utérus du Macrocosme, l'autre dans l'utérus du Microcosme, l'un et l'autre de façon virginale. (...) J'affirme sans blasphème: (...) le Lapis Philosophorum, Serviteur du Macrocosme, est une image du Christ crucifié, Sauveur de tout le genre humain, c'est-à-dire du Microcosme. Dans la Pierre, tu reconnaîtras le Christ de façon naturelle, et dans le Christ, tu reconnaîtras la Pierre »[64].

L'auteur des *Noces chymiques,* soucieux de décrire dans une parabole alchimique et dans une perspective chrétienne la naissance de l'homme intérieur, ne pouvait aller jusque là. Or la *Fama Fraternitatis* n'hésitait pas à franchir ce pas lorsqu'elle parlait des temps heureux où Dieu accordait aux Rose-Croix une connaissance plus ample de son fils. Il est probable que les critiques acerbes à l'égard de Khunrath dans les premières éditions de la *Confessio Fraternitatis* étaient à la fois dirigées contre lui et contre les affirmations audacieuses de la *Fama Fraternitatis.*

Le véritable contrepoint aux affirmations audacieuses de Khunrath, on le trouve en fait dans les deux textes géminés des *Peregrini in Patria errores* et du *Civis Christianus*, publiés par Andreæ en 1618 et 1619. Peregrinus a vainement cherché la sagesse et le bonheur dans la chair et dans le monde qui dépendent de Satan. Mais parce qu'il a résisté à toutes les séductions, il est mort au monde. Dieu le relève, le régénère, le θεάνθρωπος lui apparaît et l'irrigue de la rosée di-

---

[64] *Amphitheatrum Sapientiæ Æternæ*. Hanoviæ 1609, p. 197. Cité par C. G. Jung, 13, p. 143. « Hic, filius Mundi maioris, Deus et creatura (...), ille (scilicet Christus) filius Dei θεάνθρωπος h. e. Deus et homo: Unus, in utero Mundi maioris; alter, in utero Mundi minoris: uterque Virgineo conceptus (...) Absque blasphemia dico: (...) Christi crucifixi, Salvatoris totius generis humani, id est, Mundi minoris (...) typus est, Lapis Philosophorum Servator Mundi maioris. Ex Lapide, Christum, naturaliter cognoscito et ex Christo, Lapidem ».

vine, si bien qu'il découvre en lui-même, à la lumière de la grâce, la merveilleuse horloge dont les mouvements reproduisent à la perfection les rouages de l'univers[65]. Il voit que les âmes des humains sont attirées par l'aimant divin dans la mesure où elles se sont frottées au *sacro lapidi* qui est autrement plus efficace que la Pierre des Philosophes[66]. Il découvre que rien n'est plus savant que l'ignorance, que les favoris de Mercure ne possèdent en réalité que des connaissances trompeuses[67]. En revanche, « les Fils de Dieu convertissent en esprit tout ce qu'ils touchent », de sorte que la seule véritable alchimie est de nature divine: « C'est en effet la cohabitation avec Dieu qui est la vraie Pierre Philosophale bénie et admirable; non seulement elle transmute toutes les choses impures en ce qu'il y a de plus pur, mais encore elle les multiplie à l'infini »[68].

Ces quelques citations tirées du *Civis christianus* montrent à l'évidence la volonté de Johann Valentin Andreæ de reprendre des éléments du mythe rosicrucien et de les situer dans un éclairage différent. La rosée divine évoque une interprétation possible du nom de Rose-Croix, l'*augustissimum horologium* rappelle le *minutus mundus* trouvé dans le tombeau de Christian Rosenkreuz, la formule *nihil ignorantia sapientius* est un écho du *summa scientia nihil scire* des *Noces chymiques*, et la véritable Pierre d'Or n'est pas le produit des efforts de l'adepte, même s'il pratique la méthode *ora et labora*, mais ne peut naître que de la *divina inhabitatio*. Seuls ceux qui ont renoncé au monde et à ses vanités, seuls ceux qui ont été régénérés sont en possession de la « clé de David » et sont par conséquent en mesure de discerner dans toute la création les caractères du Livre de la Nature, de découvrir les merveilles de la mathématique et de la physique[69]. C'est bien dans cet esprit que le roman des *Noces chymiques* signale l'existence, dans le mystérieux château, de nombreux cabinets de curiosité et d'un planetarium. Sans doute Paracelse avait écrit dans le *Liber paragranum* que l'astronomie est une des bases de la médecine et qu'elle permet la connaissance totale de l'homme.

---

65 *Civis christianus*. Argentorati 1619, ch. II, « Christus ».

66 *ibid.*, ch. III, « Philanthropia ».

67 *ibid.*, ch. IV, « Divina inhabitatio ». « ...Nihil ignorantia sapientius (...) & Mercurius ac Pluto propitii sunt, miserrime habent ».

68 *ibid.*, ch. XIII, « Beatitudo ». « Est enim cohabitatio verus ille benedictus & admirabilis *Lapis*, qui non tam omnia impuriora in purissima transmutat, sed etiam in infinitum multiplicat ».

69 *ibid.*, ch. XXXIII, « Contemplatio », et ch. XXXIV, « Creaturæ »

Mais l'astronomie telle que la conçoit Andreæ, par exemple dans la *Christianopolis*, est celle « qui nous introduit presque dans le ciel »[70], et les Christianopolitains « recherchent avant tout le ciel spirituel »[71].

Conclusion

Dans cette optique, on comprend pourquoi les *Noces chymiques*, à la différence de la *Fama Fraternitatis*, n'indiquent le nom de Paracelse que de façon cryptographique. Et d'autre part, le sens du signe dessiné après le chronogramme 1459 devient clair. Comment convient-il donc de l'interpréter?

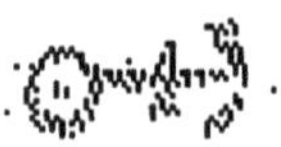

Il est constitué par la superposition des trois signes de Mars, de Vénus et du Soleil ou de l'or[72], et il peut être compris de la manière suivante: selon Adam von Bodenstein, Mars est la « natura prima rerum »[73], et Jung souligne son action dans le processus de purification par le feu de l'homme naturel, lors de sa transformation en *Enochdianus*[74]. Le mariage de Mars et de Vénus est en alchimie le symbole de la *conjunctio*. De leur union naît Eros, dont l'action aboutira à la Pierre d'or, au *Lapis Philosophorum*, qui n'est « rien d'autre que l'être de lumière caché dans la matière »[75].

Déjà Gerhard Dorn avait fait représenter ce signe sur la couverture de son *Chymisticum Artificium Naturæ*, paru en 1568, dans un *arbor chymica* où figure d'ailleurs aussi la Monade hiéroglyphique de John Dee. Si l'emploi de ce cryptogramme par Dorn évoque la mouvance paracelsienne, le symbole solaire, quant à lui, nous ramène à Nicolas de Cues, qui discerne des correspondances entre l'astro-

---

70 *Reipublicæ christianopolitanæ descriptio.* Argentorati 1619. Ch. 67, « De 5. auditorio astronomico ». « ...iam prope in ipsum cœlum intromittit ».

71 *ibid.*, ch. 69, « De cœlo christianorum ». « Christianopolitani spirituale cœlum supra omnia quærunt ».

72 Les trois signes du soleil: ☉ , de Vénus: ♀ et de Mars: ♂ sont ici superposés.

73 *Onomasticon*, in: *Dictionarium Theophrasti Paracelsi (...) a Gerardo Dorneo collectum.* Frankfurt am Main 1682.

74 *Op. cit.* 13, p. 160.

75 *ibid.*, p. 265.

logie et l'alchimie, entre la *virtus* du soleil, celle de l'or et celle du feu, mais qui précise d'autre part que seul le *spiritus* du « Soleil de Justice », sauveur et rédempteur, a le pouvoir de conférer aux hommes la vie divine, c'est-à-dire la « filiation divine » par laquelle se réalisera l'homo maximus[76]. Etant donné que le cryptogramme commence par l'indication de l'année 1459, bien antérieure à la naissance de Paracelse, et que les « noces chymiques » ont lieu à cette même date; étant donné d'autre part que Christian Rosenkreuz signale qu'il en avait été averti par une vision sept années auparavant, c'est-à-dire (en comptant l'année 1459) en 1453, alors que Nicolas de Cues, sous l'impression de la chute de Constantinople, avait écrit son *De pace fidei*, où s'exprime un idéal irénique d'unité religieuse entre chrétiens et musulmans, on découvre un arrière-plan culturel des *Noces chymiques* en décalage par rapport à Paracelse, et que confirme le double choix de la date mythique de naissance (1378) et de mort (1484) de Christian Rosenkreuz[77]. A cette hypothèse s'ajoute la constatation que Gerhard Dorn a manifestement infléchi la pensée paracelsienne et certains principes de l'alchimie dans un sens chrétien[78]. Enfin il est symptomatique que les initiales désignant Paracelse soient suivies d'un autre symbole dans lequel Kienast avait reconnu la croix, l'alpha et l'oméga, et qui est donc une référence directe à la parole biblique « Je suis l'alpha et l'oméga, dit le Seigneur Dieu »[79]. Le fait que le nom de Theophrastus von Hohenheim n'apparaisse dans les *Noces chymiques* que sous forme cryptographique, et d'autre part que le cryptogramme lui-même, si l'interprétation proposée est exacte, limite à la fois par l'anachronisme voulu, par les symboles et par une référence occulte, la dépendance à l'égard de sa pensée, indique donc bien quelle signification Andreæ entendait donner au parrainage de Paracelse dans les *Noces chymiques*: l'alchimie dont il est question dans ce roman ne vise pas à la rédemption de la matière et ne

---

76 Cf. Sermon 238, Suadeo tibi (1456), éd. de Bâle p. 589: « Si respicimus in cœlum videmus omnem virtutem in sole, si in terra omnem virtutem in auro, si ad medium mirabilem virtutem in igne. (...) Sine influentia solis nihil vivit. Participant igitur omnia motum vitæ a motu Solis in zodiaco. Sed solus spiritus solis Justitiæ efficit vitam divinam, quæ dicitur Filiatio Dei » (Cité par M. de Gandillac, *op. cit.*, p. 471, n. 51).

77 Cette question fera l'objet d'une analyse dans l'édition du volume 3 des *Gesammelte Schriften* de J. V. Andreæ.

78 Cf. C. G. Jung: *Gesammelte Werke*, 13, p. 208.

79 Apoc 1, 8.

cherche pas à glorifier « sans blasphème », comme l'avait fait Khunrath, le « Fils du Macrocosme », mais à suggérer *velut per lusum* l'homme idéal, le *Renatus*, le *Cosmoxenus*, qui est à la fois roi, juge et prêtre, et dont un autre écrit d'Andreæ, contemporain des *Noces chymiques*, et intitulé *De Christiani Cosmoxeni Genitura, Iudicium*, déclare qu'il n'existe que dans les livres. L'homme idéal évoqué par Andreæ dans les *Noces chymiques de Christian Rosenkreuz* n'est pas celui de la *Fama Fraternitatis*; c'est le *vir spiritualis*, c'est-à-dire, selon Andreæ, l'« image théosophique » de l'homme qui n'est qu'un hôte sur cette terre et qui s'avance sur le chemin du ciel[80].

[80] Cf. *Cosmoxenus*. Montisbelgardi 1615. Caput ultimum: « Hactenus de Christiano nostro Judicium Theosophicum, id est , Hominis in his terris vere Hospitantis, & in cœlesti itinere promoventis Imago expressa ».

PERSONEN- UND SACHREGISTER

ADRESSEN DER AUTOREN

Dr. Stephen Bamforth
University of Nottingham
Department of French
University Park
Nottingham NG7 2RD
U.K.

Prof.Dr.Dr. Udo Benzenhöfer
Medizinische Hochschule
Hannover
Abt. f. Geschichte der Medizin
Konstanty Gutschow-Str. 8
30625 Hannover
Germany

Prof.Dr. Lucien Braun
Université des Sciences
Humaines
Palais Universitaire
9, place de l'Université
67084 Strasbourg Cedex
France

Prof.Dr. Roland Edighoffer
Université de la Sorbonne
Nouvelle
23, Avenue de Bretteville
F-92200 Neuilly-sur-Seine
France

Dr. Karin Finsterbusch
c/o Prof.Dr.Dr. Udo
Benzenhöfer

Dr. Frank Hieronymus
Universitätsbibliothek Basel
Schönbeinstrasse 18/20
CH-4056 Basel
Switzerland

Prof. Didier Kahn
71, rue de Bagnolet
F-75020 Paris
France

Dr. Yosef Levi
Abrabanel, 13
Jerusalem, 92425
Israel

Gunhild Pörksen
Erwinstrasse 28
79102 Freiburg
Germany

Julian Paulus
Fritz-Frey-Str. 2
69121 Heidelberg
Germany

Prof.Dr.Dr. Heinz Schott
Medizinhistorisches Institut
der Universität Bonn
Sigmund-Freud-Str. 25
53105 Bonn
Germany

Dr. Joachim Telle
Pfeiferstr. 63/1
72622 Nürtingen-Hardt
Germany

Prof.Dr. Ilana Zinguer
University of Haifa
Départment de Français
Mont Carmel
31999 Haifa
Israel

www.ingramcontent.com/pod-product-compliance
Lightning Source LLC
LaVergne TN
LVHW010632300926
849162LV00001B/130